750 LB

Thimme/Schultze/Vogel · Anamnese

ENKE REIHE ZUR AOÄ

ANAMNESE UND ALLGEMEINE KRANKENUNTERSUCHUNG

Herausgegeben von

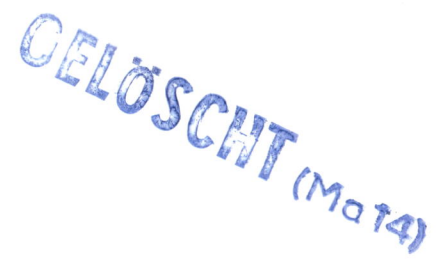

Walter Thimme
Georg Schultze
Hans-Peter Vogel

Mit Beiträgen von

A. Berghaus	H. Schachinger	W. Thimme
G. Hövener	J. Schuler	H.-P. Vogel
K. Kippenhahn	G. Schultze	R. Wolff
V. Misgeld		

245 meist zweifarbige Abbildungen, 32 Tabellen

 Ferdinand Enke Verlag Stuttgart 1996

Prof. Dr. med. Walter Thimme
Innere Medizin I
Humboldt-Krankenhaus
Am Nordgraben 2
D–13509 Berlin

Prof. Dr. med. Georg Schultze
Dialyse-Institut
Schramberger Straße 28
D–78054 Villingen-Schwenningen

PD Dr. med. Hans-Peter Vogel
Neurologie
Klinikum Buch
Zepernicker Straße 1
D–13125 Berlin

Die Deutsche Bibliothek – CIP-Einheitsaufnahme

Anamnese und allgemeine Krankenuntersuchung :
32 Tabellen / Walter Thimme (Hrsg.).
Mit Beitr. von Alexander Berghaus ...
– Stuttgart : Enke, 1996
   (Enke-Reihe zur AO, (Ä))
   ISBN 3–432–26871–8
NE: Thimme, Walter [Hrsg.]; Berghaus, Alexander

Wichtiger Hinweis

Wie jede Wissenschaft ist die Medizin ständigen Entwicklungen unterworfen. Forschung und klinische Erfahrung erweitern unsere Kenntnisse, insbesondere was Behandlung und medikamentöse Therapie anbelangt. Soweit in diesem Werk eine Dosierung oder eine Applikation erwähnt wird, darf der Leser zwar darauf vertrauen, daß Autoren, Herausgeber und Verlag große Sorgfalt darauf verwandt haben, daß diese Angabe dem **Wissensstand bei Fertigstellung des Werkes** entspricht.

Für Angaben über Dosierungsanweisungen und Applikationsformen kann vom Verlag jedoch keine Gewähr übernommen werden. **Jeder Benutzer ist angehalten**, durch sorgfältige Prüfung der Beipackzettel der verwendeten Präparate und gegebenenfalls nach Konsultation eines Spezialisten, festzustellen, ob die dort gegebene Empfehlung für Dosierungen oder die Beachtung von Kontraindikationen gegenüber der Angabe in diesem Buch abweicht. Eine solche Prüfung ist besonders wichtig bei selten verwendeten Präparaten oder solchen, die neu auf den Markt gebracht worden sind. **Jede Dosierung oder Applikation erfolgt auf eigene Gefahr des Benutzers.** Autoren und Verlag appellieren an jeden Benutzer, ihm etwa auffallende Ungenauigkeiten dem Verlag mitzuteilen.

Geschützte Warennamen (Warenzeichen®) werden **nicht immer** besonders kenntlich gemacht. Aus dem Fehlen eines solchen Hinweises kann also nicht geschlossen werden, daß es sich um einen freien Warennamen handelt.

© 1996 Ferdinand Enke Verlag, P.O. Box 30 03 66, D-70443 Stuttgart – Printed in Germany

Umschlaggestaltung: Adolf Grossmann, D-50374 Erftstadt
Satz: Graphische Werkstätten Lehne GmbH, D-41516 Grevenbroich-Kapellen
Schrift: 9 / 10 p Times, Autologic Satzsystem   5 4 3 2 1
Druck: Druckhaus Götz GmbH, D-71636 Ludwigsburg

Vorwort

Im vorklinischen Unterricht werden die Gesetzmäßigkeiten gelehrt, nach denen der gesunde menschliche Körper funktioniert. Sie sind heute zum Teil bis in die molekularbiologischen Abläufe hinein erforscht. Es ergibt sich eine ungeheure Fülle von Daten und Fakten, die zur Vorbereitung auf die ärztliche Vorprüfung gelernt werden müssen.

In den Vorlesungen im 1. Semester des klinischen Studiums werden dann Krankheitsbilder beschrieben und Pathogenese, Pathophysiologie, Diagnostik und Therapie vorgestellt. Denkweise und Sprache der Vorlesungen sind aus dem naturwissenschaftlich geprägten vorklinischen Studium bekannt. Es kann aber nur eine Ahnung davon vermittelt werden, daß die Krankheit einer Person mehr ist als ein behebbarer Fehler im biologischen System.

In den Untersuchungskursen des 2. klinischen Semesters begegnen Studentinnen und Studenten zum ersten Mal als angehende Ärzte kranken Menschen. Die Motivation ist groß, aber plötzlich wird deutlich, daß aus dem Bericht des Kranken über sein Leiden und dem Erscheinungsbild, der Phänomenologie der Krankheit, nur dann Diagnosen gestellt werden können, wenn Regeln zur Gesprächsführung eingehalten und Untersuchungstechniken präzise beherrscht werden.

Dieses Buch will dazu anleiten, eine Anamnese effektiv zu erheben und Untersuchungen fachgerecht durchzuführen. Es will die Eindrücke vertiefen, die im praktischen Unterricht der Kurse vermittelt worden sind. Die Autoren sind selbst in ihren Fachgebieten praktisch tätige Ärzte und seit vielen Jahren Leiter von Untersuchungskursen, die sich an der Ausbildungsordnung für Ärzte orientieren und an den Rückmeldungen der Studenten über die Prüfungserfolge.

Im Zeitalter der unendlichen Möglichkeiten zur technischen Diagnostik mit chemischen, elektrophysiologischen und bildgebenden Verfahren hat die Erhebung der Anamnese und die persönliche körperliche Untersuchung des Patienten ihre Bedeutung behalten.

Orientiert an diesen ersten Informationen gelingt es, den angemessenen Weg zur Bestätigung und Quantifizierung der Diagnose zu wählen, die meist nach der ersten Untersuchung schon in Umrissen erkennbar ist.

Wir wünschen diesem Buch, daß es die Studentinnen und Studenten dazu motiviert, auf das Gespräch und die persönliche körperliche Untersuchung entscheidenden Wert zu legen, als dem Orientierungspunkt für die bestmögliche Hilfe für ihre Patienten.

Wir wünschen aber auch, daß das Buch eine effektive Vorbereitung auf die Examina ermöglicht.

Frau Dr. med. *Dalkowski* ist zu danken für die einprägsamen Zeichnungen, die wie Piktogramme die wesentlichen Aussagen der Abschnitte dem visuellen Gedächtnis einprägen. Frau Dr. *Reutter* und Herr *Heft* vom Enke Verlag haben sich große Verdienste darum erworben, dem Buch, das von neun Autoren geschrieben worden ist, eine einheitliche, ansprechende Form zu geben.

Im Winter 1995/96

G. Schultze
W. Thimme
H.-P. Vogel

Inhalt

Mitarbeiterverzeichnis

Prof. Dr. med. A. Berghaus
Martin-Luther-Universität
Magdeburger Straße 12,
D-06097 Halle/Saale

Prof. Dr. med. G. Hövener
Ansbacher Straße 13, D-10787 Berlin

Dr. med. Karin Kippenhahn
Martin-Luther-Universität
Magdeburger Straße 12,
D-06097 Halle/Saale

Prof. Dr. med. V. Misgeld
Giesebrechtstraße 20, D-10629 Berlin

Prof. Dr. med. H. Schachinger
Evangelisches Waldkrankenhaus
Stadtrandstraße 555, D-13589 Berlin

Grafik
Dr. med. Katja Dalkowski
Jamnitzerstraße 19
D-81543 München

Dr. med. J. Schuler
Humboldt-Krankenhaus
Am Nordgraben 2, D-13509 Berlin

Prof. Dr. med Georg Schultze
Dialyse-Institut
Schramberger Straße 28,
D-78054 Villingen-Schwenningen

Prof. Dr. med. Walter Thimme
Innere Medizin I
Humboldt-Krankenhaus
Am Nordgraben 2, D-13509 Berlin

PD Dr. med. Hans-Peter Vogel
Neurologie, Klinikum Buch
Zepernicker Straße 1, D-13125 Berlin

Prof. Dr. med. R. Wolff
Institut für Sportwissenschaft
Humboldt-Universität
Konrad-Wolf-Straße 45, D-13055 Berlin

1 Anamnesenerhebung

(H.-P. Vogel)

Das Wort Anamnese kommt aus dem Griechischen und heißt „sich erinnern". Die Aufgabe des Anamnesegespräches ist somit nicht allein, einige Informationen vom Patienten zu erfragen, sondern ihm beim Erinnern seiner **Vorgeschichte** aktiv zu helfen.

> Die Erhebung der Vorgeschichte bzw. der Anamnese ist der wichtigste Teil der ärztlichen Diagnostik.

Betrachtet man die drei wesentlichen Teile der ärztlichen Diagnostik, nämlich die Erhebung der Vorgeschichte, die körperliche Untersuchung und die Durchführung von Zusatzuntersuchungen (Labor, Röntgen u. a.), dann ist die Anamnesenerhebung der wichtigste Teil. Allein aufgrund der Anamnese läßt sich bei der überwiegenden Mehrzahl der Erkrankungen eine vorläufige Diagnose stellen, die sich im Laufe des weiteren diagnostischen Prozesses in den meisten Fällen bestätigen läßt. Aufgrund der Hinweise aus der Anamnese werden bestimmte Teile der körperlichen Untersuchung mit besonderer Gründlichkeit durchgeführt und bestimmte Zusatzuntersuchungen angeordnet. Wenn sich mit Hilfe der Vorgeschichte keine halbwegs plausible Verdachtsdiagnose aufstellen läßt, ist die Wahrscheinlichkeit deutlich reduziert, daß die weiteren Untersuchungen diagnostische Klarheit bringen werden.

Das Erheben einer Anamnese ist jedoch keineswegs so einfach wie es klingt. Es genügt nicht – z. B. anhand eines Fragenkataloges – viele Informationen beim Patienten abzurufen, um dann ein hinreichend detailliertes Bild von der Vorgeschichte zu bekommen. Das Erheben der Anamnese ist eine große Kunst, und nur die sehr genaue Kenntnis der zur Diskussion stehenden Krankheiten ermöglicht es dem Arzt, die richtigen Fragen zu stellen und Wichtiges von Unwichtigem zu trennen. Es gibt jedoch auch Regeln, die dabei helfen können, die Gesprächsführung zu strukturieren.

1.1 Die Funktion der Anamnese

• Die wesentliche Aufgabe der Anamnese ist selbstverständlich, **Informationen über das Krankheitsbild** zu gewinnen.

• Darüber hinaus dient die Anamnese der ersten **Kontaktaufnahme zwischen Patient und Arzt**. Hier ist es wichtig, daß der Arzt dem Patienten ruhig und freundlich entgegenkommt, und, wenn irgend möglich, nicht den Eindruck vermittelt, unter Zeitdruck zu stehen.

Der Arzt – oder Student – sollte sich dem Patienten vorstellen und auch seine Funktion innerhalb des Krankenhausbetriebes nennen, d. h., als Student oder junger Assistenzarzt sollte man ggf. darauf hinweisen, daß zu einem späteren Zeitpunkt noch jemand anders kommen wird, der möglicherweise ähnliche Fragen stellt und Teile der Untersuchung wiederholt.

Nach Möglichkeit sollte das Gespräch in einem ruhigen Raum stattfinden, ohne daß andere Patienten oder Hilfspersonal anwesend sind. Diese Forderung läßt sich in einer Erste-Hilfe-Station unter Notfallbedingungen allerdings häufig nicht erfüllen. In dieser Situation sollte man heiklere Themen auslassen und ggf. den Patienten darauf hinweisen, daß über dieses Thema zu einem späteren Zeitpunkt unter vier Augen noch einmal gesprochen werden kann.

> Von diesem ersten Gespräch hängt es wesentlich ab, ob der Patient Vertrauen zu seinem Arzt bekommt und ihm offen alle wichtigen Informationen mitteilt.

• Das Anamnesegespräch dient auch der Erhebung eines zumindest orientierenden **psychischen Befundes**. Man kann feststellen, ob der Patient in der Lage ist, seine Beschwerden präzise zu schildern, ob er sich im Laufe des Gesprächs widerspricht, ob er ängstlich-besorgt ist, zu abnormer Selbstbeobachtung neigt oder eher seine Beschwerden bagatellisiert. Gedächtnis- und Konzentrationsstörungen sind diagnostisch wichtige Befunde (s. a. Kap. 10.3).

- Das Anamnesegespräch kann auch bereits **therapeutische Aspekte** haben. Dies gilt in erster Linie für ein psychiatrisch-orientiertes Gespräch, ist aber auch in der Allgemeinmedizin von Bedeutung. Aufklärende, falls möglich auch entängstigende Kommentare sind hilfreich. Manchmal bieten sich gesundheitspädagogische Erläuterungen zu Lebensweise, Ernährungsgewohnheiten und Genußmittelgebrauch an.

1.2 Quellen der Vorgeschichte

Die wesentlichen Quellen der Vorgeschichte sind die eigenen Angaben des Patienten, die sog. **Eigenanamnese**. Ergänzend muß gelegentlich aber auch eine **Fremdanamnese** eingeholt werden, so immer bei Kindern. Bei Erwachsenen ist eine Fremdanamnese z. B. bei allen anfallsartigen Störungen mit Bewußtseinsveränderungen und bei Patienten mit psychischen Störungen wichtig.

Die gute Beschreibung des Beginns eines kurzen Bewußtseinsverlustes oder Sturzes ist wichtiger als das Ergebnis der später durchzuführenden Untersuchungen (Elektronenzephalographie, Langzeitelektrokardiographie, Schellong-Test, Computertomographie). Angaben zu den genaueren Umständen, unter denen der Bewußtseinsverlust eintrat (z. B. beim Aufstehen vom Sitzen oder Liegen, bei körperlicher Belastung), mit Vorzeichen (Aura) oder ohne, differenziert zwischen Orthostasereaktion, Synkope bei Aortenstenose, epileptischen Anfällen und Herzrhythmusstörungen. Man nennt dies Sekundenanamnese.

Ob der Patient steif umfiel oder schlaff in sich zusammensackte, ob er blaß und anschließend rot wurde, können nur Zeugen des „Anfalles" berichten.

Bei **psychischen Störungen** ist die Fremdbeschreibung ebenfalls von großer Bedeutung; die Leistungseinbuße eines Patienten mit einem beginnenden Hirnabbausyndrom

fällt gelegentlich den Angehörigen oder Mitarbeitern deutlicher auf als dem Patienten selbst. Bei depressiven Syndromen dagegen kann es vorkommen, daß der Patient eine mögliche Leistungseinbuße viel gravierender erlebt als die Angehörigen. Auch bei Verhaltensauffälligkeiten aufgrund eines wahnhaften oder halluzinanten Erlebens liefert die Fremdanamnese entscheidende Zusatzinformationen.

Bei bewußtseinsklaren Patienten muß vor der Einholung einer Fremdanamnese das Einverständnis des Patienten vorliegen.

Die fremdanamnestisch gewonnenen Informationen sind im Krankenblatt als solche zu kennzeichnen. Man muß berücksichtigen, daß Angehörige oder auch Arbeitskollegen bei ihrer Schilderung des Patienten nicht immer nur von wohlwollenden Motiven geleitet werden. Auch wenn der Patient das Einverständnis zu einem Gespräch mit den Angehörigen gegeben hat, muß diesen gegenüber die **Schweigepflicht** gewahrt werden, d. h. man darf den Angehörigen keine Informationen über den Patienten mitteilen, von denen man vermuten muß, daß dieser sie als Geheimnis gewahrt haben möchte.

Auch **frühere ärztliche Berichte** sind Teil der Anamnese (insbesondere alle Untersuchungsbefunde und ärztlichen Berichte über Krankenhausaufenthalte). Dabei sollte man nicht einfach die früher erhobenen Diagnosen übernehmen, sondern erneut überprüfen, welche Befunde zu einer (mehr oder minder sicheren) Diagnose geführt haben.

1.3 Gesprächsführung

1.3.1 Die augenblicklichen Beschwerden

Zunächst sollte man den Patienten **frei reden lassen**, ohne dem Gespräch sofort durch ergänzende Fragen eine bestimmte Richtung geben zu wollen. Als Eröffnung bietet sich eine Frage an, z. B. „Was führt Sie zu mir?".

Falls der Patient ins Stocken kommt, sollte man ihn ermutigen, weiterzusprechen oder bestimmte Dinge detaillierter zu berichten („Können Sie mir das genauer schildern?" oder: „Wie meinen Sie das?"). Wenn der Patient seinen Bericht zunächst beendet hat, sollte man die wesentlichen Informationen zusammenfassen und ihn noch einmal fragen, ob man das so richtig verstanden hat.

Im weiteren Verlauf muß man dann **gezielt nachfragen**, denn manche diagnostisch wichtigen Dinge werden vom Patienten nicht spontan geschildert, weil sie ihm nicht auffallen oder bedeutsam genug erscheinen.

Präzisierende Fragen sind:
- Wie?
- Wie lange?
- Wo?
- Wobei?

• Wie?
Wichtig ist auch die Qualität der Beschwerden. Beim Schmerz geht es um die Intensität. Kann man damit leben, stört er beim Schlaf, ist er bohrend, drückend, brennend, kolikartig? Heftige Schmerzen sind in der Regel mit vegetativen Symptomen verbunden wie Schweißausbruch, Übelkeit und Erbrechen. Wird Schwindel angegeben, könnten die weiteren Fragen lauten: „Meinen Sie „Schwarzwerden vor den Augen" oder ein „Drehgefühl wie nach dem Karussellfahren?", „Ist es ein Benommenheitsgefühl oder ein komisches Gefühl im Kopf oder eine Unsicherheit in den Beinen?"

• Wie lange bestehen diese Beschwerden?
Der zeitliche Verlauf gibt wesentliche Hinweise auf die vermutlich zugrundeliegende Störung, dies soll durch Abb. 1.1 verdeutlicht werden. Eine entzündliche, möglicherweise infektiöse, Erkrankung zeigt sich häufig akut unvermittelt, kann einen fluktuierenden Verlauf nehmen und wird sich häufig danach wieder bessern. Eine gefäßbedingte Erkrankung setzt in der Regel heftig ein, erreicht rasch das Maximum der Schädigung und wird sich, falls die Störung überlebt wird, im weiteren Verlauf langsam bessern. Eine tumorbedingte Erkrankung beginnt meist unbemerkt schleichend, spontane Rückbildungen sind nicht zu erwarten. Unfallbedingte Schädigungen treten plötz-

lich auf, degenerative Veränderungen entwickeln sich kaum augenfällig (z. B. Arthrose, Demenz).

Die Anamnese muß deshalb auch die **Verlaufsdynamik** herausarbeiten.

• Wo?
Der Ort der Beschwerden muß lokalisiert und die Ausstrahlung beschrieben werden.
Beispiele:
Schmerzen im rechten Oberbauch
- mit Ausstrahlung in den rechten Arm: Verdacht auf (V. a.) Gallenblasenerkrankungen
- mit gürtelförmiger Ausbreitung: V. a. Pankreatitis
- mit Ausstrahlung in den Schlund: V. a. Magenerkrankungen.

Beinschmerzen
strumpfförmig: V. a. Neuropathie
- Ausstrahlung in einem Dermatom (V. a. Wurzelreizsyndrom)
- in der Muskulatur, belastungsabhängig: V. a. Gefäßerkrankungen
- gelenknahe Schmerzen bei Bewegung: V. a. Gelenkerkrankungen.

Schmerzen in der linken Thoraxhälfte
- mit Ausstrahlung in Arm und Kiefer: V. a. Angina pectoris
- atmungsabhängig: V. a. pleuritische Beschwerden
- lageabhängig: V. a. Wirbelsäulenveränderungen.

• Wobei treten diese Beschwerden auf?
Beispiele:
Bauchschmerzen
- unmittelbar nach dem Essen: V. a. Magengeschwür
- bei nüchternem Magen: V. a. Ulcus duodeni
- kolikartige Schmerzen nach fettreicher Kost: V. a. Gallensteinleiden
- Besserung nach Stuhlgang: V. a. Dickdarmerkrankung.

Beinschmerzen
- bei körperlicher Belastung: V. a. Gefäßerkrankungen
- bei Bewegung, die sich langsam bessern: V. a. Gelenkerkrankungen
- mit anhaltendem Spannungsgefühl, im Stehen stärker als im Liegen: V. a. venöse Abflußstörung, Thrombose.

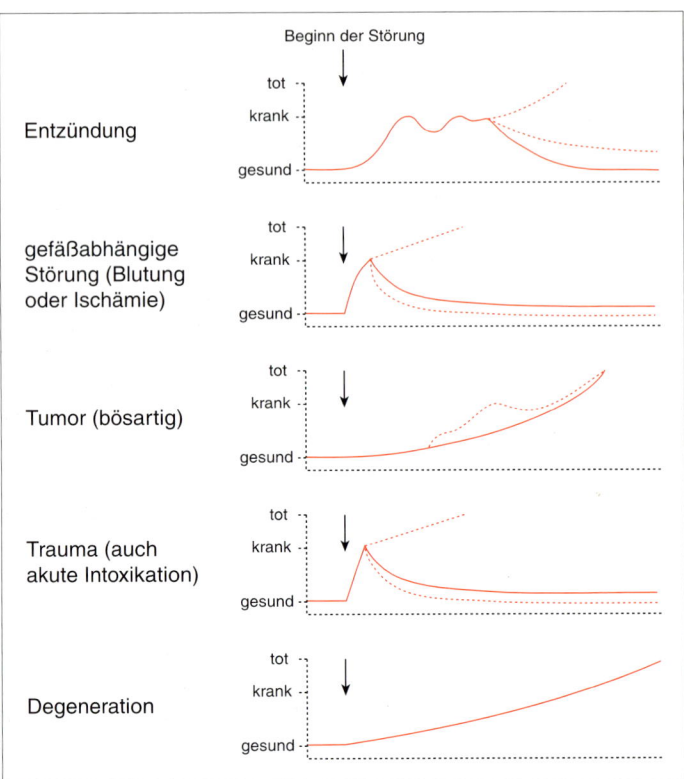

Abb. 1.1 Graphische Darstellung unterschiedlicher Kurven möglicher Krankheitsverläufe in Abhängigkeit von der Ursache. Die durchgezogene Linie zeigt den häufigsten Verlauf, die gestrichelten Linien alternativ mögliche Verläufe

Schmerzen in der linken Thoraxseite
- bei körperlicher Belastung: V. a. Angina pectoris
- atemabhängig: V. a. Pleuraerkrankungen.

Oft ist es auch sinnvoll, besonders wenn es sich möglicherweise um ein psychosomatisches Leiden handelt, die begleitende, gefühlsmäßige Reaktion zu erfragen: „Hat Ihnen das Herzrasen große Angst gemacht?" oder „Befürchten Sie einen Herzinfarkt?", „Was haben Sie selbst als Ursache Ihrer Beschwerden vermutet?", „Vermuten Sie eine bösartige Krankheit?"

1.3.2 Frühere Erkrankungen

Wenn die augenblickliche Erkrankung beschrieben ist, müssen die früheren Krankheiten erfragt werden. Speziell die Frage nach **bisherigen Krankenhausaufenthalten** ist wichtig. Manchmal fallen dem Patienten erst bei dieser Frage noch weitere Erkrankungen ein.

Außerdem muß bedacht werden, daß das jetzige Leiden mit den früheren Krankheiten in Zusammenhang stehen kann. So ist es z. B. möglich, daß erfolgte abdominelle Operationen zu Verwachsungen und damit zu akuten neuen abdominellen Beschwerden geführt haben. Frühere Gefäßoperationen lassen daran denken, daß auch die jetzige Erkrankung die Folge einer fortgeschrittenen Arteriosklerose sein kann.

In diesem Zusammenhang (oder im Rahmen der allgemeinen Anamnese s. S. 6) sollte man die Medikamentenanamnese erheben, die ja ebenfalls einen Hinweis darauf gibt, welche Diagnose(n) früher behandelnde Ärzte gestellt haben.

1.3.3 Psycho-soziale Anamnese

Die Frage nach Beruf und Familie eröffnet einen wichtigen Einblick in das Leben des Patienten und kann Hinweise geben auf Ursachen, derentwegen er von der Krankheit betroffen wurde. Berufskrankheiten, Überlastungssyndrome und Partnerschaftsstörungen spielen in der Praxis des Internisten und Allgemeinmediziners eine große Rolle. Bei alten und hilflosen Patienten gilt es, frühzeitig Versorgungsstrategien zu erarbeiten.

1.3.4 Familienanamnese

Die Erhebung der Familienanamese dient in erste Linie der Erfassung genetisch bedeutsamer Erkrankungen. Falls Eltern und Geschwister nicht mehr leben, ist zu erfragen, wie alt sie geworden und woran sie gestorben sind.

Die Familienanamnese wird im Rahmen der psychotherapeutischen Betreuung unter speziellen Gesichtspunkten erhoben (z. B. Eltern-Kind-Konflikte, Erziehungsstil u. ä.). Auch bei Infektionskrankheiten kann eine Familien- bzw. Umgebungsanamnese notwendig werden.

1.3.5 Allgemeine Anamnese

Zur allgemeinen Anamnese gehören folgende Bereiche:

- **Appetit und Körpergewicht**
Rasche Gewichtszunahme weist auf Wassereinlagerungen hin, eine langsame Gewichtszunahme oft auf Adipositas, einen wichtigen Risikofaktor für Arteriosklerose und Hypertonie.

Eine langsame Gewichtsabnahme kann ein Hinweis auf konsumierende Erkrankungen (bösartige Tumoren) oder eine psychogene Appetitstörung sein. Rasche Gewichtsabnahme deutet oft auf einen Wasserverlust hin, z. B. durch eine Diuretika-Therapie oder eine Durststörung.

- **Stuhlgang**
Häufigkeit, Konsistenz, abnorme Auflagerungen oder Untermischungen sind zu erfragen. Obstipation (Darmträgheit) bedeutet Stuhlgang seltener als dreimal pro Woche. Von Diarrhoe (Durchfall) spricht man, wenn häufiger als dreimal pro Tag breiiger oder wässriger Stuhl entleert wird. Hier bietet sich auch eine Rückfrage nach dem Gebrauch von Abführmitteln an.

- **Wasserlassen**
Zu erfragen sind die Häufigkeit am Tag und in der Nacht sowie Beschwerden beim Wasserlassen. Eine weitere wichtige Frage betrifft die Harninkontinenz. Geht Urin beim Husten, Pressen und Niesen ab?

• **Schlaf**
Vermehrte Müdigkeit sowie Ein- und Durchschlafstörungen sind empfindliche Indikatoren für viele seelische und körperliche Krankheiten.

• **Sexualität**
Die detaillierte Sexualanamnese gehört im Regelfall nicht zum ersten anamnestischen Gespräch. Dennoch sollte man dem Patienten durch die Hinführung auf dieses Thema die Möglichkeit geben, von sich aus darüber zu sprechen. Bei Patientinnen bietet es sich an, dies im Anschluß an die gynäkologische Anamnese zu tun.

Falls man beim vorsichtigen Befragen den Eindruck gewinnt, daß sich der Patient auch über seine sexuelle Situation und seine Probleme äußern möchte, sollte ihm bedeutet werden, daß man bereit ist, ihm zuzuhören. Fragen sind taktvoll zu stellen, auch wenn sie manchmal sehr ins Detail gehen müssen. Es empfiehlt sich, neutral vom „Partner" zu sprechen, um zunächst offen zu lassen, ob es sich um eine eheliche oder außereheliche sowie hetero- oder homosexuelle Beziehung handelt.

• **Medikamente und Genußmittel**
Fragen zu diesem Thema sind bei jedem Patienten wichtig; sie gewinnen eine besondere Bedeutung, wenn aufgrund des bisherigen Verhaltens oder der differentialdiagnostisch zu erwägenden Erkrankungen eine **Suchtproblematik** vermutet werden muß.

Auf die Frage nach dem durchschnittlichen **Alkoholkonsum** darf man sich nicht mit der Antwort „so wie alle" zufriedengeben. Es muß vielmehr sehr detailliert nachgefragt werden, wann im Laufe des Tages das erste Mal Alkohol getrunken wird, bei welchen Anlässen der Patient Alkohol konsumiert und ob es dabei auch schon einmal zu einem „Blackout", also einer Bewußtseinslücke, gekommen ist. Oft ist es erstaunlich, wie sich die zugegebene Alkoholmenge im Laufe der Befragung steigert. Bier halten manche Patienten nicht für Alkohol!

Ähnliche Probleme wie beim Alkohol stellen sich auch bei der süchtigen Einnahme von **Beruhigungsmitteln** und **Schmerzmitteln**. Die ausführliche Befragung nach Schmerzmitteln ist bei allen Patienten mit chronischen oder immer wieder auftretenden Schmerzen wichtig, so z. B. bei chronischen Schmerzen im Bewegungsapparat, bei Rücken- und Hüftschmerzen, aber auch bei allen Kopfschmerzpatienten, ganz besonders bei Migräne.

Die Medikamentenanamnese ist darüber hinaus auch deshalb wichtig, weil sich die zukünftige Therapie möglicherweise an einer früheren Therapie ausrichten muß, wie bei der Dosierung von Digitalispräparaten, bei der Gabe von Antibiotika oder Antikoagulanzien. Medikamente können aber auch Ursache von Erkrankungen sein: Sehstörungen nach Digitalispräparaten, Kollapszustände durch Diuretika und Mittel gegen hohen Blutdruck, Blutungen nach Antikoagulanzientherapie u. v. a.

Nach **Impfungen** sollten Kinder wie Erwachsene gefragt werden: z. B. gegen Tetanus und Poliomyelitis sowie Schutzimpfungen vor Auslandsreisen.

• **Allergien**
Falls der Patient Allergien angibt, so ist ergänzend zu erfragen, worin sich die Allergie gezeigt hat, und wie sie diagnostiziert worden ist. (Nicht jede Rötung an der Haut und jede Unverträglichkeit eines Medikamentes ist Ausdruck einer Allergie!) Lebensbedrohliche Allergien auf häufig verwendete Medikamente sollten „unübersehbar" in den Krankenunterlagen gekennzeichnet werden, um damit die Gefahr einer versehentlichen Gabe zu reduzieren.

• **Psyche**
Die Frage nach seiner Stimmung und nach den Auswirkungen der Beschwerden auf den Gemütszustand sollte man jedem Patienten stellen. Eine anschließende detaillierte Befragung ist notwendig, wenn sich der Eindruck einer depressiven Verstimmung ergibt oder wenn man aufgrund der Angaben multipler, etwas vager körperlicher Beschwerden den Verdacht auf eine depressive Erkrankung haben muß.

Bei jeder höhergradigen Depressivität ist die **Abschätzung der Selbstmordgefahr** von Bedeutung. Fragen in dieser Richtung könnten die folgenden sein: „Wie soll es weitergehen?", „Wie stellen Sie sich die Zukunft vor?". Die Möglichkeit, über Suizidgedanken sprechen zu können, wird häufig als erleichternd erlebt. Daß ein depressiver Patient durch ein solches Gespräch erst auf die Idee kommt, sich umzubringen, ist nicht zu befürchten.

• **Spätere Ergänzungen**
Einige ergänzende anamnestische Fragen kann man auch bei der körperlichen Untersuchung stellen, so wenn man bei der Untersuchung einen Befund erhebt, der weiterer anamnestischer Klärung bedarf (z. B. Narben am Bauch, obwohl der Patient von keinen Operationen berichtet hat, oder zufällig entdeckte Hautveränderungen, die man im bekleideten Zustand nicht erkennen konnte).

1.4 Spezielle Anamneseprobleme

Begleitende Angehörige
Bei kleinen Kindern ist es selbstverständlich, daß ein Elternteil oder eine andere Bezugsperson anwesend ist, und wesentliche Teile, wenn nicht sogar die ganze Vorgeschichte der Krankheit mitteilt. Bei erwachsenen Patienten sollte man zunächst den Patienten allein ohne Angehörige befragen. Stark dominierende oder auch überfürsorgliche Partner können ein erhebliches Problem beim Aufbau der Arzt-Patient-Beziehung sein.

Ausländische Patienten
Sowohl die Sprachbarriere als auch der andere kulturelle Hintergrund erschweren die Arzt-Patient-Beziehung. Auch die Anamneseerhebung mit einem guten Dolmetscher bleibt letztlich ein Notbehelf. Dem Gespräch fehlen die Spontaneität und die emotionalen Zwischentöne. Auch eine religiöse Bindung muß mitberücksichtigt werden. Muslimische Frauen z. B. werden kaum im ersten Gespräch über Alkoholprobleme und Familienplanung sprechen.

Anamnese und Begutachtung
Während man in der therapeutischen Situation zunächst davon ausgehen kann, daß der Patient einem weitgehend offen die wesentlichen Informationen gibt, ist dies in Begutachtungssituationen so nicht immer der Fall. Die Begutachtung im Rahmen einer Einstellungsuntersuchung führt zu anderen Verzerrungen als die Begutachtung wegen eines Rentenantrages. Die Möglichkeit der Verharmlosung oder Übertreibung der vorhandenen Beschwerden muß dabei stets berücksichtigt werden.

• **Anamneseformulare**
In vielen Krankenhäusern werden für die Abfassung der Krankengeschichte Vordrucke angeboten.

1.5 Bewertung der anamnestischen Informationen

Wenn mehrere Untersucher denselben Patienten über seine gesundheitlichen Probleme befragen, kann man regelmäßig feststellen, daß sie zu unterschiedlichen Ergebnissen kommen. Die Übereinstimmung ist manchmal erstaunlich gering. Dies gilt z. B. bei der Befragung eines Schlaganfall-Patienten nach der Zahl früherer ähnlicher Ereignisse. Auch bei der wichtigen Frage, ob das akute Ereignis mit Kopfschmerzen begonnen habe oder ob man mit der Störung bereits morgens aufgewacht ist, kommt es immer wieder zu Diskrepanzen zwischen verschiedenen Untersuchern. Für diese Unterschiede können mehrere Ursachen verantwortlich sein. Manchmal bleiben Patienten unpräzise und erzählen Untersuchern nacheinander unbewußt völlig veränderte Sachverhalte. Manchmal liegen die Diskrepanzen daran, daß bestimmte Ereignisse von den einzelnen Untersuchern auch verschieden interpretiert werden. Um diese Fehler zu vermeiden, ist es wichtig, die Angaben möglichst mit den Worten des Patienten wiederzugeben, z. B. „Druckgefühl in der Brust beim Treppensteigen" anstatt Angina pectoris, „Empfindungsstörung seitlich am Fußrand" statt Sensibilitätsstörung S_1.

Obwohl die Übereinstimmung (oder Reliabilität) der Anamnese häufig nicht sehr hoch zu sein scheint, ist ihr Stellenwert im diagnostischen Prozeß dennoch sehr groß, wenn man sich klarzumachen versucht, welche Informationen als **„harte Daten"**, welche als **„weiche Daten"** anzusehen sind.

Wenn ein Patient beispielsweise wiederholt stürzt und sich dabei verletzt, so ist mit großer Wahrscheinlichkeit von anfallsartigen Zuständen mit Bewußtseinsverlust auszugehen. Wenn aber ein Patient davon berichtet, daß er häufiger „wegtritt", die Schilderung unpräzise bleibt, es nie in Gegenwart Dritter auftritt und es bei diesen Zuständen auch nie zu Verletzungen kommt, dann ist eine derartige anamnestische Information wesentlich „weicher", möglicherweise liegt überhaupt keine anfallsartige Bewußtseinsstörung vor. Auch eine psychogene Reaktion könnte zu dieser Angabe passen.

Zur Abschätzung der Wertigkeit anamnestischer Daten gehört also viel Erfahrung. Wichtig aber ist es, sich die folgenden vier Fragen zu stellen:

1. Was war der „iatrotrope Stimulus"?

Es ist von größer Wichtigkeit, sich klar zu machen, aufgrund welcher Beschwerden der Patient den Arzt aufsucht. Manchmal geht die Diagnostik deshalb in die Irre, weil der Arzt Dingen „nachjagt", die er beim Patienten erfragt hat, die jedoch gar nicht mit den Beschwerden in Zusammenhang stehen, die den Patienten zum Arzt geführt haben.

2. Was beklagte der Patient spontan, und was gab er erst auf Nachfrage an?

Das spontan Geschilderte hat einen höheren Stellenwert, weil es beim Nachfragen vorkommen kann, daß man – möglicherweise durch zu suggestive Fragen – etwas in den Patienten „hineinredet".

3. Wie steht es um die Sensitivität und Spezifität der erhobenen Information?

Es gibt sehr empfindliche Parameter des Krankseins, die aber leider sehr unspezifisch sind. Mattigkeit und Inappetenz gehören dazu. So kann ein an Bronchialkrebs erkrankter Patient schon lange darüber kla-

gen, bevor sich die Organmanifestation (z. B. blutig-tingierter Auswurf beim Husten) zeigt. Der Nachteil dieser empfindlichen Parameter ist, daß sie so unspezifisch sind. Auch gesunde Menschen fühlen sich gelegentlich einmal matt und appetitlos. Die spezifischen Krankheitszeichen (z. B. blutiger Auswurf, Wadenschmerzen nach 50 m Gehstrecke) sind zwar sehr viel eindeutiger, treten aber dafür erst sehr spät im Krankheitsverlauf auf. Auch unter dieser Fragestellung sollten die anamnestischen Angaben geordnet werden.

4. Wie präzise macht der Patient seine Angaben?

Je klarer der Patient seine Beschwerden schildert, um so leichter ist die Einordnung der Beschwerden für den Arzt. Wenn ein Patient unpräzise schildert, kann dies an der zugrundeliegenden Krankheit liegen (so kann z. B. eine Aura vor einem epileptischen Anfall häufig nur sehr vage geschildert werden, weil das Erlebnis keine Korrespondenz im natürlichen Erleben hat; auch die Beschwerdeschilderung bei psychosomatischen Erkrankungen bleibt häufig sehr unpräzise). Aber auch krankheitsunabhängige Persönlichkeitsfaktoren des Patienten können die Ursache sein. Letzten Endes sollte man auch bedenken, daß unpräzise Angaben an einer mangelnden Interviewtechnik des Untersuchers liegen können!

Wenn man die anamnestischen Daten mit Hilfe dieser vier Gesichtspunkte wertet, so stellen sie die wichtigsten Bausteine im diagnostischen Prozeß dar, denn die weitere Untersuchung und die Anordnung von Zusatzuntersuchungen werden nach diesen Informationen individuell „maßgeschneidert".

2 Die körperliche Untersuchung

(G. Schultze)

Bei der Erhebung der Anamnese wurden schon erste Eindrücke vom Zustand des Kranken gewonnen. Die körperliche Untersuchung erfaßt nun systematisch den „Status praesens" des Patienten. Die Befunde werden schriftlich dokumentiert. Meist stehen Befunderhebungsbogen zur Verfügung, die jedoch genügend Raum für sprachliche Formulierungen lassen und nicht zu sehr zum Ankreuzen verleiten sollten.

2.1 Voraussetzungen

Die gründliche körperliche Untersuchung wird bei ausreichender Beleuchtung und angenehmer Raumtemperatur vorgenommen. Der Patient ist, soweit nötig, unbekleidet und meist in liegender Position.

Die Grunduntersuchung erfolgt mit den sensorischen Fähigkeiten (Sehen, Hören, Riechen, Fühlen – also Inspektion, Auskultation, Palpation, Funktionsprüfung), unterstützt durch technische Hilfsmittel wie Lampe, Spatel, Meßband, Waage, Uhr, Stethoskop, Blutdruckmeßgerät, Reflexhammer, Nadel und andere fachspezifische Instrumente.

2.2 Allgemeinbefund

Der **Allgemeinzustand** (AZ) bezieht sich auf Grundphänomene wie Bewußtsein, Kreislauffunktionen (Schock), Wasserhaushalt (Exsikkose), Körperpflege und Bekleidung (z. B. gepflegt oder verwahrlost). Der **Kräftezustand** (KZ) kann gut bis reduziert sein.

Der **Ernährungszustand** (EZ) wird zunächst nach Augenschein von kachektisch bis adipös eingeschätzt.

Grobe Auffälligkeiten wie Ikterus (Gelbsucht), Zyanose, Ödeme, Exsikkose, sichtbare oder tastbare Tumoren und Lymphknoten, Schwellungen, Nekrosen oder Verletzungen werden im Rahmen des Allgemeinbefundes vermerkt (Abb. 2.1, 2.2). In manchen Fällen sind äußere Phänomene so typisch (pathognomonisch), daß eine **Blickdiagnose** gestellt werden kann. Bei der vermehrten Produktion oder Zufuhr von Cortisol (Morbus Cushing bzw. Cushing-Syndrom) imponiert das „Vollmondgesicht" (Abb. 2.3), bei der Akromegalie die Vergrößerung und Vergröberung der Nase, der Lippen und der Zunge (Abb. 2.4 a, b), beim Morbus Basedow mit Hyperthyreose der Exophthalmus, der Tremor (Zittern) und die warme, schweißige Haut (Abb. 2.5), und bei der Nebennierenunterfunktion (Morbus Addison) die bräunliche Verfärbung der Haut und der Schleimhäute in der Mundhöhle. Auch bei Gicht (Abb. 2.6), Fettstoffwechselstörungen (Abb. 2.7) und der rheumatoiden Arthritis (Abb. 2.8) liegen typische Zeichen vor.

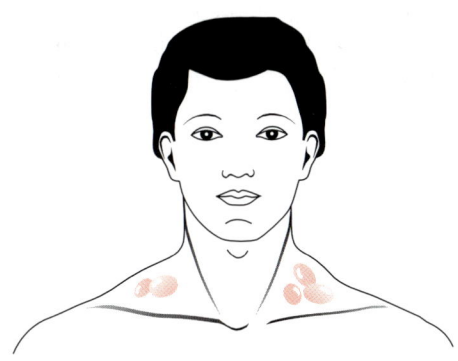

Abb. 2.1 Supraklavikuläre Lymphknoten (rötlich)

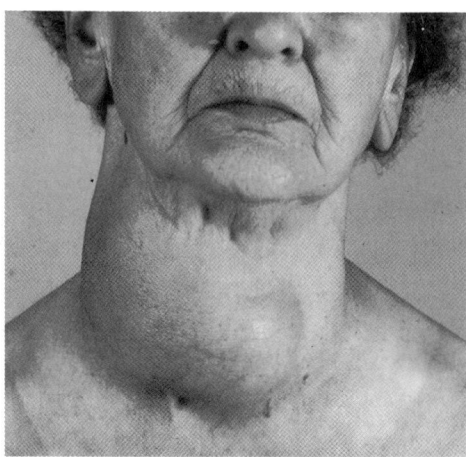

Abb. 2.2 Vergrößerung der Schilddrüse (Struma)

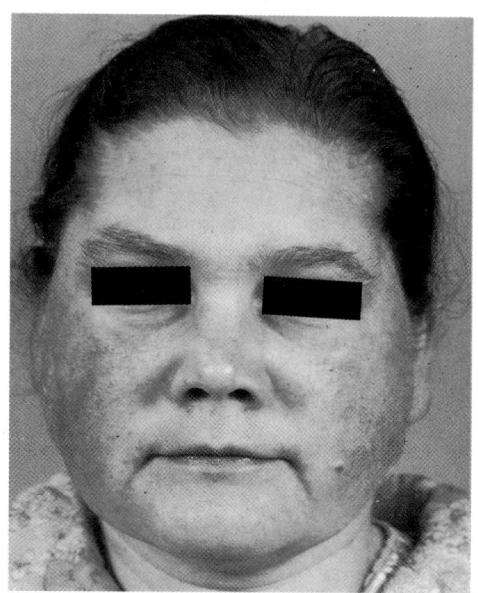

Abb. 2.3 Vollmondgesicht bei Morbus Cushing bzw. Cushing-Syndrom

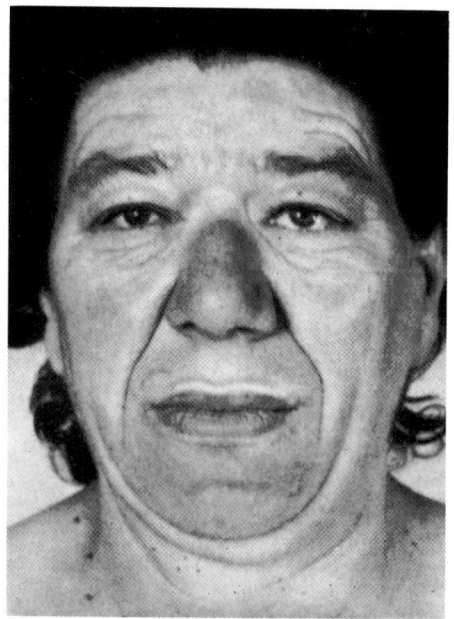
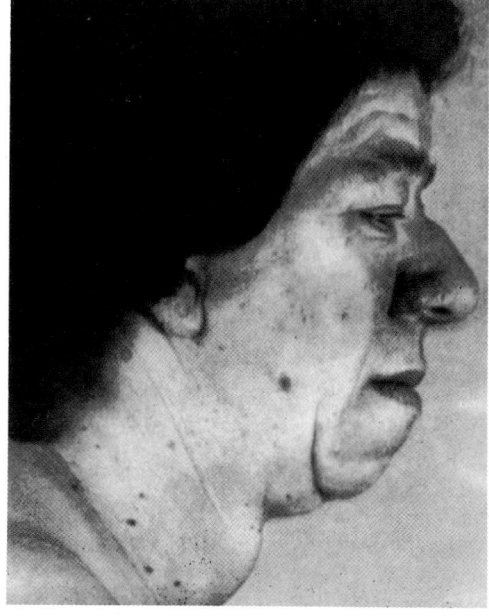

Abb. 2.4a, b Vergrößerung von Nase und Lippen bei Akromegalie (aus *Siegenthaler, W.* [Hrsg.]: Differentialdiagnose innerer Krankheiten. Thieme, Stuttgart–New York 1993)

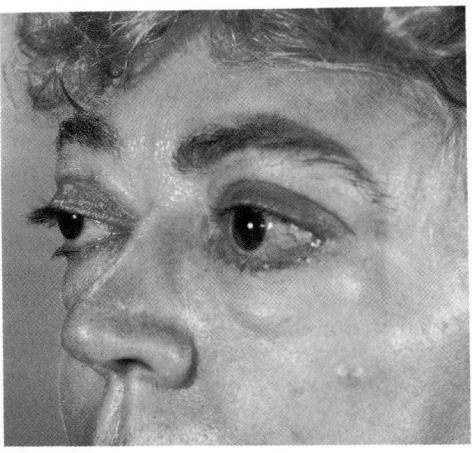

Abb. 2.5 Exophthalmus bei Morbus Basedow

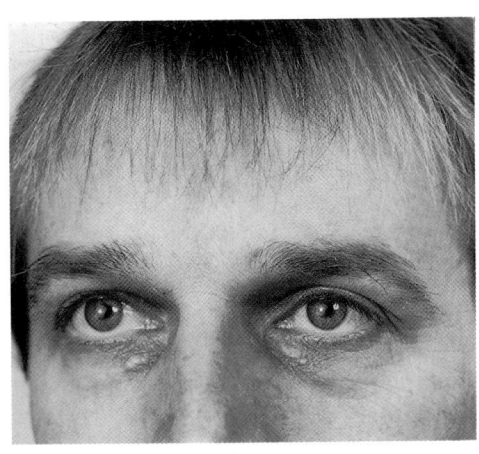

Abb. 2.7 Xanthelasmen bei familiärer Hyper-cholesterinämie

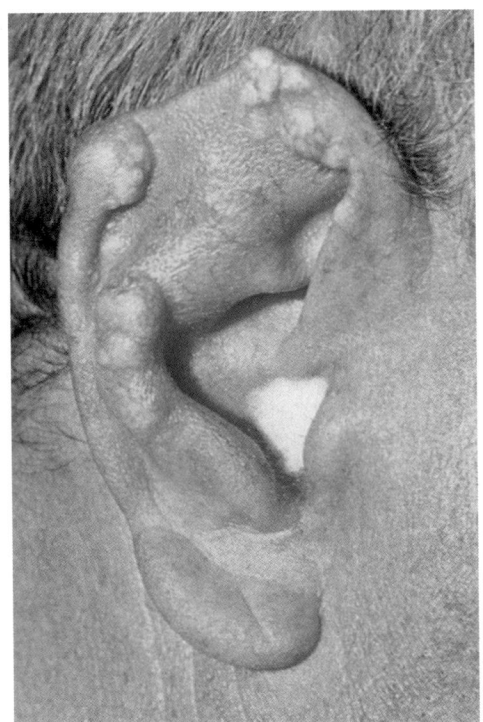

Abb. 2.6 Harnsäurehaltige Knötchen (Tophi) bei Gicht (aus *Siegenthaler, W.* [Hrsg.]: Differential-diagnose innerer Krankheiten. Thieme, Stuttgart–New York 1993)

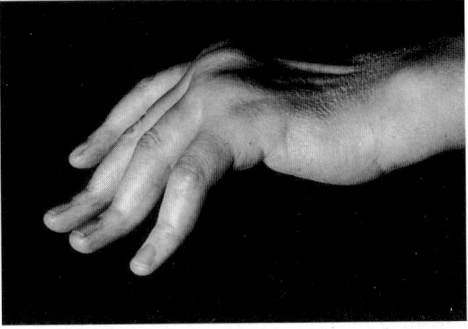

Abb. 2.8 Auftreibung der Fingergrundgelenke und Ulnardeviation der Finger bei rheumatoider Arthritis (aus *Reichelt, A.* [Hrsg.]: Orthopädie. Enke, Stuttgart 1993)

Die Fülle der äußeren Krankheitsphänomene spielte eine große Rolle in der früheren Medizin und machte den „klinischen Blick" aus. Häufig waren die Beschreibungen sehr blumig („die Haut des Diabetikers ist wie mit Mehl bestäubt"). Der äußere Eindruck kann aber auch zu falschen Schlüssen führen. Bei einer gestörten Schilddrüsenfunktion zum Beispiel ist der körperliche Aspekt häufig nicht typisch und die korrekte Beurteilung des Patienten ist nur durch die Messung der entsprechenden Hormone möglich.

Zu einer gründlichen klinischen Untersuchung in der inneren Medizin gehören deshalb auch apparative Untersuchungen (EKG, Röntgen, Sonographie, Endoskopie) und Laboruntersuchungen.

2.2.1 Grundmeßgrößen

Die **Körperlänge** wird im Stehen mit einer Meßlatte festgestellt. Sie wird zur Ableitung des „Normalgewichts" und der Körperoberfläche benutzt (s. u.). Die mittlere Körperlänge einer Bevölkerungsgruppe ist regional sehr unterschiedlich und hat im Laufe der letzten Jahrhunderte stetig zugenommen (Akzeleration). Die Untersuchung von deutschen Angestellten ergab bei 200 Männern einen Medianwert der Körperlänge von 177 cm (Bereich 159–198 cm), bei 100 Frauen von 165 cm (Bereich 154–177 cm).

Das **Körpergewicht** sollte möglichst bei der Erstuntersuchung erfaßt werden. Neben der Beurteilung des Ernährungszustandes ist es ein sehr wichtiger Parameter bei allen Veränderungen der Wasserbilanz, z. B. bei Herz-, Leber- und Nierenkrankheiten. Als „Normalgewicht" kann das Durchschnittsgewicht einer „gesunden" Bevölkerungsgruppe in Relation zu Geschlecht, Alter und Körpergröße angesehen werden. Häufig werden der Broca-Index (Körpergröße in cm minus 100) oder andere Indizes (Gewicht/Länge bzw. Gewicht/Länge^2) zur Beurteilung herangezogen. Ein „Idealgewicht", das ein besonders langes Leben verspricht, gibt es nicht.

Bei jüngeren Erwachsenen weisen Abweichungen von mehr als 20 % über oder unter dem Durchschnittsgewicht auf gesundheitliche Risiken hin.

Möglichkeiten zur Beurteilung der **Körperzusammensetzung** bietet die Anthropometrie: Der Fettanteil kann an der Dicke einer Falte der Bauchhaut (u. U. mit Hilfe eines Kalipers) und der Muskelanteil am Umfang des Oberarms abgeschätzt werden.

Typische Körperzusammensetzung von normalgewichtigen Männern:

Körperfettgehalt	20 %
Fettfreie Körpersubstanz	80 %
Körperwassergehalt	60 %
Körperproteingehalt	15 %
Körpermineralstoffgehalt	5 %

Als Referenzmaß für Stoffwechselfunktionen oder eine Arzneimitteldosierung wird häufig die **Körperoberfläche** herangezogen. Sie wird aus Nomogrammen entnommen oder nach der Formel von *Dubois* berechnet:

$$KO = KG^{0,425} \cdot KL^{0,725} \cdot 0,007184$$

KO = Körperoberfläche (m^2)
KG = Körpergewicht (kg)
KL = Körperlänge (cm)

Die **Körpertemperatur** wird heute am besten mit einem elektronischen Thermometer sublingual erfaßt. Für besondere Fragestellungen (Appendizitis, Mesenterialinfarkt) sind Differenzen zwischen der peripheren (sublingualen, axillären) und der zentralen (rektalen) Temperatur wichtig. Die Körpertemperatur ist abhängig von der Tageszeit, der Außentemperatur, der körperlichen Tätigkeit, vom Zyklus und vom Alter.

Als normal gelten axilläre Temperaturen bis 36,8° C und rektale Temperaturen bis 37,4° C.

Die **Herzfrequenz** wird üblicherweise durch Zählen des Pulses an der A. radialis, im Zweifelsfall durch gleichzeitiges Abhören der Herztöne (s. Pulsdefizit S. 88) erfaßt.

Die Ruhefrequenz hängt u. a. vom Alter, vom Stoffwechsel und vom Trainingszustand ab. Ferner spielt das Verhalten mit seinen psychischen (Erregung) und körperlichen Anteilen (Tätigkeit) eine entscheidende Rolle.

Im Krankheitsfall kann die Herzfrequenz durch Anämie, Sauerstoffmangel, Herzrhythmusstörungen, Elektrolytstörungen, Schilddrüsenfunktionsstörungen u. a. verändert sein.

> Eine Bradykardie liegt vor bei einer Herzfrequenz von < 60 Schlägen/min., eine Tachykardie bei > 100 Schlägen/min.

Der arterielle **Blutdruck** wird bei jeder Grunduntersuchung mit der auskultatorischen Methode nach *Riva-Rocci* (RR) gemessen (vgl. S. 107). Verwendet werden moderne Membranmanometer ohne Quecksilber, die der Eichpflicht unterliegen. Die Beurteilung der Korotkow-Töne kann in besonderen Fällen schwierig sein; hier läßt sich der systolische Druck beim Ablassen des Manschettendrucks durch Palpation des Radialispulses erfassen.

Ähnlich wie die Herzfrequenz hängt auch der Blutdruck von tageszeitlichen Schwankungen und vom Verhalten ab. So ist der morgendliche Ruheblutdruck u. U. der höchste des Tages und damit nicht repräsentativ für die durchschnittliche Blutdrucklage. Auch „Normalwerte" für den Blutdruck in Abgrenzung zur arteriellen Hypertonie unterliegen immer wieder Diskussionen. In erster Annäherung gilt immer noch für den systolischen Blutdruck ein Wert von 100 plus Lebensalter, für den diastolischen Druck < 90 mm Hg als normal. Genauere Definitionen werden jeweils aktualisiert von Fachgesellschaften publiziert.

Blutdruck	
normal	< 140/< 85
grenzwertig	140–159/85–89
hyperton	> 160/> 90

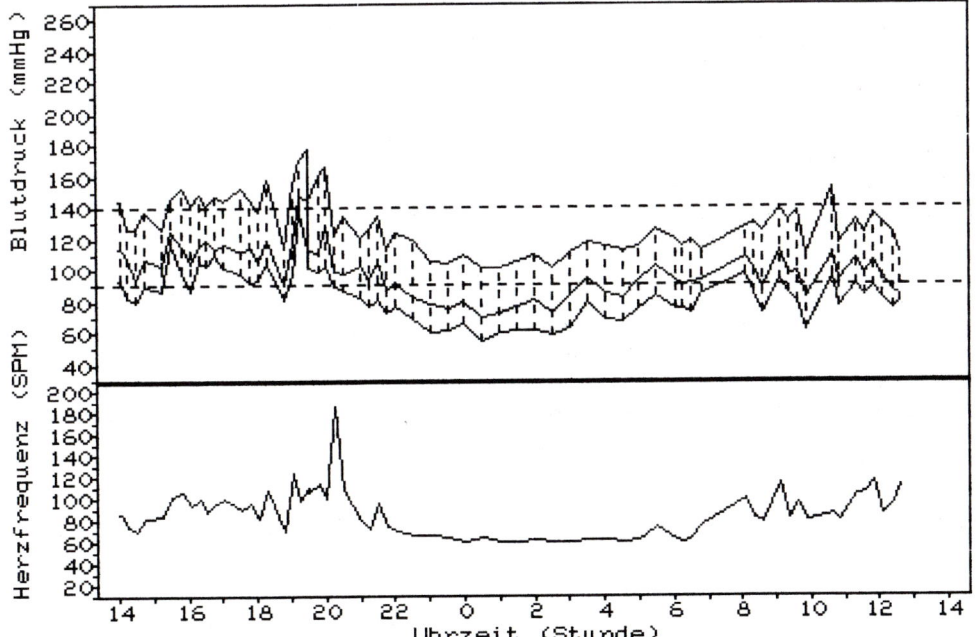

Abb. 2.9 Ergebnis einer automatischen Messung von Blutdruck und Herzfrequenz über 24 Stunden: variable Werte während des Tages, niedrige stabile Werte während der Nacht (© SpaceLabs Inc.)

Bei vielen klinischen Fragestellungen wird mit tragbaren Geräten durch eine automatische intermittierende Messung das Blutdrucktagesprofil über 24 Stunden ermittelt (Abb. 2.9). Für eine gründliche Beurteilung des Blutdrucks, z. B. beim Vorliegen einer arteriellen Hypertonie, sind wiederholte Messungen im Liegen und im Stehen, sowie an beiden Armen und an einer unteren Extremität (durch Palpation) notwendig.

Auch die **Atemfrequenz** und der Atemtypus unterliegen vielen physiologischen und krankhaften Einflüssen. In Ruhe werden etwa 16–18 Atemzüge pro Minute getätigt, bei maximaler Belastung sind es 80–100. Die verschiedenen Atemtypen werden in Kapitel 5.2.2 beschrieben.

2.2.2 Behaarung

Die Entwicklung der Körperbehaarung ist vom Lebensalter und von sexuellen Reifungsprozessen abhängig. Ferner spielen genetische Faktoren, aber auch Krankheitsprozesse eine wichtige Rolle.

Das Haupthaar ist am dichtesten im 20.–30. Lebensjahr und wird im Senium auch bei Frauen schütter. Die Behaarung am Rumpf und an den Extremitäten kann durch Krankheitsprozesse verstärkt sein, z. B. als Hirsutismus durch die Einnahme bestimmter Medikamente oder durch endokrine Ursachen. Die Schambehaarung entwickelt sich mit der Pubertät zu ihrer typischen Ausprägung (s. Kap. 12). Krankhafte Einflüsse führen bei Frauen zur Virilisierung (d. h. Vermännlichung, z. B. beim adrenogenitalen Syndrom, Androblastom u. a.), bei Männern zu einem femininen Behaarungstyp mit typischer Begrenzung der Schamhaare, Verlust der Brustbehaarung und evtl. Gynäkomastie (z. B. bei Leberzirrhose oder Hypogonadismus, Abb. 2.10). Auffällig ist auch der teilweise oder komplette Verlust des Haupthaars (Alopezie) bei dermatologischen Erkrankungen oder nach einer zytostatischen Therapie.

2.2.3 Haut und Schleimhäute

Das Hautorgan dient dem mechanischen Schutz und der Temperaturregulation. Die Durchblutung, die Schweißsekretion und das Aufrichten der Behaarung werden vom sympathischen Nervensystem reguliert. Damit wird die Haut zum Indikator für Emotionen, aber auch für Krankheitszustände.

Die Haut ist blaß, schweißig und kühl bei niedrigem Blutdruck und Schock oder überwärmt bei Patienten mit Hyperthyreose. Sie ist gelblich beim Ikterus, blaß bei der Anämie, bräunlich-grau bei Analgetikaabusus oder Methämoglobinämie und zyanotisch bei Polyglobulie und Hypoxämie. Hyperpigmentationen treten auf bei Hämochromatose, Morbus Addison, Analgetikaabusus und Tumoren. Eine dunkle Verfärbung unterhalb der Augen (Halonierung) entwickelt sich bei Erschöpfungszuständen, Magentumoren und Analgetikaabusus.

Eine flächenhafte Rötung bestimmter Hautpartien oder des gesamten Integuments (Erythem) tritt auf bei einer aktinischen Schädigung (Sonnenbrand, Solarien, Bestrahlung), bei Überwärmung (nach Sport oder Saunabesuch), Entzündungen (Erysipel, Zellulitis) sowie allergischen oder toxischen Schäden (Arzneimittelexanthem, Kontaktallergien u. a.). Flächenhafte oder flohstichartige Einblutungen in die Haut (Sugillation bzw. Purpura) kommen bei Störungen der Blutgerinnung, Thrombozytopenie oder Vaskulitis vor (Einzelheiten s. Kap. 11).

Die **Schleimhäute** werden an den Konjunktiven der Augen, an den Lippen und in der Mundhöhle beurteilt. Sie zeigen besonders deutlich eine Anämie, eine Exsikkose und eine Zyanose an. An einer gelblichen Verfärbung der Skleren kann frühzeitig ein Ikterus erkannt werden.

Teleangiektasien weisen auf einen Morbus Osler, scharf abgesetzte weiße Akren auf ein Raynaud-Syndrom (Abb. 2.11), Nekrosen an den Fingern und Zehen auf Sklerodermie, Thrombangiitis obliterans oder andere Durchblutungsstörungen hin. Spinnennävus (Abb. 2.12) und Palmarerythem (Abb. 2.13) werden beim Verdacht auf eine Leberzirrhose als „Leberhautzeichen" gezielt gesucht.

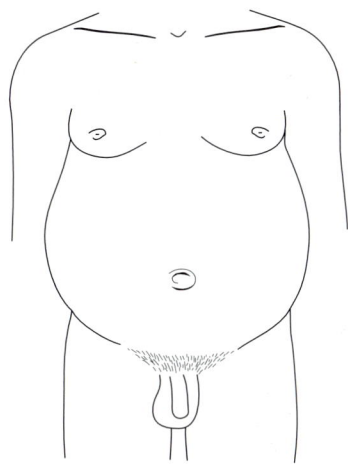

Abb. 2.10 Feminine Schambehaarung (Abdominalglatze), Aszites und Gynäkomastie bei einem Patienten mit Leberzirrhose

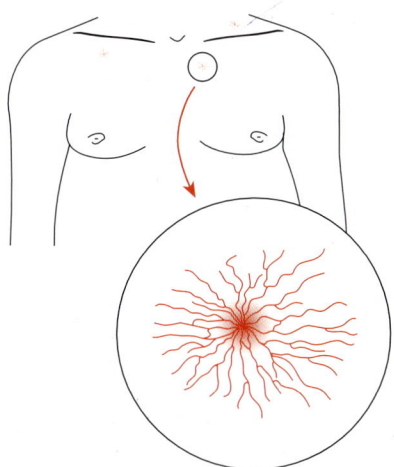

Abb. 2.12 Spinnennävus bei Leberzirrhose

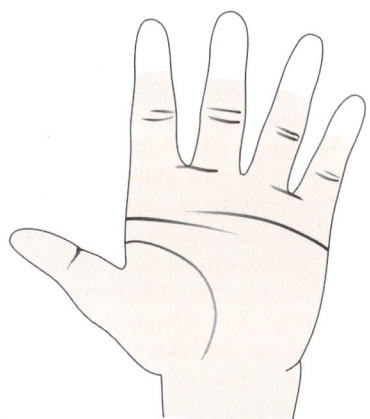

Abb. 2.11 Weiße Akren bei Raynaud-Syndrom

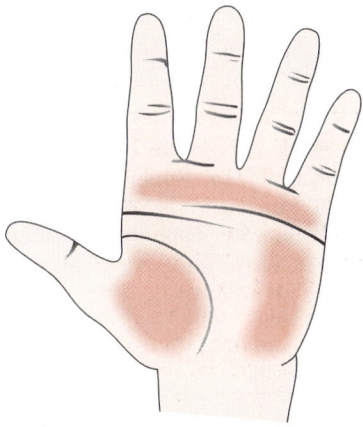

Abb. 2.13 Palmarerythem bei Leberzirrhose

2.2.4 Hautturgor

Haut und Unterhautgewebe machen etwa ein Viertel des Körpergewichtes aus und enthalten zu 73 % Wasser (12 Liter beim 70 kg schweren Mann). Damit befindet sich ein großer Teil des interstitiellen Wassers in der Haut. Zusammen mit dem Fettanteil und der Gewebestruktur ist es im jugendlichen Alter für die kosmetischen Effekte des Äußeren zuständig. Mit zunehmendem Wasserverlust wird die Haut im Alter typischerweise faltig und welk.

Diagnostisch wichtig ist der Hautturgor für die Beurteilung der Hydratation des Organismus. **Exsikkose** führt zu stehenden Hautfalten besonders unterhalb der Klavikula (Abb. 2.14) und zur Austrocknung der Schleimhäute der Lippen und der Zunge. Überwässerung mit Expansion des Extrazellulärvolumens um mehr als 20 % führt dagegen zur Ödembildung. **Ödeme** lassen sich in den abhängigen Körperpartien zuerst über einem harten Untergrund (Tibiafläche, retromalleolär, Kreuzbein) nachweisen (Abb. 2.15 a, b). Typisch sind **Lidödeme** beim nephrotischen Syndrom (Abb. 2.16). Bei einer ausgeprägten Hyperhydratation kann ein Exzeß von mehr als 20 kg Wasser zu Anasarka (Ödem der Unterhaut) und zu einer monströsen Schwellung von Penis und Skrotum oder Vulva führen.

2.2.5 Intelligenz, Psyche und Bewußtsein

Im Rahmen einer allgemeinen Untersuchung sollte man sich durch gezielte Fragen auch ein Bild über die Orientiertheit des Patienten zur Person, zu Ort und Zeit machen. Die Beurteilung der Intelligenz des Patienten ist erforderlich, um die Zuverlässigkeit der anamnestischen Angaben, die Krankheitseinsicht und Therapietreue (Compliance) abschätzen zu können. Unter Intelligenz versteht man die altersentsprechende Fähigkeit, komplexe Zusammenhänge zu erfassen und sich auf neue Situationen einzustellen. Störungen des Gedächtnisses und kognitiver Leistungen sind aber auch subtile Indikatoren für eine Schädigung des Gehirns durch Arteriosklerose, Diabetes mellitus, Alzheimersche Krank-

heit, Niereninsuffizienz und toxische Substanzen. Ebenso sind psychische Grundstrukturen und Stimmungen ursächlich oder modulierend am Krankheitsprozeß beteiligt. **Veränderungen der Bewußtseinslage** zeigen sich als Somnolenz (schläfrig, leicht erweckbar), Sopor (eingetrübt, eingeschränkte Reaktion auf Ansprache) und Koma (Bewußtseinsverlust, keine Reaktion auf Schmerz) oder als Erregungszustände wie Unruhe, Agitiertheit oder Delirium. Einzelheiten sind in Kap. 10 zu finden.

2.2.6 Mimik, Haltung und Bewegung

Mimik, Haltung und Bewegung sind wichtige Merkmale des Phänotyps und als solche das Ergebnis der genetischen und ontogenetischen Entwicklung. Als Teil der Persönlichkeit bilden sie die Körpersprache, die Rückschlüsse auf Charakter und Stimmungslage zuläßt.

An der Mimik lassen sich Schmerzen, Angst, Niedergeschlagenheit, aber auch Alkoholismus, zerebrale Insuffizienz und endokrinologische Störungen ablesen. Neben den bei den Blickdiagnosen (S. 9) bereits aufgeführten Beispielen findet man pathognomonische Veränderungen wie „Salbengesicht" und Amimie bei der Parkinsonschen Erkrankung, das „Nonnengesicht" (straffe Gesichtshaut und kleiner, spitzer Mund) bei der systemischen Sklerose, das Myxödem bei der Hypothyreose, „Risus sardonicus" bei Tetanus und die „Facies hippocratica" (eingefallene Züge, spitze, kühle Nase, kaltschweißige Stirn) bei Patienten mit schweren abdominellen Erkrankungen, Schock oder bevorstehendem Tod.

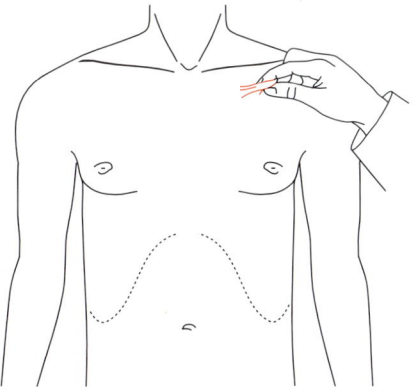

Abb. 2.14 Prüfung auf „stehende Hautfalten" unterhalb der Klavikula bei Exsikkose

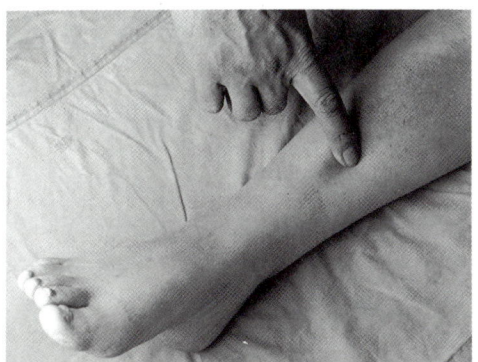

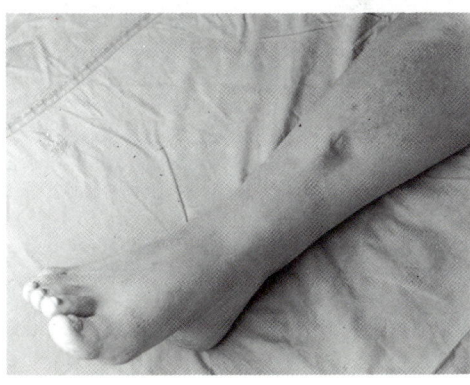

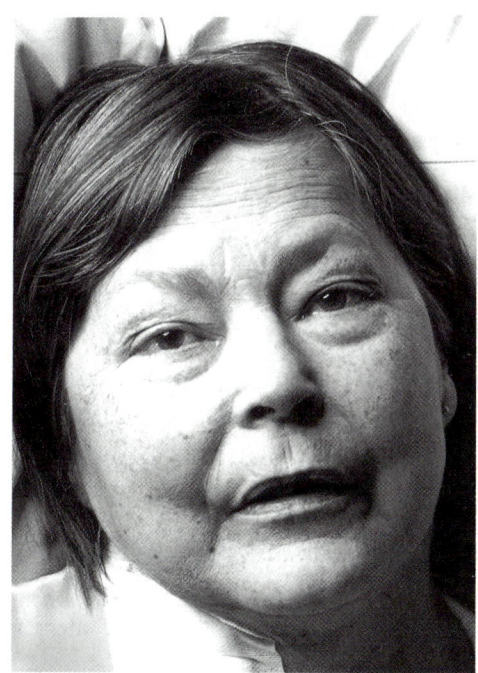

Abb. 2.16 Lidödeme bei einer Patientin mit nephrotischem Syndrom und Nierenversagen

Abb. 2.15 a, b Prätibiale Ödeme bei nephrotischem Syndrom

Alle schweren Erkrankungen haben Auswirkungen auf die Bewegungsabläufe. Neben den Nerven- und Muskelkrankheiten (s. Kap. 10) sind vor allem Erkrankungen der Gelenke und der Knochen hervorzuheben (s. Kap. 9). Die Bechterewsche Erkrankung imponiert durch die gebeugte Haltung (Abb. 2.17), Patienten mit Parkinsonismus haben eine typische eingesunkene Haltung, die Osteomalazie führt zum Watschelgang und zur Unfähigkeit, ohne Hilfe der Arme vom Stuhl aufzustehen, die Scheuermannsche Krankheit verursacht einen Rundrücken und die Spondylitis einen Buckel.

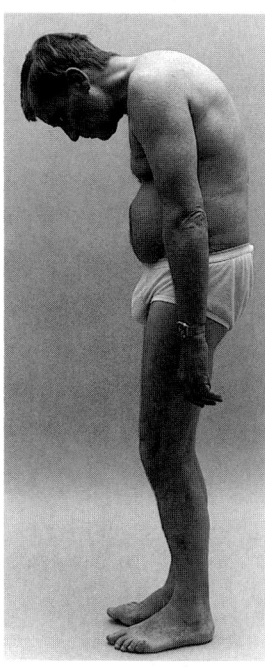

Abb. 2.17 Gebeugte Haltung bei Morbus Bechterew (aus *Reichelt, A.* [Hrsg.]: Orthopädie. Enke, Stuttgart 1993)

2.2.7 Sprache und Stimme

Auch Sprache und Stimme sind in hohem Maße von der Persönlichkeit des Patienten und seinen aktuellen Stimmungen geprägt. Außer durch neurologische Erkrankungen (s. Kap. 10) verändern sie sich durch allgemeine Störungen wie Schwäche, Schmerzen und Atemnot oder bestimmte Erkrankungen wie Laryngitis oder Hypothyreose, die beide zu Heiserkeit führen können.

2.2.8 Geruchsphänomene

Zur gründlichen Untersuchung gehört die bewußte Wahrnehmung von Gerüchen, die den gesamten Patienten umgeben, z. B. ein fäkaler und urinöser Geruch bei Verwahrlosung, ein Geruch nach Schweiß bei Infekten und Tumoren, die typische Ausdünstung bei der Einnahme bestimmter Antibiotika (Ampicillin) oder toxischer Substanzen (Alkohol).

In der Atemluft des Patienten können der fruchtige Geruch bei einer Ketoazidose, der ammoniakalische Foetor uraemicus bei Nierenversagen oder der faulige Atem bei Gingivaentzündungen, Tonsillitis, Bronchiektasen und Lungenabszeß auffallen.

2.2.9 Alter

Alterungsprozesse verändern alle körperlichen und geistigen Merkmale des Menschen. In der Regel ist das kalendarische Alter in Übereinstimmung mit dem „biologischen Alter". Vorgealtert wirken Personen mit Suchtkrankheiten (Alkohol, Nikotin, Medikamente, Rauschmittel) oder schweren körperlichen Erkrankungen (chronische Niereninsuffizienz, Leberzirrhose, Diabetes mellitus). Altersuntypische Frische kann das Ergebnis besonders gesunder Lebensführung oder genetischer „Langlebigkeit" sein.

2.2.10 Sehvermögen

Das Sehvermögen kann am Krankenbett geprüft werden, indem unterschiedlich große Buchstaben einer Zeitung oder die Zahl hochgehaltener Finger benannt werden sollen. Dabei läßt man jeweils ein Auge zuhalten. Zur Prüfung des Gesichtsfelds fixiert der Patient einen Finger des Untersuchers und gibt an, wann er die andere Hand des Untersuchers sieht, die langsam von der Seite herangeführt wird (s. auch Kap. 4).

Die Abb. 2.2, 2.3 und 2.4 wurden zur Verfügung gestellt von Herrn Prof. *W. Oelkers*, Abteilung für Endokrinologie, Klinikum Benjamin-Franklin der Freien Universität Berlin.

Die Abb. 2.7, 2.14 und 2.15 wurden aufgenommen von der Fa. Brotz, Villingen-Schwenningen

3 Hals–Nase–Ohren

(A. Berghaus, K. Kippenhahn)

3.1 Ohr

3.1.1 Spezielle Anamnese

In der Vorgeschichte sollte nach Erkrankungen oder Operationen des Ohres, nach Lärmbelastungen oder einer bekannten familiären Schwerhörigkeit gefahndet werden.

Folgende Symptome sind in der Anamnese zu erfragen:

• Hörverlust (Hypakusis)

Eine Hörminderung kann akut (z. B. Knalltrauma, Hörsturz oder akute Mittelohrentzündung) oder allmählich eintreten (z. B. Altersschwerhörigkeit, chronische Lärmschädigung). Es kann sich um eine **Schalleitungsstörung** (Störung des Schalltransportes vom äußeren Gehörgang bis zum ovalen Fenster), eine **Schallempfindungsstörung** (Schädigung des Innenohres oder der Hörnervenbahn) oder die **Kombination** von beiden handeln. Anamnestisch lassen sich die unterschiedlichen Hörstörungen zunächst nicht differenzieren.

• Ohrenschmerzen (Otalgie)

Ohrenerkrankungen, die Schmerzen verursachen, sind meist akut entzündlicher oder tumoröser Natur (vor allem Malignome). Davon zu unterscheiden sind Schmerzen, die nicht im Ohr entstehen, sondern aus der Umgebung oder von weiter entfernten Bezirken hergeleitet werden (z. B. Ohrenschmerzen bei Erkrankungen der Mundhöhle oder des Pharynx).

• Ohrenlaufen (Otorrhoe)

Die Art der Sekretion gibt wichtige Hinweise auf die mögliche Ursache: Eine **blutige Sekretion** ist häufig traumatisch bedingt, kommt aber auch bei Entzündungen und Tumoren vor. Verdacht auf ein vorangegangenes Trauma ergibt sich bei **Liquorfluß** (Hirnwasserfluß) aus dem Ohr. Eine **seröse** oder **eitrige** Otorrhoe wird in der Regel durch ein entzündliches Geschehen im äußeren Gehörgang oder im Mittelohr verursacht, wobei Eiter auf eine bakterielle Infektion hinweist.

Nicht zu verwechseln mit der eitrigen Otorrhoe ist **Ohrenschmalz** (Zerumen), das in seiner Farbe von hellgelb bis dunkelbraun variiert, eine feste oder flüssige Konsistenz aufweisen kann und ein physiologisches Produkt der Selbstreinigungsprozesse des Ohres darstellt.

• Ohrgeräusche (Tinnitus)

Beim Tinnitus handelt es sich um ein permanentes oder temporäres Geräusch (im allgemeinen ein Rauschen oder Pfeifen) ein- oder beidseitig im Ohr oder im Kopf. Häufig ist der Tinnitus mit einer Hörminderung (meist einer Schallempfindungsstörung) kombiniert. Man unterscheidet *objektiven* Tinnitus (den auch der Untersucher hört) von *subjektivem* Tinnitus (keine erkennbare Ursache). Außer bei Erkrankungen des Ohres kann ein Tinnitus bei zahlreichen internistischen und neuropsychiatrischen Erkrankungen vorkommen.

• Schwindel (Vertigo)

Grundsätzlich unterscheidet man systematischen (gerichteten) Schwindel und unsystematischen Schwindel (Tab. 3.1).

Der Patient sollte die Art seines Schwindels möglichst genau beschreiben, damit der Untersucher durch die geschilderten Symptome Hinweise auf die Ursachen erhält. Erhebt man sorgfältig alle anamnestischen Angaben über das Gesamtbild der Beschwerden (zeitlicher Verlauf, Begleiterscheinungen und Art des Schwindels), so läßt sich bei Gleichgewichtserkrankungen schon allein daraus in einem hohen Prozentsatz ableiten, ob sie peripher oder zentral bedingt sind (Tab. 3.2).

Tab. 3.1 Mögliche Ursachen und subjektive Empfindungen der Art des Schwindels, bei systematischem und unsystematischem (gerichtetem) Schwindel

Schwindelqualität	systematischer (gerichteter) Schwindel	unsystematischer Schwindel
Art des Schwindels	Drehschwindel, Liftschwindel, Fallneigung zu einer Seite	Schwarzwerden vor den Augen, Taumelgefühl, Torkelgefühl, Sternchensehen etc.
mögliche Ursachen	Erkrankungen des Vestibularapparates, vor allem peripher-vestibulär	kardiologische, neurologische, psychische u. a. Ursachen

Tab. 3.2 Klinische Anhaltspunkte zur Unterscheidung von peripher-vestibulärem und zentral-vestibulärem Schwindel

Vestibulärer Schwindel	peripher	zentral
Ort der Schädigung	Bogengangs- und Otolithenorgane im Felsenbein	ZNS; im wesentlichen vestibuläre Kerne und ihre Verbindungen mit dem Kleinhirn und den Augenmuskelkernen
zeitlicher Verlauf des Schwindels	meist intensiver systematischer Attackenschwindel, gelegentlich auch als Dauerschwindel	oft mäßiger Dauerschwindel, gelegentlich auch in kurzen Attacken
Begleitsymptome	oft vegetative Begleitsymptome wie Schweißausbrüche, Übelkeit, Erbrechen; häufig kombiniert mit Ohrgeräuschen, Hörminderung	häufiger mit anderen Hirnstammsymptomen kombiniert
typische Ursachen	z. B. Menièresche Krankheit, akuter einseitiger Vestibularisausfall, benigner paroxysmaler Lagerungsschwindel	z. B. Hirnstammdurchblutungsstörungen und Entzündungen (MS)

3.1.2 Inspektion und Palpation des äußeren Ohres

Bei der Inspektion des äußeren Ohres können sich Fehlbildungen, Entzündungen und Tumoren zeigen. Auffälligkeiten werden palpiert. Auch das Mastoid und der Sulcus hinter der Ohrmuschel müssen untersucht werden. Eine Narbe hinter dem Ohr kann ein wichtiger Hinweis auf eine frühere Ohroperation (in der Kindheit) sein, an die sich der Patient vielleicht nicht mehr erinnert. Druck- oder Klopfschmerz in Kombination mit Schwellung und Rötung hinter dem Ohr kann eine Komplikation der akuten Mittelohrentzündung signalisieren (Mastoiditis). Tragusschmerz findet man charakteristischerweise bei Affektionen des äußeren Gehörgangs (z. B. Furunkel im knorpeligen Teil des äußeren Gehörgangs).

Wegen seines Verlaufes durch das Schläfenbein kann der N. facialis bei Erkrankungen des Ohres leicht mitbetroffen sein. Zum Ausschluß einer Läsion ist vor allem die Funktion der mimischen Muskulatur zu prüfen (s. auch Kap. 10).

3.1.3 Untersuchung mit dem Ohrtrichter (Otoskopie)

Zur Inspektion des äußeren Gehörganges und des Trommelfells benötigt man eine Lichtquelle, einen Stirnreflektor und einen Ohrtrichter (Abb. 3.1 a–e).

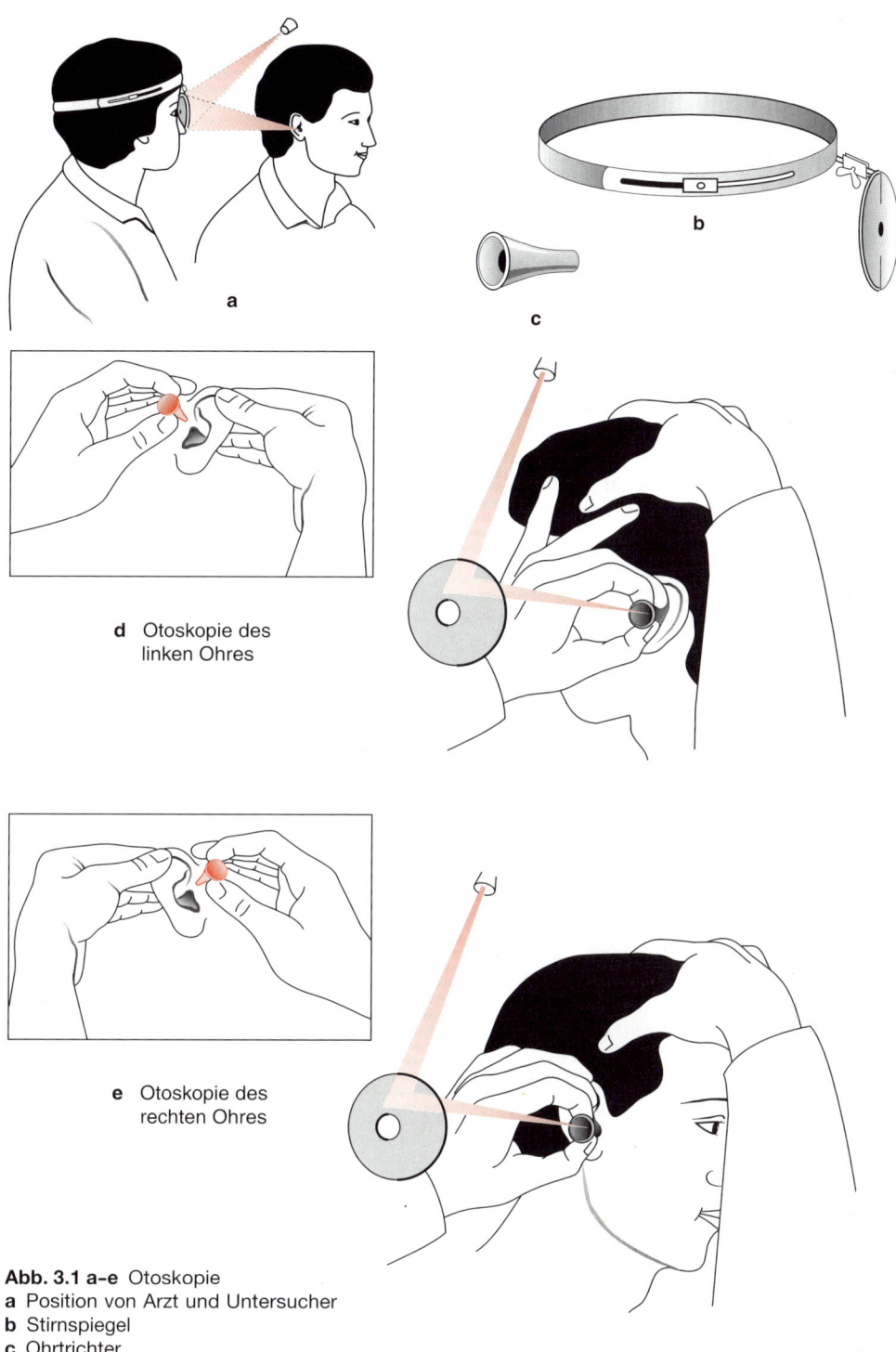

Abb. 3.1 a–e Otoskopie
a Position von Arzt und Untersucher
b Stirnspiegel
c Ohrtrichter
d Otoskopie des linken Ohres
e Otoskopie des rechten Ohres

Zunächst wird die Ohrmuschel des Patienten kurzfristig nach hinten oben gezogen, um den gesamten Gehörgang annähernd in eine Achse zu bringen und damit den Einblick auf das Trommelfell zu ermöglichen. Nach dem Einführen des Ohrtrichters mit der linken Hand ist das Ziehen an der Ohrmuschel nicht mehr notwendig, so daß die rechte Hand den Kopf des Patienten in erforderlichem Maße dirigieren kann. Zerumen muß entfernt werden, wenn es die Sicht behindert. Der Befund ist sorgfältig, z. B. anhand einer Zeichnung, zu dokumentieren (Abb. 3.2).

Eine genauere Inspektion ermöglicht die **Ohrmikroskopie**, bei der der Untersucher mit einem Mikroskop Gehörgang und Trommelfell in verschiedenen Vergrößerungen beurteilen kann. Lichtquelle ist dabei das Mikroskop selbst.

Typische Befunde bei der Otoskopie oder der Ohrmikroskopie sind z. B. die Rötung und Vorwölbung des Trommelfells (akute Mittelohrentzündung), eine Retraktion des Trommelfells (chronischer Mittelohrkatarrh, ein zentraler Defekt mit erhaltenem Anulus fibrosus (chronische Schleimhauteiterung) oder ein randständiger Defekt mit zerstörtem Anulus fibrosus und eventuell weißlichen Schuppen (chronische Knocheneiterung; Cholesteatom).

3.1.3.1 Prüfung der Beweglichkeit des Trommelfells

Die Prüfung der Beweglichkeit des Trommelfells und der Tubendurchgängigkeit kann mit den Tests nach *Valsalva, Toynbee* und *Politzer*, sowie apparativ mit dem Tympanogramm vorgenommen werden.

Valsalva-Versuch: Dabei preßt der Patient (bei zugehaltener Nase) Luft durch die Tube in das Ohr, während der Untersucher – im Normalfall – die dadurch bedingte Trommelfellbewegung nach außen beobachtet.

Toynbee-Test: Durch Schlucken wird ein Unterdruck in der Pauke mit Einwärtsbewegung des Trommelfells hervorgerufen, die bei der Otoskopie beobachtet werden kann.

Politzer-Verfahren: Mit einem Gummiballon mit Olive wird Luft in die Nase und damit über die Tube in die Pauke des Patienten geleitet und so eine Bewegung des Trommelfells nach außen erzeugt.

Die genannten Tests fallen alle pathologisch – und damit negativ – aus, wenn eine verminderte oder keine Trommelfellbeweglichkeit beobachtet wird (z. B. bei einem Paukenerguß bei Tubenbelüftungsstörung).

Tympanometrie: Bei der Tympanometrie erfolgt eine indirekte, quantitative Tubenfunktionsprüfung, und zwar durch Messung des akustischen Widerstandes von Trommelfell und Mittelohr (= Impedanz) unter verschiedenen Druckbedingungen im äußeren Gehörgang. Der Verlauf der aufgezeichneten Druckkurve ist jeweils kennzeichnend für den Normalbefund, für Unterdruck, Erguß oder für andere Veränderungen im Mittelohr (Abb. 3.3 a–d).

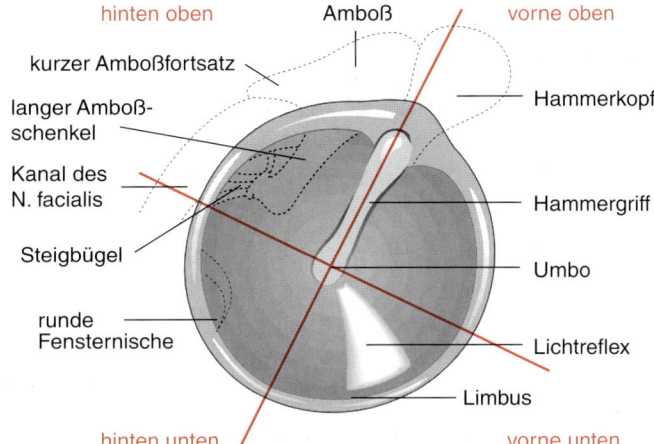

hinten oben   Amboß   vorne oben

kurzer Amboßfortsatz

langer Amboß-
schenkel

Kanal des
N. facialis

Steigbügel

runde
Fensternische

Hammerkopf

Hammergriff

Umbo

Lichtreflex

Limbus

hinten unten   vorne unten

Abb. 3.2 Normalbefund
des rechten Trommelfells

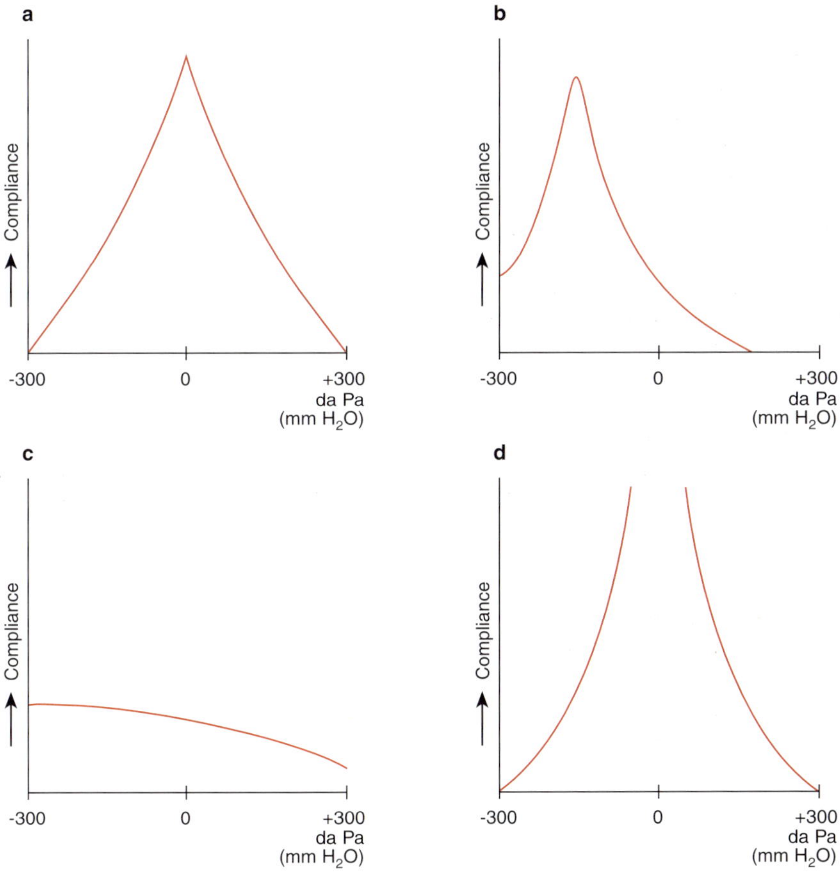

a

Compliance

-300   0   +300
da Pa
(mm H₂O)

b

Compliance

-300   0   +300
da Pa
(mm H₂O)

c

Compliance

-300   0   +300
da Pa
(mm H₂O)

d

Compliance

-300   0   +300
da Pa
(mm H₂O)

Abb. 3.3 a–d Tympanometriebefunde. **a** Normalbefund, **b** Unterdruck, **c** Erguß, **d** Unterbrechung
der Gehörknöchelchenkette (z. B. Gehörknöchelchenluxation)

3.1.4 Funktionsprüfung des Hörorgans

3.1.4.1 Orientierende Untersuchung des Hörvermögens

Mit Hilfe einer Stimmgabel kann durch die Versuche nach *Weber* und *Rinne* einfach und schnell festgestellt werden, ob ein symmetrisches Hörvermögen vorliegt. Bei einer einseitigen Hörminderung läßt sich anhand dieser Tests außerdem eine Schalleitungsstörung von einer Schallempfindungsstörung unterscheiden.

• **Versuch nach *Weber***
Die angeschlagene Stimmgabel wird auf die Mittellinie an der Haargrenze aufgesetzt (Abb. 3.4 a–c). Bei einem symmetrischen Hörvermögen kann dieser Ton in beiden Ohren oder in der Mitte des Kopfes gehört werden. Bei einer Schallempfindungsstörung erfolgt eine Lateralisation des Tones in das besser hörende Ohr, während bei einer Schalleitungsstörung der Ton im kranken Ohr lauter wahrgenommen wird.

• **Versuch nach *Rinne***
Mit dem Rinne-Versuch werden Luft- und Knochenleitung am gleichen Ohr miteinander verglichen. Die Stimmgabel wird zunächst auf das Mastoid aufgesetzt und dann, nachdem der Patient den Ton nicht mehr hört, vor das Ohr gehalten (s. Abb. 3.5 a–c). Normalerweise ist die Luftleitung besser als die Knochenleitung, so daß der Ton vor dem Ohr wieder gehört wird. In diesem Fall ist der Versuch nach *Rinne* positiv.

Der Versuch nach *Rinne* ist negativ, wenn die Knochenleitung besser als die Luftleitung ist. Das bedeutet, daß eine Schalleitungsschwerhörigkeit von über 25 dB vorliegt.

• **Hörweitenprüfung für Flüster- und Umgangssprache**
Die Hörweitenprüfung ermöglicht eine grobe Einschätzung des Schweregrades und der Art einer Hörstörung. Geprüft wird die Verständlichkeit für Flüster- und Umgangssprache aus verschiedenen Entfernungen (2–8 m). Der Untersucher spricht viersilbige Zahlen (zwischen 21 und 99). Die Ohren werden einzeln geprüft, das im Moment nicht geprüfte Ohr wird abgedichtet bzw. „vertäubt" (= beschallt). Drei Zahlwörter müssen hintereinander erkannt und nachgesprochen werden. Die Hörweitenangabe erfolgt in Metern.

Die Zahlwörter mit hohen Frequenzen (z. B. 77) werden oft bei einer Schallempfindungsstörung schlecht verstanden (weil dann häufig das Gehör im Bereich hoher Frequenzen besonders geschädigt ist), während bei einer Schalleitungsstörung die Zahlen mit tieferer Frequenz schlechter gehört werden.

Wenn der Patient noch aus 6–8 m (mindestens aber aus 4 m) Entfernung die Zahlwörter in Flüstersprache gut versteht, kann Normalhörigkeit angenommen werden.

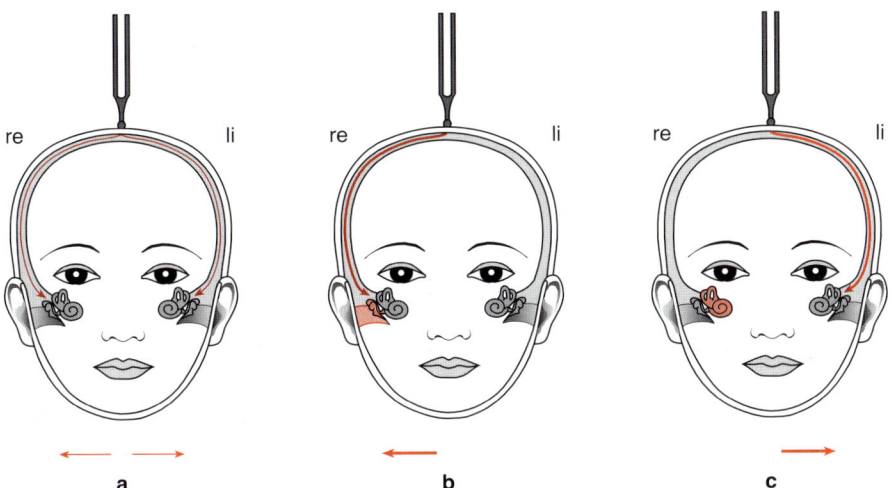

Abb. 3.4 a–c Versuch nach *Weber*.
a Normalbefund: Der Ton wird beidseits gehört („Weber mittelständig")
b Schalleitungsstörung rechts: Der Ton wird in das rechte Ohr lokalisiert
c Schallempfindungsstörung rechts: Der Ton wird in das linke, schallempfindungsgesunde Ohr lokalisiert

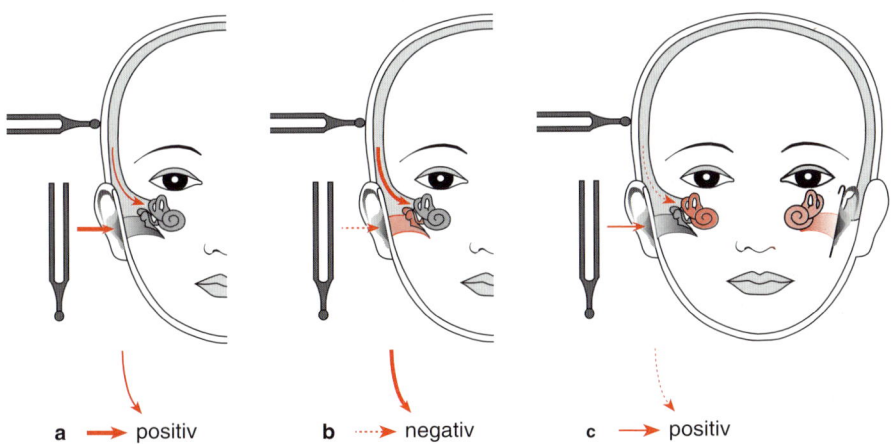

Abb. 3.5 a–c Versuch nach *Rinne*.
a Normalbefund („Rinne positiv")
b Schalleitungsstörung („Rinne negativ": Der Ton wird über Knochenleitung besser gehört als über Luftleitung)
c Schallempfindungsstörung („Rinne positiv": Der Ton wird über Luftleitung besser gehört als über Knochenleitung)

3.1.4.2 Elektroakustische Hörprüfmethoden

• **Tonschwellenaudiometrie**
Mit der Tonschwellenaudiometrie wird die Hörschwelle bestimmt für reine Töne zwischen 125 und 8000 Hz über Kopfhörer (Luftleitung) bzw. Knochenleitungshörer (Knochenleitung). Jedes Ohr prüft man einzeln. Der Patient gibt durch ein vereinbartes Zeichen an, wann er den Prüfton wahrnimmt. Dies wird im Audiogrammformular eingetragen. Der Hörverlust wird in dB angegeben. Als normal gelten noch Werte bis 15 dB bzw. maximal 20 dB (Abb. 3.6 a–d).

Mit Hilfe des Tonaudiogramms kann eine Schalleitungsstörung von einer Schallempfindungsstörung unterschieden werden.

• Unter **überschwellige Tests** (SISI-Test, Fowler-Test, Carhart-Test u. a.) versteht man spezielle audiologische Untersuchungen, die auf eine retrokochleär lokalisierte Ursache (z. B. ein Akustikusneurinom = Kleinhirnbrückenwinkeltumor) hinweisen können. Diese Tests haben jedoch seit der Einführung der BERA (= **b**rainstem **e**lectric **r**esponse **a**udiometry; Hirnstammaudiometrie mit akustisch evozierten Potentialen) nur noch wenig klinische Bedeutung.

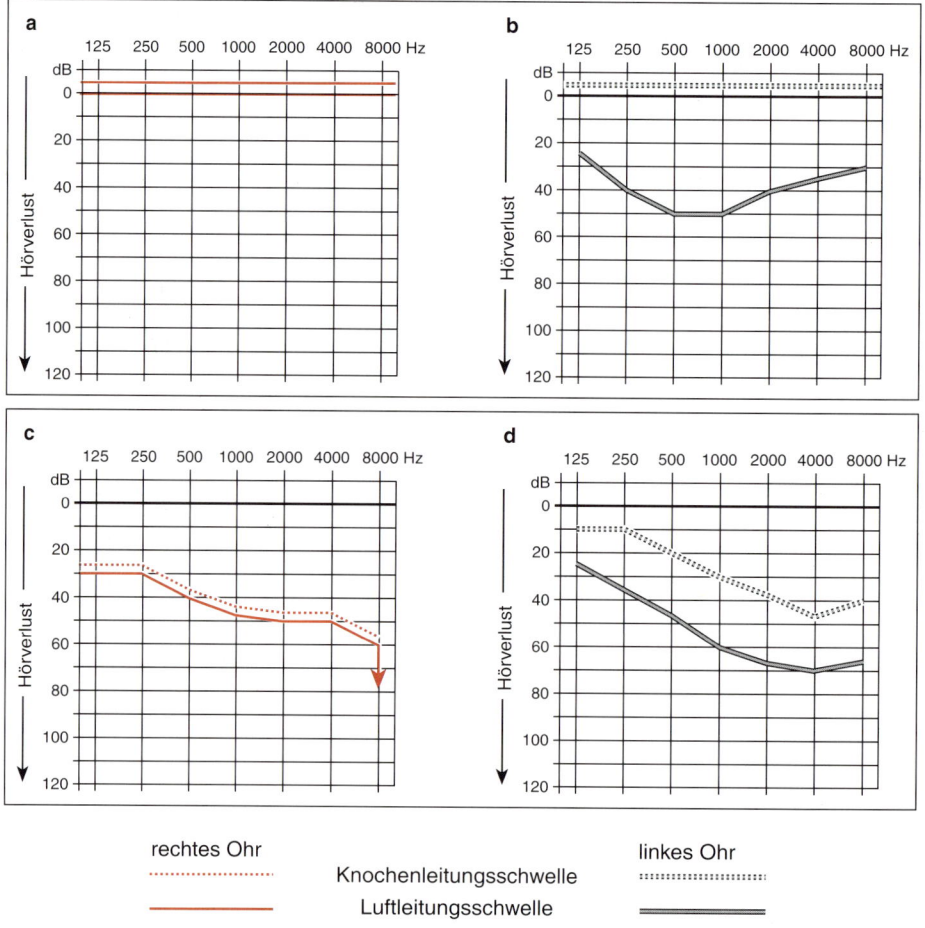

Abb. 3.6 a–d Tonschwellenaudiogramm und Befunde. **a** Normalbefund, kein Hörverlust, **b** Schalleitungsstörung: die Knochenleitungs- und Luftleitungskurve sind gleichermaßen „abgesunken", **c** Schallempfindungsstörung: Knochenleitungs- und Luftleitungskurve sind gleichermaßen „abgesunken", **d** kombinierte Schwerhörigkeit: Schallempfindungs- und Schalleitungsstörung

3.1.5 Funktionsprüfungen des Gleichgewichts

3.1.5.1 Prüfung der vestibulospinalen Reflexe

Diese Untersuchungen basieren auf der Tatsache, daß der Körper – solange er sich im Gleichgewicht befindet – in Ruhe und in Bewegung nicht von der gewünschten Position oder der beabsichtigten Bewegungsrichtung abweicht.

Dies ändert sich bei Gleichgewichtsstörungen unterschiedlicher Ursache; die Folge sind Abweichreaktionen. Eine Tonusdifferenz im vestibulären System mit Tonusüberwiegen rechts durch Labyrinthausfall links verursacht z. B. eine Abweichung nach links. Einen pathologischen Befund findet man besonders zu Beginn der Gleichgewichtsstörungen, bevor zentralnervöse Kompensationsvorgänge eingesetzt haben.

• Romberg-Versuch

Mit dem Romberg-Versuch werden Körperschwankungen bei freiem Stehen beurteilt. Der Patient steht mit geschlossenen Augen und parallelen Füßen und streckt entweder die Arme nebeneinander nach vorne oder verschränkt sie vor dem Thorax (Abb. 3.7).

Bei peripher-vestibulären Störungen beobachtet man typischerweise eine gerichtete Fallneigung zu einer Seite hin. Durch eine Kopfdrehung kann sich bei einer labyrinthären Störung die Fallrichtung ändern, während sie bei zentralen Störungen nicht beeinflußt wird.

• Unterberger-Tretversuch

Der Patient tritt mit geschlossenen Augen und ausgestreckten Armen auf der Stelle (Abb. 3.8).

Bei einem einseitigen Funktionsverlust im peripher-vestibulären System kommt es zu einer Rotation der Körperachse in Richtung

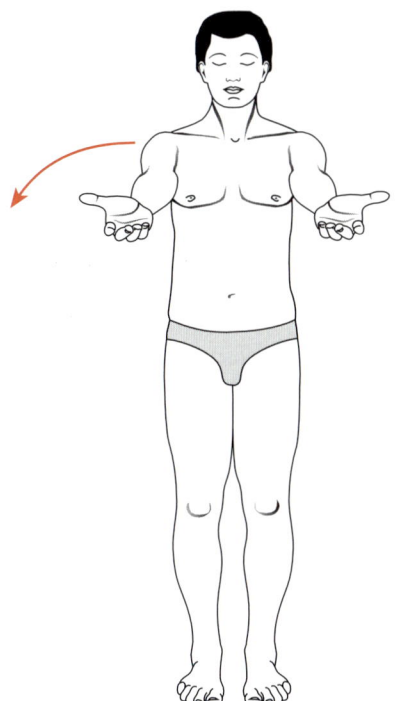

Abb. 3.7 Romberg-Versuch. Der Pfeil zeigt eine Fallneigung nach rechts an

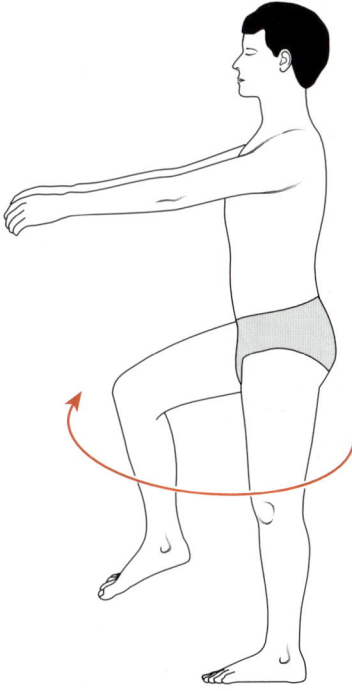

Abb. 3.8 Unterberger-Tretversuch. Der Pfeil zeigt eine pathologische Rotation nach rechts an

auf die Seite der Läsion. Verwertbar sind Abweichungen von mehr als 45° nach links oder mehr als 60° nach rechts (mindestens 1/2 Minute). Bei zentralen Störungen kann häufig eine regellose Unsicherheit oder Fallneigung (nach hinten oder ungerichtet) beim Treten auf der Stelle beobachtet werden. Rückwärtsschreiten oder -fallen kann auf eine Kleinhirnläsion hinweisen.

3.1.5.2 Prüfung des vestibulookulären Systems

Objektives Leitsymptom einer Erkrankung des Vestibularorgans ist der Nystagmus als Reaktionsform des vestibulookulären Systems.

Unter **Nystagmus** versteht man unwillkürliche, meist beidseitige, rhythmische Bulbusbewegungen.

Diese Bewegungen setzen sich aus einer langsamen und einer raschen Phase zusammen, wobei die letztgenannte die Schlagrichtung bezeichnet. Es gibt **horizontale, vertikale** und **rotatorische Nystagmen**. Zu einer Gleichgewichtsprüfung gehört die Suche nach einem Spontan- oder Provokationsnystagmus sowie nach einem Lage- oder Lagerungsnystagmus.

• Das Vorhandensein eines **Spontannystagmus** prüft man, indem man den Patienten geradeaus und in alle vier Blickrichtungen schauen läßt (auf einen Finger schauen lassen, der alle vier Blickrichtungen abwandert). Zeigt sich bei dieser Untersuchung kein Nystagmus, so kann dieser durch Fixation unterdrückt sein. Deshalb ist auch bei zunächst unauffälligem Befund die Untersuchung mit der **Frenzel-Brille** (Abb. 3.9) erforderlich, die die Blickfixation unmöglich macht.

• Die Prüfung auf einen vorhandenen **Provokationsnystagmus** schließt sich an. Hierzu gehören ruckartige Kopfbewegungen, schnelles Bücken und Wiederaufrichten. Diese und ähnliche Manöver machen Nystagmen sichtbar, die durch zentrale Kompensation in Ruhe nicht nachgewiesen werden können.

• Mit der sogenannten **Lageprüfung** wird in Rücken-, Rechts-, Links- und Kopfhängelage nach einem Nystagmus gesucht. Bei einem richtungsbestimmten Nystagmus handelt es sich meist um einen zunächst nicht erkennbaren, nur durch Einnahme der Lage „gelösten" Spontannystagmus; das charakteristische ist, daß er seine Schlagrichtung unabhängig von Lage und Blickrichtung beibehält. Dieser Nystagmus kann zentral oder peripher bedingt sein, während der richtungswechselnde Lagenystagmus eine zentrale Läsion vermuten läßt.

• Um festzustellen, ob sich bei einem schnellen Lagewechsel ein Nystagmus einstellt, wird die **Lagerungsprüfung** angeschlossen (rasche Lagewechsel, z. B. vom Sitzen in die Kopfhängelage). Ein hierbei auftretender Nystagmus zeigt sich in der Regel nach kurzer Latenz für einige Sekunden Dauer. Je nach Lagerung kommt es zur Umkehr der Schlagrichtung. Zur Dokumentation wird der Nystagmusbefund unter Verwendung bestimmter Symbole in das sog. „Frenzel-Schema" eingetragen (Abb. 3.10 a–c).

Eine grobe Übersicht über topodiagnostische Hinweise von Nystagmusbefunden gibt Tab. 3.3.

3.1.5.3 Experimentelle Prüfung des Gleichgewichtsorgans

Die experimentelle Untersuchung des Gleichgewichtsorgans kann mit der **rotatorischen** oder der **thermischen (kalorischen) Prüfung** erfolgen. Durch Rotation des Patienten auf einem Drehstuhl oder durch die Spülung des Gehörganges mit warmem und kaltem Wasser wird eine Reizung des Vestibularorgans ausgelöst; über den vestibulookulären Reflex treten Nystagmen auf.

In der klinischen Routine hat sich die **kalorische Prüfung** bewährt. Die Spülung mit warmem Wasser (44° C) führt beim Gesunden zu einem Nystagmus hin zum gespülten Ohr, die Spülung mit kaltem Wasser (30° C) zu einem Nystagmus weg vom gespülten Ohr. Die Spüldauer beträgt 30 Sekunden. Danach folgt eine Pause von 30 Sekunden. Beim Seitenvergleich der Anzahl der Nystagmen (Frequenz) wird erkennbar, ob eine symmetrische Erregbarkeit beider Gleich-

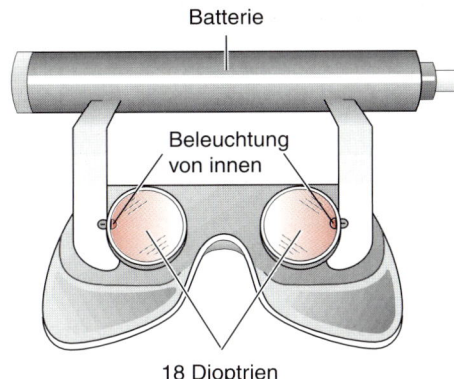

Batterie

Beleuchtung
von innen

18 Dioptrien

Abb. 3.9 Frenzel-Brille. Die starken Gläser (18 Dioptrien) verhindern, daß der Patient einen Punkt fixieren kann. Die Innenbeleuchtung verbessert die Beurteilbarkeit der Augenbewegungen

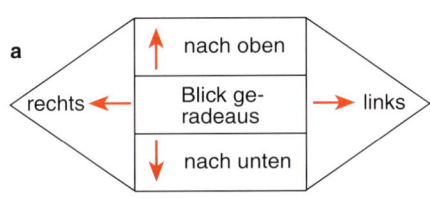

a

| nach oben |
| Blick geradeaus |
| nach unten |

rechts   links

Frenzel-Schema

b

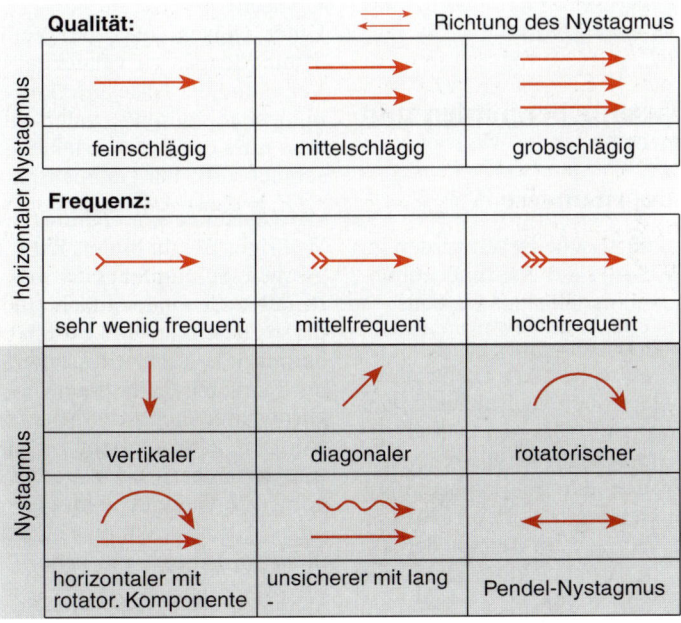

Abb. 3.10 a–c Frenzel-Schema und Symbole zur Kennzeichnung eines Nystagmus. **a** Frenzel-Schema, **b** Symbole zur Kennzeichnung eines Nystagmus, **c** Beispiel eines Nystagmusbefundes: Mittelschlägiger, mittelfrequenter Linksnystagmus in allen Blickrichtungen

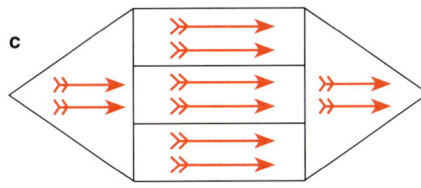

c

Tab. 3.3 Topodiagnostische Hinweise auf den Ort der Läsion bei Vorliegen eines Nystagmus

Lokalisation der Schädigung	peripher	zentral
Nystagmusausrichtung		
horizontal	+	+
vertikal	(+)	+
rotatorisch	(+)	+
Art des Nystagmus		
Spontannystagmus	+	+
ungerichtet		+
gerichtet	+	
Provokationsnystagmus	+	+
Lagenystagmus	(+)	+
(mit Latenz, unerschöpflich)		
ungerichtet		+
gerichtet	+	
Lagerungsnystagmus	+	
(mit Latenz, erschöpflich, um-kehrbar)		

gewichtsorgane vorliegt, oder ob eine Seite nicht oder minder erregbar ist.

3.2 Nase, Nasennebenhöhlen und Nasopharynx

3.2.1 Spezielle Anamnese

Folgende charakteristische Beschwerden im Bereich der Nase oder der Nasennebenhöhlen müssen besonders beachtet werden:

• **Nasenatmungsbehinderung**
Sie kann ein- oder beidseitig entstehen. Mögliche Ursachen sind v. a. Entzündungen (z. B. Schnupfen) und Allergien (z. B. Heuschnupfen), die mit einem Anschwellen der Nasenmuscheln und der Schleimhäute sowie vermehrter Sekretion einhergehen. Lumenverlegende Prozesse im Bereich der Nasenhaupthöhle (z. B. bei Polyposis nasi), aber auch im Nasopharynx (z. B. Adenoide oder juveniles Angiofibrom) stellen weitere mögliche Ursachen dar. Die häufigste Ursache für eine einseitige Obstruktion ist die Verbiegung der Nasenscheidewand (Septumdeviation). Es können aber auch Tumoren, die auf eine Nasenhaupthöhle beschränkt sind, für die einseitige Symptomatik verantwortlich sein.

• **Näseln**
Unter Näseln ist die Veränderung des Stimmklanges zu verstehen, die durch den Verschluß der Nase aufgrund einer Nasenatmungsbehinderung unterschiedlicher Genese oder durch einen fehlenden Rachenabschluß (z. B. bei Gaumenspalte) entsteht.

• **Nasensekretion (Rhinorrhoe)**
Wäßriges Sekret bildet sich z. B. beim allergischen Schnupfen oder bei einer viralen Rhinitis. Besonders nach einem Trauma ist daran zu denken, daß es sich bei der Absonderung von klarer Flüssigkeit aus der Nase auch um eine Rhinoliquorrhoe (Austritt von Hirnwasser durch die Nase) handeln kann. Eitriges Sekret spricht für eine bakterielle Infektion der Nase oder der Nasennebenhöhlen, während blutiges (hämorrhagisches) Sekret traumatisch, entzündlich oder tumorös bedingt sein kann.

• **Nasenbluten (Epistaxis)**
Die Blutungsquelle bei Nasenbluten liegt häufig im vorderen Bereich des Nasenseptums, am Locus Kiesselbachii (Venenplexus). Außer lokalen traumatischen, tumorösen oder entzündlichen Ursachen kann eine Reihe internistischer Erkrankungen für Nasenbluten verantwortlich sein (z. B. Bluthochdruck oder Gerinnungsstörungen).

• **Schmerzen**

Schmerzen treten weniger im Bereich der Nasenhaupthöhle, sondern vorwiegend über den Nasennebenhöhlen auf. Der Schmerzcharakter wird in der Regel als dumpf beschrieben. Außer dem spontanen Schmerz kann auch ein Klopfschmerz in der betroffenen Nebenhöhle oder an den Austrittspunkten der sensiblen Äste des N. trigeminus (N. infraorbitalis und supraorbitalis) auftreten. Meist liegt eine Entzündung der betreffenden Nasennebenhöhle vor. Man muß aber auch ein tumoröses und dann zumeist bösartiges Geschehen in Betracht ziehen.

Wenn sich Flüssigkeit in einer Nasennebenhöhle befindet (Eiterspiegel), verstärkt sich der Schmerz typischerweise beim Beugen des Kopfes nach vorn.

• **Niesreiz**

Unterschiedliche Formen des Schnupfens und Fremdkörperreize gehen mit Niesen einher. In der Regel beruht der Niesreiz auf einer entzündlichen oder allergischen Hyperreagibilität der Schleimhaut.

• **Riechstörungen**

Fehlendes Geruchsvermögen kann – sehr selten – angeboren sein. Häufigere Ursachen sind Verlegungen der Riechspalte durch ausgeprägte Polyposis nasi, Tumoren oder Erkrankungen des Riechepithels. Auch neurologische Leiden kommen ursächlich in Betracht, wenn sie mit einer Schädigung des Riechnervs oder Riechzentrums einhergehen.

3.2.2 Inspektion und Palpation von außen

Beurteilt werden Veränderungen der **Haut** der Nase und ihrer Umgebung (z. B. Rötung, Druckschmerz, Schwellung; Schmetterlingserythem beim Lupus erythematodes).

Formveränderungen der äußeren Nase sind z. B. Höcker-, Schief- oder Sattelnase. Handelt es sich um eine bei einem Trauma neu aufgetretene Deformität, kann die Prüfung auf Krepitation und Dislokation des knöchernen Nasengerüstes zeigen, ob eine Fraktur der Nasenpyramide oder lediglich eine Weichteilschwellung vorliegt. Die Umgebung der Nase muß gründlich inspiziert werden, weil Vorwölbungen in unmittelbarer Nähe der Nase oder der Nasennebenhöhlen anzeigen, daß sich u. U. ein entzündlicher Prozeß ausgebreitet hat. So können z. B. eine Protrusio bulbi, ein Ödem der Lider und ihre Verfärbung, oder eine rasche Visusverschlechterung bei gleichzeitiger Nasennebenhöhlenentzündung Zeichen einer orbitalen Komplikation sein. Eine Schwellung über einer Nasennebenhöhle kann den Durchbruch von Eiter oder von einem Malignom nach außen signalisieren. Alle auffälligen Befunde sind zu palpieren (Ausdehnung, Konsistenz, Fluktuation, Druckschmerz, knöcherne Stufenbildung?).

Die **Prüfung der Nervenaustrittspunkte** des N. supraorbitalis und des N. infraorbitalis erfolgt seitenvergleichend zur Lokalisation eines Druckschmerzes, der häufig auf

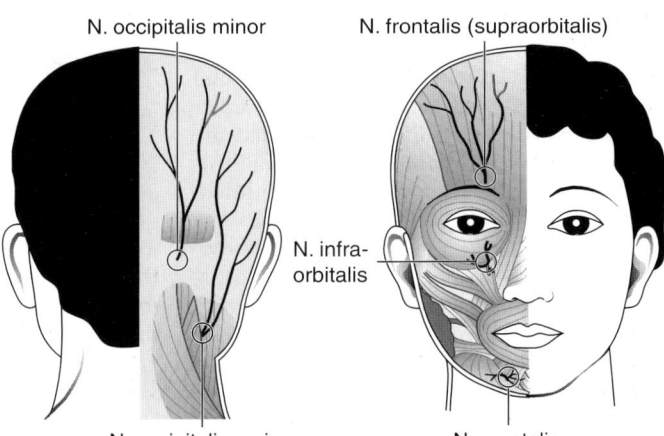

N. occipitalis minor

N. frontalis (supraorbitalis)

N. infraorbitalis

N. occipitalis major

N. mentalis

Abb. 3.11 Austrittspunkte sensibler Äste des N. trigeminus und der Hinterhauptsnerven

einen akuten Infekt benachbarter Nasennebenhöhlen hinweist (Abb. 3.11).

Anschließend folgt die **Prüfung der Klopfempfindlichkeit** über Stirn, Schädelkalotte und Wange.

Beispiel: Starker Schmerz durch Druck auf den N. supraorbitalis rechts und eine starke Klopfempfindlichkeit über der rechten Stirn, bei jeweils unauffälligem Befund der Gegenseite, lassen eine akute Entzündung der rechten Stirnhöhle vermuten, vor allem dann, wenn sich ein Spontanschmerz in diesem Bereich beim Vorbeugen des Kopfes verstärkt.

Die **Inspektion der inneren Nase** kann ohne Hilfsmittel nur im vordersten Anteil vorgenommen werden. Hierzu wird die Nasenspitze des Patienten mit dem Daumen leicht nach oben gedrückt. Der Kopf des Patienten wird nach hinten geneigt, um den Winkel für die Einsicht zu verbessern.

3.2.3 Spiegeluntersuchung der Nase (Rhinoscopia anterior)

Für die Rhinoscopia anterior benötigt man ein Nasenspekulum (Abb. 3.12 a), eine starke Lichtquelle und einen Stirnreflektor. Die Haltung des Nasenspekulums geht aus Abb. 3.12 b hervor. Üblicherweise führt die linke Hand das Spekulum für beide Nasenseiten. Beim Einführen sind die Branchen geschlossen, beim Ausführen bleiben sie leicht geöffnet, um das Herausreißen von Härchen zu vermeiden. Mit der rechten Hand wird der Kopf des Patienten dirigiert. Um möglichst große Anteile der Nasenhaupthöhle einzusehen, erfolgt die Inspektion in verschiedenen Positionen.

In Position 1 lassen sich Nasenboden und unterer Nasengang inspizieren. Bei einer weiten Nase können die Choanen und die Rachenhinterwand sichtbar werden. In Position 2 sind das Nasenseptum, die mittlere Muschel, der mittlere Nasengang und – bei weiterem Zurückbeugen des Kopfes – eventuell die Riechspalte sichtbar (Abb. 3.13). Dabei sollte man besonders auf die Beschaffenheit der Schleimhautoberfläche, auf Blutungsquellen, Sekret (Eiter, Schleim, Borkenbildung) und dessen Lokalisation (z. B. mittlerer Nasengang), auf die Stellung und Form der Nasenscheidewand, die Größe der

Nasenmuscheln, Ulzerationen, Verfärbungen und Gewebsneubildungen achten. Bei stark geschwollenen Nasenmuscheln kann die Einsicht behindert sein. In diesem Fall werden vor der Untersuchung Nasentropfen zum Abschwellen appliziert.

3.2.4 Spiegeluntersuchung des Nasopharynx (Rhinoscopia posterior)

Mit Hilfe der posterioren Rhinoskopie werden die hinteren Nasenabschnitte (Choane, hintere Muschelenden, hintere Septumkante) sichtbar gemacht und der Nasenrachen inspiziert. Bei dieser Untersuchung sitzt der Patient dem Untersucher in aufrechter Position gegenüber und hält den Mund geöffnet. Ein Metallspatel in der linken Hand des Untersuchers drängt die Zunge nach kaudal, während ein kleiner, angewärmter Spiegel seitlich an der Uvula vorbeigeführt wird. Das Licht wird in den Nasopharynx reflektiert. Die Untersuchungstechnik ist in Abb. 3.14 dargestellt. Das postrhinoskopische Bild zeigt Abb. 3.15.

3.2.5 Inspektion mit Hilfe von Endoskopen

Zur genaueren Beurteilung oder bei ausgeprägtem Würgereiz des Patienten werden Geradeausoptiken, Winkeloptiken oder flexible Endoskope eingesetzt. Sie erlauben nach einer Schleimhautanästhesie in den meisten Fällen ohne nennenswerte Belastung des Patienten die exakte Befunderhebung im Nasopharynx.

3.2.6 Funktionsprüfungen

3.2.6.1 Riechprüfung

Die Riechprüfung kann grob qualitativ orientierend (z. B. als Test, ob Rosenwasser gerochen werden kann; Schnüffelprobe), semiobjektiv (mit Hilfe mehrerer definierter Reiz- und Riechsubstanzen) oder quantitativ und objektiv (Ableitung und Auswertung der bei einem Riechstoffangebot ausgelösten Hirnströme: ERO = **e**voked **r**esponse **o**lfactometry) durchgeführt werden. Im klinischen Alltag findet meist die semiobjektive Methode Anwendung. Man

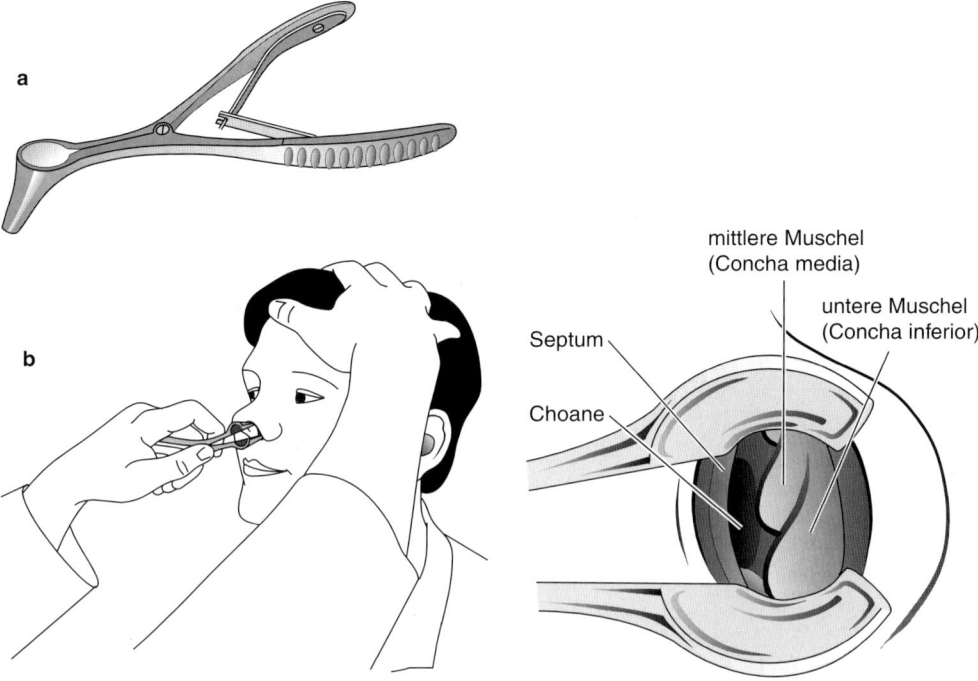

Abb. 3.12 a, b Anteriore Rhinoskopie
a Nasenspekulum
b Position von Arzt und Patient

Abb. 3.13 Normalbefund bei anteriorer Rhino-skopie

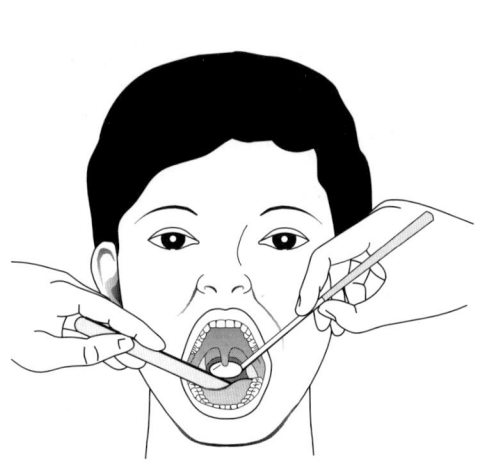

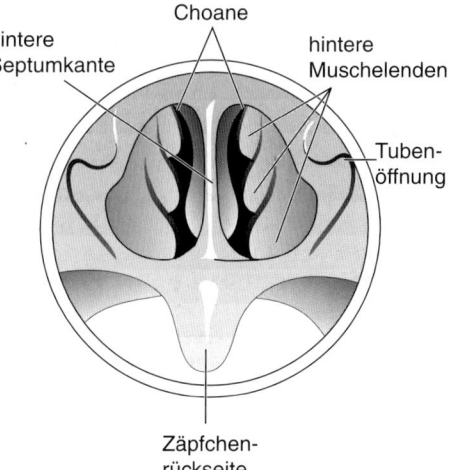

Abb. 3.14 Untersuchungstechnik bei posteriorer Rhinoskopie (Inspektion des Nasopharynx)

Abb. 3.15 Bild des Nasopharynx im Untersuchungsspiegel

hält dem Patienten kleine Glasfläschchen mit verschiedenen Prüfsubstanzen vor die Nase und läßt ihn mit zwischengeschalteten Pausen daran riechen. Zu unterscheiden sind bei den Prüfsubstanzen diejenigen, die nicht nur Riech-, sondern auch Reizcharakter (Reizung des N. trigeminus, z. B. bei Formalin) haben und diejenigen, die eine zusätzliche Geschmacksreizung bewirken (über den N. glossopharyngeus, z. B. bei Chloroform). Den größten Anteil der Prüfsubstanzen stellen die reinen Riechstoffe.

Wenn das Riechvermögen komplett aufgehoben ist, spricht man von **Anosmie**. **Hyposmie** bedeutet ein vermindertes Riechvermögen.

3.2.6.2 Prüfung der Durchgängigkeit der Nase

Eine grobe qualitative Einschätzung der Durchgängigkeit der Nase erlaubt das vergleichende Zuhalten je eines Nasenlochs beim Atmen oder das Vorhalten eines Spiegels oder einer Metallplatte bei der Ein- und Ausatmung vor die Nase. Bei letztgenannter Methode gibt die Fläche des durch die Ausatmung entstehenden Niederschlages einen ungefähren Anhalt für die Durchgängigkeit der Nase.

Die quantitative Messung des durchströmenden Luftvolumens pro Zeiteinheit (beider Nasenhaupthöhlen getrennt), bzw. des Atemwiderstandes erfolgt apparativ mit der **Rhinomanometrie**.

Eine weitere Möglichkeit, die innere Weite des Nasenhöhlenlumens zu bestimmen, bietet die **akustische Rhinometrie**, bei der die Reflexion von Ultraschallwellen gemessen wird.

3.3 Mundhöhle und Pharynx

3.3.1 Spezielle Anamnese

Nach folgenden Beschwerden ist bei Erkrankungen der Mundhöhle sowie des Oropharynx und Hypopharynx zu fragen:

• **Schmerzen**
Schmerzen im Bereich der Mundhöhle, Hals- und Schluckschmerzen können von stechendem, brennendem oder ziehendem Charakter sein. Die Ursachen sind vielfältig (Tumoren, Entzündungen, Verletzungen). Die Beschwerden können sich akut oder langsam entwickeln. Die Patienten berichten oft über eine Ausstrahlung der Schmerzen in das Ohr. Mißempfindungen, die sich auf die Zunge beschränken – wie Zungenschmerzen (Glossodynie) und Zungenbrennen (Glossopyrosis) – werden häufiger bei Stoffwechselerkrankungen (Gicht, Diabetes), bei Vitaminmangel (besonders Niazin und Riboflavin) und bei einigen Anämieformen (Eisenmangelanämie, perniziöse Anämie) angetroffen.

• **Blutungen**
Kleine Blutungen (z. B. bei kleineren Verletzungen, Entzündungen oder Tumoren) erzeugen einen blutigen Geschmack im Mund. Starke Blutungen aus dem Mund sind meist durch Erkrankungen der Speiseröhre, durch pulmologische Erkrankungen, Traumen von Mundhöhle, Oro- und Hypopharynx bzw. durch Nasenbluten verursacht, oder sie sind die Folge eines operativen Eingriffes (z. B. Gaumenmandelentfernung).

• **Eitergeschmack**
Für Eitergeschmack sind in der Regel purulente Erkrankungen der Speicheldrüsen (eitrige Speicheldrüsenentzündung, Speichelstein) oder entzündliche Veränderungen im Bereich der Mundhöhle, des Pharynx, der Nase oder ihrer Umgebung verantwortlich.

• **Mundgeruch (Foetor ex ore)**
Mundgeruch ist ein für den Patienten und seine Umgebung äußerst störendes Symptom. Entzündliche Erkrankungen der Mundhöhle, Zahnfleisch- und Zahnerkrankungen oder unreine Gebißprothesen, zerfallende Tumoren im Mund, in der Nase und in den Nachbargebieten, Vergiftungen, Blutreste und lange Nahrungskarenz sind mögliche Auslöser.

Außerdem kommen Erkrankungen der tieferen Atemwege (z. B. Bronchiektasen, Lungenabszeß), Veränderungen des Speiseweges und Allgemeinerkrankungen (Diabetes mellitus, Urämie, Leberkoma) als Ursachen von Mundgeruch in Betracht.

- **Geschmacksstörungen (Dysgeusie)**
Ein vermindertes oder fehlendes Geschmacksempfinden kann passager oder dauernd bestehen. Als Ursache kommen Veränderungen der Geschmacksrezeptoren und der peripheren Nervenendungen (periphere Geschmacksstörung) oder Störungen im Bereich der zentralen Geschmacksbahnen und -zentren in Betracht. Eine anamnestisch angegebene Geschmacksstörung wird anhand einer Geschmacksprüfung objektiviert.

- **Kieferklemme**
Zahn- und Kieferprozesse sowie Entzündungen und Tumoren in der Nachbarschaft des Kiefergelenkes (z. B. Peritonsillarabszeß) können dazu führen, daß die Mundöffnung nur eingeschränkt möglich ist. Auch bei Mittelgesichtsfrakturen trifft man aufgrund muskulärer oder knöcherner Läsionen häufiger eine Kieferklemme an, seltener ist sie psychogen oder z. B. durch eine Tetanusinfektion bedingt.

- **Vermehrter Speichelfluß (Hypersalivation)**
Ein vermehrter Speichelfluß tritt bei einer gesteigerten Speichelproduktion auf. Die Speichelbildung wird durch eine Reihe pharmakologischer Präparate und durch pathophysiologische Vorgänge beeinflußt. Als prädisponierend gelten z. B. Mundschleimhaut- oder Zahnerkrankungen aller Art, die Zahnung und psychogene Faktoren.

- **Mundtrockenheit (Xerostomie)**
Häufig sind Affektionen der Speicheldrüse (z. B. nach Bestrahlungen oder beim Sicca-Syndrom) oder zentral ausgelöste Schädigungen des autonomen Nervensystems für Mundtrockenheit verantwortlich.

3.3.2 Inspektion des Mundes von außen

Auf Veränderungen der Lippen sowie der perioralen Haut ist zu achten (z. B. Herpes labialis bei einer fieberhaften Erkrankung, Lippenzyanose bei Herz- oder Lungenerkrankungen, Mundwinkelrhagaden bei Vitaminmangel). Ein Mundwinkel kann bei einer Fazialislähmung paretisch nach unten abweichen.

3.3.3 Spiegeluntersuchung der Mundhöhle und des Rachens

(Zur Inspektion des Nasopharynx siehe in Kap. 3.2).

Für die Inspektion der Mundhöhle benötigt man einen Zungenspatel, eine Lichtquelle und einen Stirnreflektor. Der Patient hält den Mund zunächst halb geöffnet, damit der Untersucher mit dem Spatel Ober- und Unterlippe und schließlich die Wangenschleimhaut abheben und so den Mundvorhof beurteilen kann.

Die Inspektion des **Mundvorhofes** umfaßt die Beurteilung von Zahnfleisch und Zähnen sowie der Mündungsstelle des Ausführungsganges der Glandula parotis (oben gegenüber dem 2. Molaren), die beim Ausmassieren der Drüse durch den Austritt von Speichel als kleines dunkles Pünktchen sichtbar wird. Typische Befunde sind Aphthen (kleine, weißliche, schmerzhafte Erosionen), Koplik-Flecken (vor dem Ausbruch des Masernexanthems: mehrere blau-weißliche Flecken mit rotem Zentrum in der Wangenschleimhaut im Bereich gegenüber den unteren Molaren), schmerzhafte (z. B. bei Agranulozytose) oder schmerzlose Ulzerationen (z. B. bei Malignom) und Leukoplakien (umschriebene, nicht abwischbare Epithelverdickung von weißer Farbe).

Für die **Inspektion der Mundhöhle** hält der Patient den Mund weit geöffnet. Die Haltung des Mundspatels zeigt Abb. 3.16.

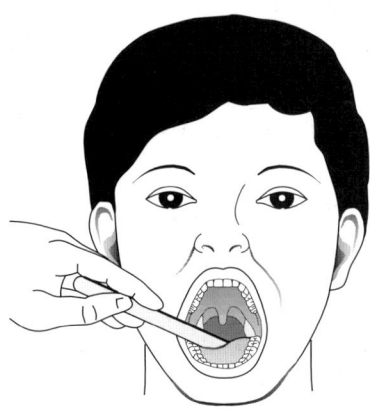

Abb. 3.16 Inspektion von Mundhöhle und Oropharynx

Der Zungenspatel hebt die Zungenspitze an, damit der gemeinsame Ausführungsgang der Glandula submandibularis und Glandula sublingualis beurteilt werden kann. Hierbei sollte die Drüse massiert werden, um den Sekretaustritt beobachten zu können. Die Beschaffenheit des Sekrets kann klar, trüb oder eitrig sein, es kann aber auch völlig fehlen.

Die Beurteilung der Beweglichkeit der **Zunge** und der Zungenoberfläche schließt sich an. Typische Veränderungen der Zungenoberfläche sind Längs- und Querfurchen (Lingua plicata), runde oder girlandenförmige, rosafarbene oder rote Flecken mit grauweißen Säumen (Lingua geographica), schwarze Fädchen auf dem Zungenrücken (Haarzunge), ein grauweißer Zungenbelag bei Magen-Darm-Erkrankungen, Fieber oder Parodontose, ferner rötliche oder weißliche Leukoplakien bzw. Tumoren. Eine Beeinträchtigung der motorischen Funktion der Zunge findet man z. B. bei Myasthenia gravis, bei der das Herausstrecken der Zunge erschwert ist, sowie bei einer Bulbärparalyse (bei der Faszikulationen der Zungenmuskulatur), und bei Hypoglossusparese, bei der die Zunge zur gelähmten Seite abweicht (Abb. 3.17).

Abschließend wird der Zungenkörper mit Hilfe des Zungenspatels nach unten gedrückt, um die Tonsillengegend und den **Oropharynx** besser einsehen zu können. Dazu führt man den Spatel unter leichtem Abdrängen des rechten Mundwinkels von seitlich in die Mundhöhle ein und drückt die Zunge abwärts. Wichtige Strukturen bei der Inspektion der Mundhöhle zeigt Abb. 3.18 a, b.

Die Beweglichkeit des **Gaumensegels** kann durch Intonation des Vokals „a" überprüft werden: bei einseitiger Lähmung des N. glossopharyngeus weichen das Zäpfchen, der weiche Gaumen und die Rachenhinterwand zur nicht gelähmten Seite ab (Abb. 3.19). Außerdem muß man auf das Schleimhautrelief, auf Formveränderungen, Abweichungen von der Symmetrie, Beläge und Oberfläche der **Tonsillen** (z. B. Eiterstippchen bei Streptokokken-Angina, Ulzeration einer Tonsille bei Plaut-Vincent-Angina oder Geschwürbildungen bei Tonsillentumor, flächige, konfluierende Beläge

bei Pfeifferschem Drüsenfieber, tiefe Krypten als ein Zeichen einer chronischen Tonsillitis), sowie auf Sekretstraßen entlang der Pharynxwand achten. Im Bereich der **Rachenhinterwand** können sich vergrößerte Lymphfollikel als kleine, kugelige, unregelmäßige Erhebungen zeigen (meist bei Pharyngitis). Auch die Seitenstränge im Bereich der seitlichen, hinteren Oropharynxwand sind bei Entzündungen zu sehen (Seitenstrangangina).

Zungengrund und **Hypopharynx** können besser mit dem Kehlkopfspiegel oder unter Zuhilfenahme von Endoskopen beurteilt werden (s. S. 42).

3.3.4 Palpation der Mundhöhle

Sieht man bei der Inspektion krankhafte Veränderungen, müssen diese und die angrenzende Umgebung palpiert werden. Von wesentlicher Bedeutung sind dabei Konsistenz, Druckdolenz und Ausdehnung des Prozesses.

Je nach Befund und Lokalisation erfolgt die Palpation mit einer Hand oder bimanuell von der Mundhöhle und von außen, vor allem bei Veränderungen im Mundvorhof, der Ohrspeicheldrüse oder der Speicheldrüsen im Mundbodenbereich (Abb. 3.20). Die Palpation der Halslymphknoten schließt sich an.

3.3.5 Einsatzmöglichkeiten der Endoskopie

Da Zungengrund und Hypopharynx ohne Hilfsmittel nur unzureichend einsehbar sind, empfiehlt sich die Inspektion mit dem Kehlkopfspiegel bzw. mit Hilfe starrer oder flexibler Endoskopie (s. S. 42).

Bei der Inspektion des **Zungengrundes** ist besonders auf Asymmetrien, Tumoren oder Ulzerationen zu achten. Bei einer Infektion können die Zungengrundtonsillen geschwollen, gerötet oder mit Stippchen belegt sein.

Im Bereich des **Hypopharynx** muß man die beiden Sinus piriformes besonders betrachten, weil hier Malignome lokalisiert sein können. Ein Hinweis darauf sind Speichelseen im Hypopharynx, die aber auch durch

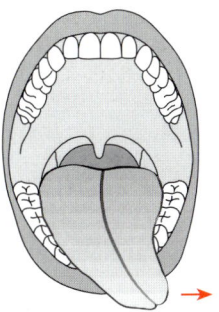

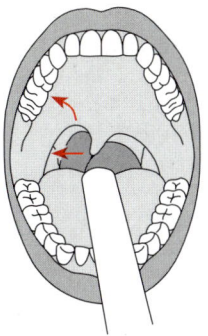

Abb. 3.17 Hypoglossusparese links

Abb. 3.19 Gaumensegellähmung links bei Parese des N. glossopharyngeus (überlappende Innervation mit dem N. vagus)

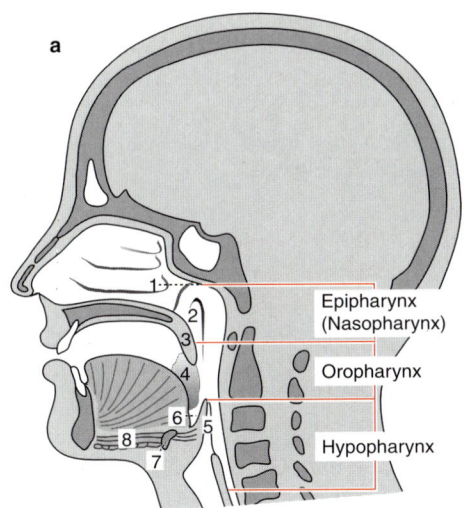

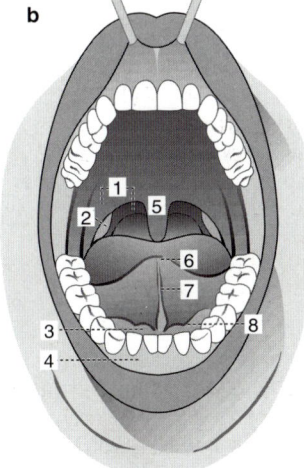

1	Rachendach	5	Epiglottis
2	Ostium der Tuba auditiva	6	Vallekula
3	weicher Gaumen u. Uvula	7	Zungenbein
4	Gaumenmandel	8	Mundboden

1	vorderer u. hinterer Gaumenbogen	5	Uvula
2	Gaumenmandel	6	Zungenspitze
3	Caruncula sublingualis	7	Zungenbändchen
4	Gingiva	8	Plica sublingualis

Abb. 3.18 a, b Anatomisch wichtige Strukturen von Mundhöhle und Oropharynx. **a** Parynxetagen und topographisch-anatomische Bezugspunkte, **b** Mundhöhle und Oropharynx

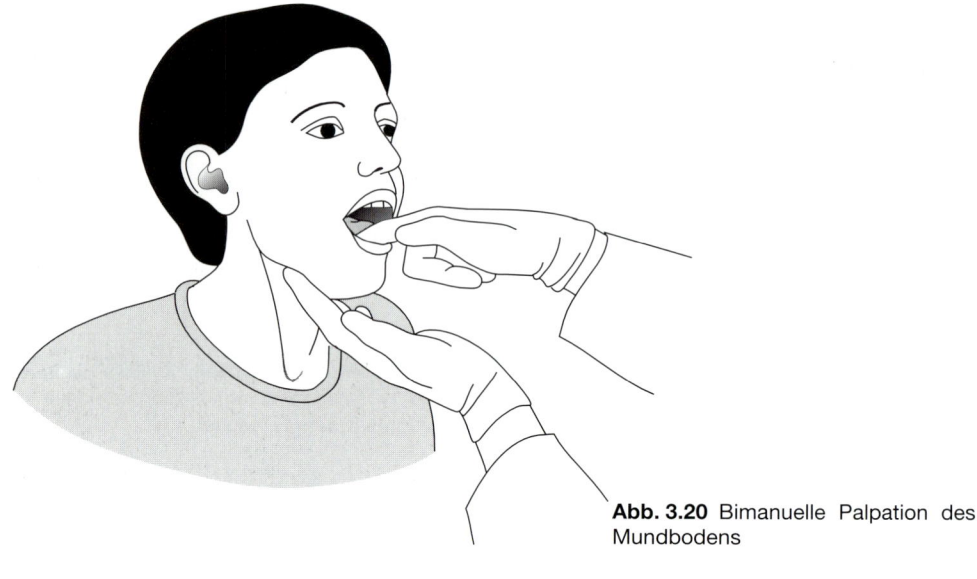

Abb. 3.20 Bimanuelle Palpation des Mundbodens

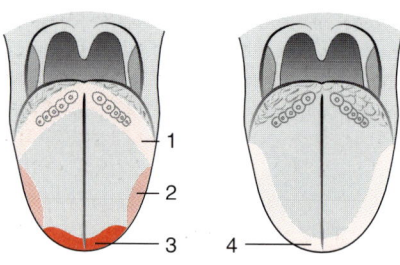

1: bitter   2: sauer   3: süß   4: salzig

Abb. 3.21 Verteilung der Geschmacksareale auf der Zungenoberfläche

Speisewegsstenosen anderer Art bedingt sein können. Die Beurteilung dieser Region ist auch mit dem Kehlkopfspiegel oder der flexiblen oder starren (90°-)Optik nicht immer einfach. Deshalb kann zur genaueren Diagnostik eine direkte Endoskopie in Narkose indiziert sein (vgl. Mikrolaryngoskopie, S. 42).

3.3.6 Funktionsprüfungen

Die **Geschmacksprüfung** (Gustometrie) erfolgt mit den Geschmackskomponenten süß (Zuckerlösung), salzig (Kochsalz), sauer (Zitronenlösung) und bitter (Chininlösung).

Diese Lösungen werden nacheinander rechts und links, vorn und hinten auf die Zungenoberfläche aufgetropft, wobei unterschiedliche Konzentrationen verwendet werden können. Die Verteilung der Geschmacksqualitäten auf der Zunge zeigt Abb. 3.21.

3.4 Larynx

3.4.1 Spezielle Anamnese

Von Bedeutung sind bei der Anamnese Vorerkrankungen und Traumen des Respirations- und oberen Verdauungstraktes (besonders Langzeitintubation, Operationen am Hals, thermische oder toxische Inhalationsschäden). Am Arbeitsplatz kann der Patient toxischen Stäuben oder Gasen ausgesetzt sein. Berufliche Stimmüberlastung, ein Nikotin- und/oder Alkoholabusus müssen erfragt werden.

Folgende für Kehlkopferkrankungen typische Beschwerden sind besonders zu beachten:

• Heiserkeit

Heiserkeit ist das häufigste Erst- und Frühsymptom von Kehlkopferkrankungen.

Voraussetzung dafür ist eine Bewegungsbehinderung der Stimmlippen bzw. eine Störung der Schwingungsfähigkeit der Stimmlippenkanten, die ihre Ursache an diesen selbst und ihren Stellknorpeln, aber auch an den Taschenfalten und den anderen Teilen des Endolarynx haben kann. Bei einer Stimmlippenlähmung oder einer akuten Entzündung des Kehlkopfes kommt es oft in wenigen Stunden zu Heiserkeit. Zunehmende Heiserkeit innerhalb von Wochen läßt auf eine tumoröse Erkrankung schließen.

Nicht zu verwechseln mit Heiserkeit ist eine kloßige Sprache, die für entzündliche und tumoröse Raumforderungen der Supraglottis, des Pharynx und Hypopharynx typisch ist.

• Husten

Räusperzwang und Reizhusten können Zeichen einer Kehlkopferkrankung sein. Der laryngotracheale Husten ist meist trocken und stellt eine Antwort der sensiblen Schleimhaut auf diverse Reize bzw. die verschiedensten laryngotrachealen Erkrankungen dar (akute oder chronische Entzündungen, Tumoren, Staub, Reizgas u. a.).

• Atemnot

Alle stenosierenden Prozesse (allergische, entzündliche, tumoröse und narbige Veränderungen sowie Fehlbildungen) können in jeder Ebene des Kehlkopfes zu Atemnot führen.

Die Verlegung des Atemweges bewirkt eine Stenoseatmung, den **Stridor**. Extrathorakale Verlegungen der oberen Luftwege führen typischerweise zu einem inspiratorischen Stridor.

Bei hochgradigem inspiratorischem Stridor mit Atemnot, Zyanose und Einsatz der Atemhilfsmuskulatur liegt ein **Notfall** vor, der eine sofortige Intubation oder Eröffnung des Luftweges (z. B. Koniotomie mit Schnitt durch das Ligamentum conicum) erfordern kann.

• Schmerz

Schmerzen im Bereich des Kehlkopfes können in das Ohr ausstrahlen. Akuter Schluckschmerz tritt meistens bei Entzündungen und nach Traumen auf. Als Spätsymptom werden Kehlkopfschmerzen bei fortgeschrittenen tumorösen Erkrankungen angegeben.

• Schluckstörungen und Globusgefühl

Schluckstörungen (Dysphagien) kommen bei akuten Entzündungen des Kehlkopfes, aber typischerweise auch bei tumorösen Erkrankungen vor, die dann in der Regel die Grenzen des Organs überschritten haben. Hingegen ist ein „Kloßgefühl" im Hals (Globusgefühl) eine häufige Begleiterscheinung diverser funktioneller und organischer Erkrankungen des Kehlkopfes.

3.4.2 Inspektion von außen

Beim schlanken Hals ist die Prominentia laryngea (Adamsapfel) zu sehen, die gemeinsam mit der Schilddrüse beim Schluckakt nach oben steigt. Die Betrachtung des Halsreliefs kann Prozesse aufzeigen, die auf das Kehlkopfskelett übergegriffen haben (Tumoren, Perichondritis), und läßt beim Schlucken Bewegungseinschränkungen erkennen. Eine eingeschränkte Motilität des Kehlkopfskelettes ist entzündlich oder tumorös bedingt. Sichtbare atemabhängige

Einziehungen im Jugulum mit begleitendem
inspiratorischem Stridor weisen auf eine laryngotracheale Obstruktion hin.

3.4.3 Palpation

Speziell bei traumatologischen oder onkolo-
gischen Fragestellungen werden durch die
Palpation des Kehlkopfskelettes und seiner
Umgebung von außen wichtige Befunde erhoben. Zu achten ist besonders auf Formun-
regelmäßigkeiten, abnorme Beweglichkeit,
Fixierung des Kehlkopfgerüstes und Druck-
schmerzhaftigkeit.

Das Kehlkopfskelett und die umgebenden
Weichteile werden von vorn oder von hinten
bimanuell und seitenvergleichend abgetastet. Der Kopf wird zur Entspannung der
Weichteile leicht nach vorne geneigt. Beim
Verdacht auf ein Malignom sucht man palpatorisch nach begleitenden Halslymphkno-
tenschwellungen (s. auch Kap. 3.5 Hals,
S. 45).

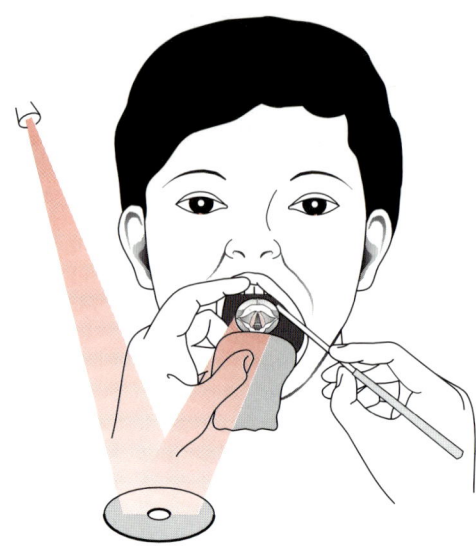

Abb. 3.22 Technik der Kehlkopfspiegelung (Laryngoskopie)

3.4.4 Spiegeluntersuchung des Kehlkopfs (indirekte Laryngoskopie)

Für die Kehlkopfspiegeluntersuchung benötigt man eine Lichtquelle, einen Stirnreflektor und einen Kehlkopfspiegel, einen Heiz-
draht o. ä. und ein Mulläppchen. Der Patient
sitzt dem Untersucher in aufrechter Position
gegenüber. Eventuell vorhandene Zahnpro-
thesen müssen vor der Untersuchung entfernt werden. Der Mund ist weit geöffnet,
die Zunge weit herausgestreckt, so daß der
Untersucher sie mit einem Mulläppchen
zwischen Daumen und Mittelfinger der linken Hand fassen und fixieren kann. Der
Daumen liegt dabei der Zungenoberfläche
auf, der Mittelfinger befindet sich unter der
Zungenspitze. Mit dem Zeigefinger kann
ein Schnurrbart oder eine große Oberlippe,
die die Sicht behindert, nach oben geschoben werden (Abb. 3.22).

Der Kehlkopfspiegel wird in der rechten
Hand wie ein Bleistift gehalten und vor dem
Einführen in die Mundhöhle an einem Heiz-
stab erwärmt, um ein sofortiges Beschlagen
durch die Atemluft zu verhindern. Die Temperatur des Spiegels prüft man mit der Me-
tallfläche am eigenen Handrücken, damit
das Instrument nicht zu heiß benutzt wird.
Der Spiegel wird mit der Glasseite nach unten gerichtet und dann unter dem Gaumen
entlang über die Zungenoberfläche bis an
die Uvula geführt, welche auf die Metallsei-
te aufgeladen und nach hinten geschoben
wird. Zungengrund und Rachenwand sollten dabei nicht berührt werden, weil sonst
ein Würgereflex ausgelöst werden kann.
Die Spiegelfläche ist um ca. 45° geneigt;
leichte Tangentialbewegungen der Fläche
ermöglichen eine bessere Übersicht. Der
Spiegelgriff ist bei der Untersuchung im linken Mundwinkel abgestützt.

Durch das Herausstrecken der Zunge richtet
sich die Epiglottis ein wenig auf und der
Blick in den Endolarynx wird frei. Sagt der
Patient nach Aufforderung „Hi", stellt sich
die Epiglottis noch steiler. Die Glottis wird
in Respirations- und Phonationsstellung beurteilt. Außer pathologisch-anatomischen
Veränderungen erkennt man funktionelle
Störungen, die Weite der Glottis, den Glottisschluß und die Beweglichkeit der Stimmlippen. Bei starkem Würgereiz hilft die
Oberfächenanästhesie mit Xylocain® Spray.

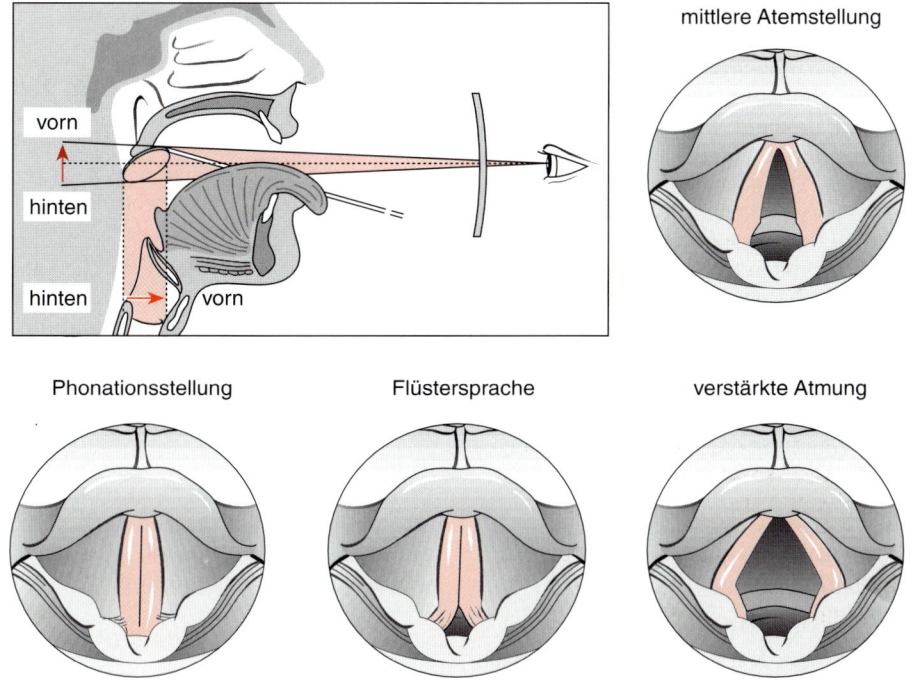

mittlere Atemstellung

Phonationsstellung   Flüstersprache   verstärkte Atmung

Abb. 3.23 Der Kehlkopf im Spiegelbild

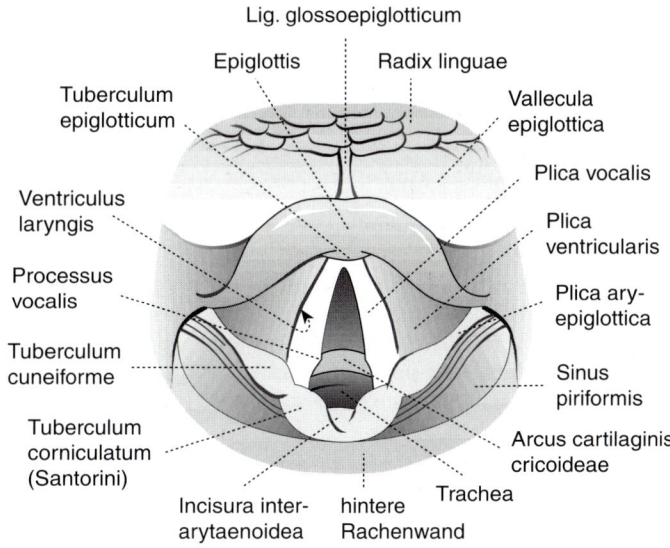

Abb. 3.24 Anatomie im Kehlkopfspiegelbild

Das Spiegelbild ist ein virtuelles Bild (Abb. 3.23). Die Seiten werden richtig wiedergegeben (das rechte Stimmband erscheint im Spiegelbild auch auf der rechten Seite des Patienten). Die ventralen Strukturen (Zungengrund, Vallekel, Epiglottis) zeigen sich im Spiegel oben, die hinteren Abschnitte (Aryhöcker, hintere Kommissur, Ösophaguseingang) befinden sich unten. Nischen des inneren Kehlkopfreliefs (Sinus Morgagni, subglottische Region) werden im Spiegel allerdings schlecht eingesehen. Die wichtigsten Strukturen im Kehlkopfspiegel zeigt Abb. 3.24.

Pathologische Befunde können z. B. Polypen und Tumoren, Ödeme, Rötungen, Ulzerationen oder Bewegungsstörungen bzw. Lähmungen der Stimmlippen sein.

3.4.5 Einsatzmöglichkeiten der Endoskopie

Bei ca. 10 % der Patienten ist die Laryngoskopie mit dem Kehlkopfspiegel auch nach der Verabreichung eines Oberflächenanästhetikums nicht möglich (z. B. bei Patienten mit nicht beherrschbarem Würgereflex, Säuglingen oder Bewußtlosen). In diesen Fällen wird die indirekte Laryngoskopie mit einem starren oder flexiblen Endoskop erforderlich.

Die **starre Optik** besteht aus einem distalen Objektiv, einem Bildübertragungssystem und dem Okular (Augenmuschel und Linse). Im Gegensatz zur klassischen Spiegeluntersuchung erfolgt keine Bildumkehr. Das Objektiv für die Lupenlaryngoskopie hat durch ein Prisma eine um 90° abgewinkelte Blickrichtung (90°-Optik). (Abb. 3.25).

Ein zum Instrument führender Kaltlichtleiter sorgt für die Ausleuchtung.

Flexible fiberoptische Endoskope bestehen aus dem distalen Objektiv, einem flexiblen Lichtleiter, Bildübertragungssystem und dem Okular. Die Endoskopspitze kann über Hebel mit Zugmechanismen abgelenkt werden (Abb. 3.26).

Das Fiberendoskop führt man in der Regel durch die Nase ein. Der Kehlkopf wird nicht spiegelverkehrt dargestellt. Die Bildqualität starrer Optiken läßt sich mit den flexiblen Endoskopen nicht ganz erreichen.

3.4.6 Direkte Laryngoskopie

Bei der direkten Laryngoskopie wird auf transoralem Weg ein unmittelbarer Zugang zum Kehlkopfinneren erreicht. Grundsätzlich ist dazu die Dorsalflexion des Kopfes und die Verdrängung des Zungengrundes nach ventral erforderlich. Hierfür werden beleuchtete Rinnenspatel oder Rohre verwendet (Abb. 3.27).

Die Laryngoskope können durch Aufstützen auf der Brust des Patienten oder einem Gestell zu selbsthaltenden Instrumenten werden (Stützautoskopie) und so ein beidhändiges Arbeiten ermöglichen. Die Untersuchung erfolgt in Vollnarkose. Die direkte Laryngoskopie erlaubt u. a. eine Probeentnahme, die Entfernung laryngealer Fremdkörper und ein „Staging" (Ausdehnungsbestimmung) beim Larynxmalignom. Fast immer wird dabei ein Mikroskop zu Hilfe genommen (**Mikrolaryngoskopie**).

3.4.7 Funktionsprüfungen

Wichtige Untersuchungen, die bei einer Stimm-, Sprach- oder Sprechstörung vorzunehmen sind, stellen außer der Anamneseerhebung die HNO-Spiegeluntersuchung, ein Hörtest (um eine Hörstörung als Ursache auszuschließen), und die Analyse der Spontansprache (Wortschatz, Satzbau, Lautbestand etc.), sowie die Prüfung von Klangfarbe, Stimmumfang, Tonhaltedauer und anderen Stimmeigenschaften dar. Der Stimmstatus wird durch apparative Funktionsdiagnostik wie die **Stroboskopie** ergänzt: Beleuchtung der Stimmlippen mit Lichtblitzen, die mit gleicher Frequenz wie die der Stimmlippenschwingungen ausgesendet werden. Von jeder Stimmlippenschwingung ist dann die gleiche Phase sichtbar. Bei einer Erniedrigung oder Erhöhung der Lichtblitzzahl wird die Beleuchtung jeweils gering verschoben, so daß ein scheinbar verlangsamter Ablauf einer Stimmlippenschwingung zu sehen ist, der sich aus verschiedenen Phasen unterschiedlicher Schwingungen zusammensetzt.

Bei einer gestörten Sprach- und Sprechentwicklung können sich verschiedene Auffälligkeiten zeigen, z. B. ein verspäteter Sprach- und Sprechbeginn, ungenügender Wortschatz, Dysgrammatismus oder fehlerhafte Lautbildung.

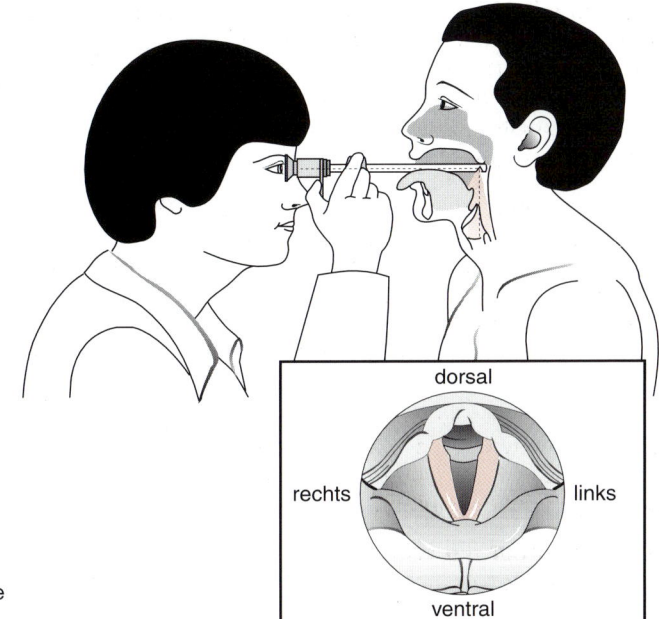

Abb. 3.25 Lupenlaryngoskopie
und Normalbefund

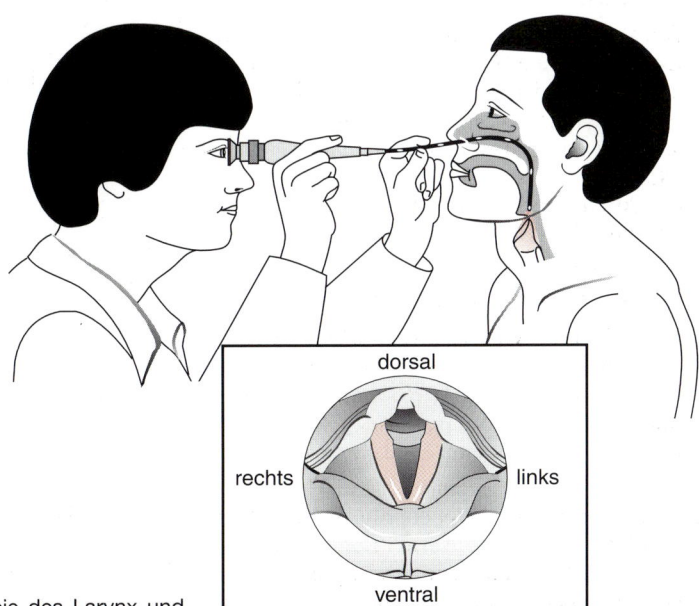

Abb. 3.26 Flexible Endoskopie des Larynx und
Normalbefund

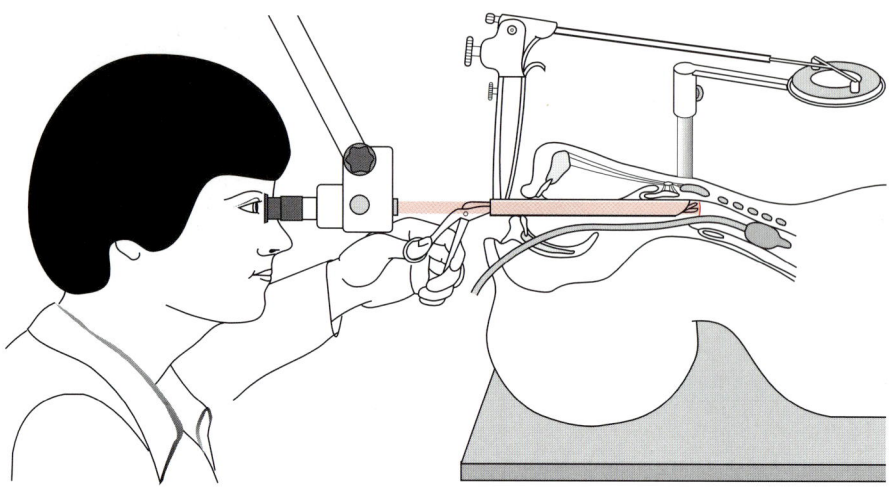

Abb. 3.27 Direkte Laryngoskopie (Stützautoskopie)

Stammeln und **Stottern** gehören wie die **Rhinophonie** (Näseln) und das **Poltern** (hastig verwischtes Sprechen mit Auslassen von Lauten und Silben) zu den Sprech- und Sprachstörungen.

Stammelfehler sind z. B. das S-Stammeln (**Sigmatismus**, „Lispeln") oder das R-Stammeln (Rhotazismus). Beim Stottern ist der Redefluß gestört. Unterschieden werden die tonische Form (z. B. „gu------ten Tag'"), die klonische Form (z. G. „gu-gu-gu-gu-guten Tag") und die Kombination beider Formen.

Zentral bedingte Sprachstörungen sind **Dysgrammatismus** (mangelhafte Entwicklung oder krankhafter Verlust der Fähigkeit, die Gedanken durch eine altersentsprechende Wortbildung und Wortfolge auszudrücken), **Aphasie** (Störung von Sprachproduktion oder Sprachverständnis bei vorher bereits erworbener Sprache) und **Dysarthrie** (verwaschene, undeutliche Artikulation). **Aphonie** (Stimmlosigkeit) und **Dysphonie** (z. B. Heiserkeit) gehören zu den Stimmstörungen. Eine solche kann organisch (akute Kehlkopfentzündung, Stimmlippenpolyp u. a.) oder funktionell bedingt sein (Schwäche der Kehlkopfmuskulatur mit unvollständigem Glottisschluß bei konsumierenden Erkrankungen o. a. Grunderkrankungen).

3.5 Hals

3.5.1 Spezielle Anamnese

Patienten mit Affektionen im Bereich des äußeren Halses schildern häufig folgende Beschwerden:

- **Schwellung**

Als Ursache für eine Schwellung im Halsbereich kommen sowohl lymphknotenunabhängige Entzündungen (z. B. Furunkel, Entzündungen der Schilddrüse) und Tumoren (Lipome, Tumoren der Schilddrüse, Hämangiome u. a.), als auch Erkrankungen der Halslymphknoten (Halslymphknotenmetastasen, spezifische Lymphknotenschwellungen bei Tuberkulose, Lymphome u. a.) vor. Die Wachstumsgeschwindigkeit gibt wichtige Hinweise auf mögliche Ursachen.

- **Schmerzen**

Schmerzen des äußeren Halses sind oft akut entzündlicher Natur, kommen aber auch bei bösartigen Tumoren vor. Die Lokalisation des Schmerzes entspricht meist dem Ort des pathologischen Geschehens.

- **Bewegungseinschränkungen**

Bewegungseinschränkungen des Halses können schmerzbedingt oder funktioneller Natur sein. Sie zeigen sich bei stark schmerzhaften Erkrankungen (z. B. Abszeß, Phlegmone, Malignom), starken Schwellungen des Halses (z. B. bei großen Tumoren, bei entzündlicher Schwellung) wie auch bei Erkrankungen, Traumen oder Anomalien der Wirbelsäule bzw. der Muskulatur.

3.5.2 Inspektion

Die Inspektion erfaßt Auffälligkeiten der äußeren Haut (Gefäßzeichnung, Venenstauung, Nävi, Rötung und Ulzeration) sowie Formveränderungen des Halses (Tumor, Struma).

Beim Gesunden sind – außer gelegentlich bei Kindern und Menschen mit sehr schlankem Hals – keine Lymphknoten sichtbar.

Wenn bei der Inspektion **Lymphknotenschwellungen** auffallen, muß dies als Hinweis auf einen krankhaften Zustand gewertet werden.

Wegen der unterschiedlichen Lymphabflußwege finden sich entzündliche Lymphknotenschwellungen und vor allem Lymphknotenmetastasen je nach Sitz der Primärerkrankung gehäuft an divergierenden Stellen des Halses. Bei der Inspektion muß man außerdem auch auf Verdickungen oder Knotenbildung der Schilddrüse und der großen Speicheldrüsen achten. Fistelöffnungen oder halbkugelartige Vorwölbungen im Bereich der Halsgefäßscheide oder vor dem Zungenbein können auf eine Halszyste hinweisen. Bei starken Schmerzen (Abszeß, Thyreoiditis, Malignom) nehmen die Patienten eine Schonhaltung ein.

Eine Rötung oder Ulzeration der Haut kann ein entzündliches oder malignes Geschehen anzeigen. Um Schwellungen des äußeren Halses richtig einordnen zu können, ist eine komplette HNO-Spiegeluntersuchung unerläßlich.

3.5.3 Palpation des Halses

Die Haltung des Patienten ist aufrecht, mit leicht nach vorn gebeugtem Kopf, so daß sich die Halsweichteile entspannen. Die Palpation wird mit beiden Händen im Sei-

tenvergleich vorgenommen. Die Untersuchung erfolgt von vorn, möglichst aber auch von hinten am sitzenden Patienten. Getastet wird von submental zum Kieferwinkel, danach an der Gefäßscheide entlang zum Jugulum, wobei der Kopf etwas zur Gegenseite zu drehen ist; anschließend supraklavikulär und schließlich hinter dem M. sternocleidomastoideus und im Nacken (Abb. 3.28). Dabei muß man auf Sitz, Größe, Anzahl, Druckschmerz, Verschieblichkeit, Anordnung und Konsistenz der palpablen Lymphknoten bzw. der pathologischen Veränderungen achten.

3.5.4 Auskultation

Diagnostisch wichtige Hinweise können sich bei der Auskultation über der A. carotis ergeben (schabendes Geräusch bei arteriosklerotischer Stenose des Gefäßes, Fortleistung systolischer Geräusche z. B. bei einer Aortenstenose).

Systolisch-diastolische Geräusche lassen sich gelegentlich über einer vergrößerten Schilddrüse auskultieren.

3.5.5 Prüfung der Beweglichkeit des Kopfes

Bei der Untersuchung bleiben die Schultern des Patienten unbewegt.

Als Norm gilt beim jüngeren Menschen eine aktive Seitwärtsneigung um mindestens 45° nach beiden Seiten und eine Links- bzw. Rechtsdrehung um mindestens 60°. Das Kinn kann auf die Brust und der Kopf soweit in den Nacken genommen werden, daß der Patient die Decke über sich gut sieht.

Bei Erkrankungen oder Fehlstellungen der Halswirbelsäule zeigen die Patienten oft eine eingeschränkte Beweglichkeit des Kopfes. Die gilt im Alter als physiologisch und beruht auf degenerativen Veränderungen der Wirbelsäule.

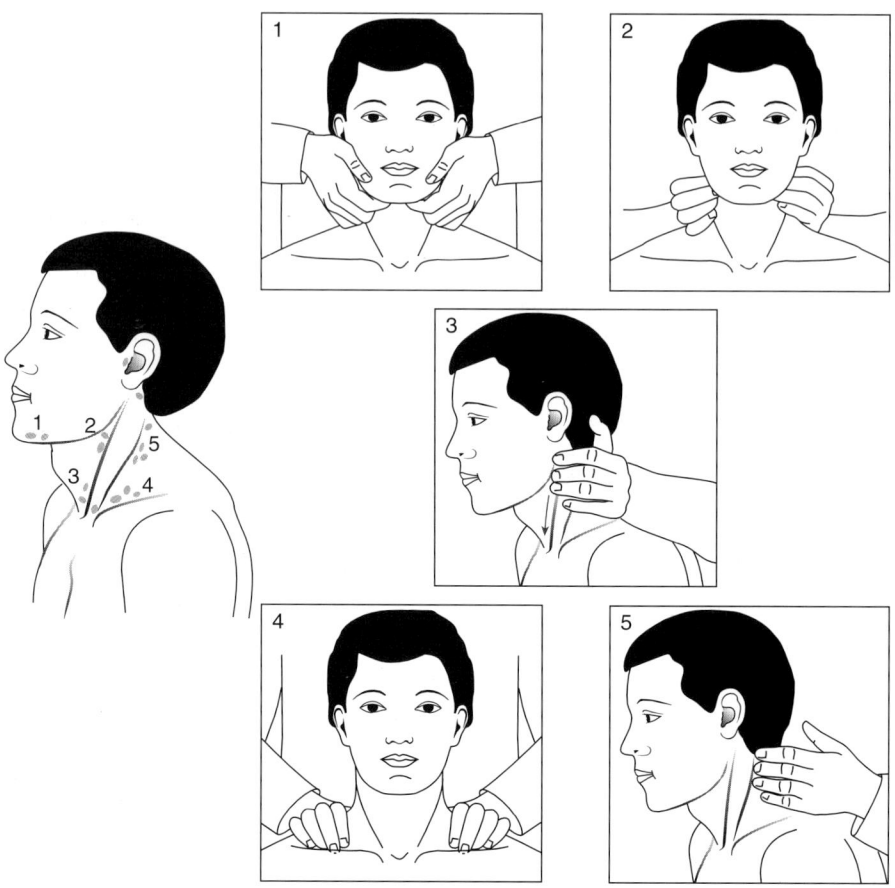

Abb. 3.28 Untersuchungstechnik bei der Palpation von Halslymphknoten.
1: submentale, 2: Kieferwinkel, 3: juguläre, 4: supraklavikuläre, 5: nuchale Lymphknoten

4 Augen

(G. Hövener)

Die Ophthalmologie hat seit der Einführung des Augenspiegels (1851) durch *Hermann v. Helmholtz* enorme Fortschritte erlebt und sich kurze Zeit später als eine der ersten Fachgesellschaften von den „großen Fächern" Innere Medizin bzw. Chirurgie abgespalten. Das hatte jedoch zur Folge, daß das Wissen um Augenerkrankungen etwas ins Abseits geriet, obwohl das „kleine Organ" Auge viele Hinweise auf Erkrankungen in anderen Organsystemen geben kann (z. B. endokrine Orbitopathie, Iritis bei Morbus Bechterew, Cataracta myotonica, diabetische Retinopathie, Fundus hypertonicus, Netzhautbeteiligung bei AIDS, Störungen der Pupillomotorik bei Erkrankungen des zentralen Nervensystems).

Zu einer Untersuchung der Augen durch einen Nichtfacharzt gehört folgendes **Instrumentarium**:
Lupe (13–16 Dioptrien),
möglichst gut fokussierbare Lichtquelle,
Watteträger (z. B. Q-Tip),
Augenspiegel.

4.1 Anamnese und subjektive Augensymptome

Die ophthalmologische Anamnese kann dem Untersucher sehr wertvolle Hinweise auf den Ort der Erkrankung im Organ Auge geben und oft sogar schon die genaue Diagnose (s. u.).

Die meistgenannten Beschwerden der Patienten sind Rötungen der Augen, Schmerzen im oder um das Auge herum und Sehstörungen, die es durch gezieltes Fragen weiter zu differenzieren gilt.

• **Rötung u./o. Schmerzen der Augen**
Eine einseitige, seit 1 bis 2 Tagen bestehende Rötung eines Auges ohne Schmerzen kann auf eine Conjunctivitis epidemica (Bindehautentzündung) hinweisen (Cave: Ansteckungsgefahr!)

Ist die Rötung mit Schmerzen und einem Fremdkörpergefühl verbunden, handelt es sich häufig um eine Verletzung der Hornhaut oder einen Herpes corneae.

Wird kein Trauma, aber zusätzlich ziehende Schmerzen bei Lichteinfall angegeben, sollte eine Iritis ausgeschlossen werden.

Akute, heftige, in die umgebenden Knochen ausstrahlende Schmerzen mit starken Sehstörungen weisen besonders bei älteren übersichtigen Patienten auf einen Glaukomanfall hin (s. auch Tab. 4.3, S. 58).

• **Sehstörungen**
Bei angegebenen Sehstörungen sind folgende Zusatzfragen wichtig: Seit wann? Plötzlicher oder allmählicher Beginn? Einseitig oder beidseitig? Mit oder ohne Schmerzen? (Tab. 4.1).

• **Brille und Schielen**
Zur Anamnese gehört auch die Frage nach einer Brille und, falls diese bejaht wird, nach dem Zeitpunkt der ersten Verordnung. Patienten mit Kurzsichtigkeit, stärkerem Astigmatismus und kindlichem Schielen erhielten ihre erste Brille in der Regel in der frühen Kindheit, Übersichtige meist erst nach der Pubertät, Alterssichtige nach dem 40. Lebensjahr.

Da ca. 3–5 % aller Menschen einen Schielfehler haben, sollte immer gezielt nach Augenoperationen in der Kindheit und einer eventuell zurückgebliebenen einseitigen Sehschwäche gefragt werden.

• **Begleitkrankheiten und Familienanamnese**
Des weiteren gehört zur Augenanamnese die Frage nach Diabetes mellitus, hohem

Tab. 4.1 Anamnestische Hinweise auf die Lokalisation der Erkrankung im Auge

Art der Sehstörung	Betroffenes Organteil
langsam, beidseitig, mit Blendung	Linsentrübung
monokuläre Doppelbilder	Kerntrübung der Linse
einseitig, akut, total (ohne Schmerzen)	Arterieller Verschluß der Netzhautgefäße
aufsteigender dunkler Vorhang	Netzhautablösung
Kleiner-Sehen (Mikropsie)	Ödem der Netzhautmitte
Verzerrtsehen (Metamorphopsie)	Erkrankung der Netzhautmitte (z. B. Entzündung, Makuladegeneration)
einseitig, erheblich akut mit Schmerzen	Glaukomanfall
einseitig mit Retrobulärschmerzen (junge Patienten)	Neuritis Nervi optici
sich bewegende dunkle Wolken	Glaskörperblutung

Blutdruck und Erkrankungen des rheumatischen Formenkreises.

Zum Schluß kommt die Familienanamnese, die allerdings selten konkrete Erkenntnisse bringt, da nur wenige Patienten genaue Angaben über Augenerkrankungen in der Familie machen können. So wird zwar oft angegeben, daß ein Familienmitglied einen Star gehabt hätte, die Frage nach grauem (Katarakt) oder grünem Star (Glaukom) kann schon zumeist nicht beantwortet werden.

4.2 Inspektion

Bei der Inspektion beurteilt man die Stellung der Augen und achtet darauf, ob der Blick vom Patienten aufgenommen wird. (So blicken z. B. Patienten mit erheblichen Seherabsetzungen bei einem senilen Makulaleiden scheinbar über den Untersucher hinweg.) Unterschiede der Weite der Lidspalten werden registriert, ferner Veränderungen der Lidhaut, der Lidform und der Wimpern. Der Oberlidrand (Abb. 4.1) verdeckt normalerweise den oberen Hornhautrand um 1 bis 2 mm, der untere Lidrand reicht bis an den unteren Hornhautrand.

Das **Hervortreten eines oder beider Augen** (Exophthalmus, Protrusio bulbi) läßt sich am besten feststellen, indem der Untersucher hinter und über dem Probanden steht, dessen Oberlider anhebt und auf die Stellung bzw. Höhe des oberen Hornhautrandes achtet (Abb. 4.2). Man kann auch ein kleines durchsichtiges Lineal auf den seitlichen Orbitarand aufsetzen und die Stellung der vorderen Hornhautwölbung an der Millimeterskala abmessen (Seitenvergleich).

4.3 Untersuchung der Pupillen

Der Untersuchte sitzt am besten in einem gut beleuchteten Raum, noch besser bei Tageslicht einem Fenster zugewandt (keine Blendung). Geachtet wird auf die **Weite der Pupille** (bei jungen Menschen ist sie weiter als bei älteren), die Form der Pupille (z. B. entrundet bei Verklebungen der Pupille und nach einem Trauma) sowie besonders auf Unterschiede in der Pupillengröße.

Eine Pupillenverengung wird Miosis, die Erweiterung Mydriasis genannt.

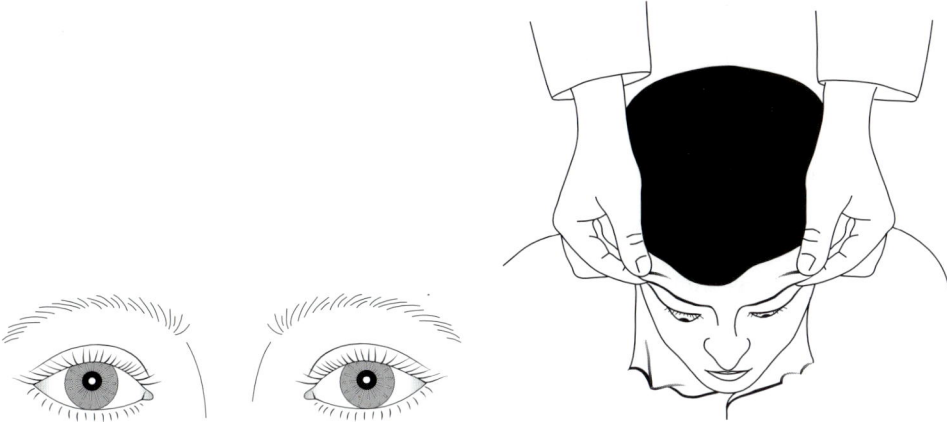

Abb. 4.1 Normalbefund beider Augen mit Spiegelreflex auf der Hornhaut bei Belichtung

Abb. 4.2 Prüfung des Augenstandes bei Verdacht auf Exophthalmus (s. Text)

a   b

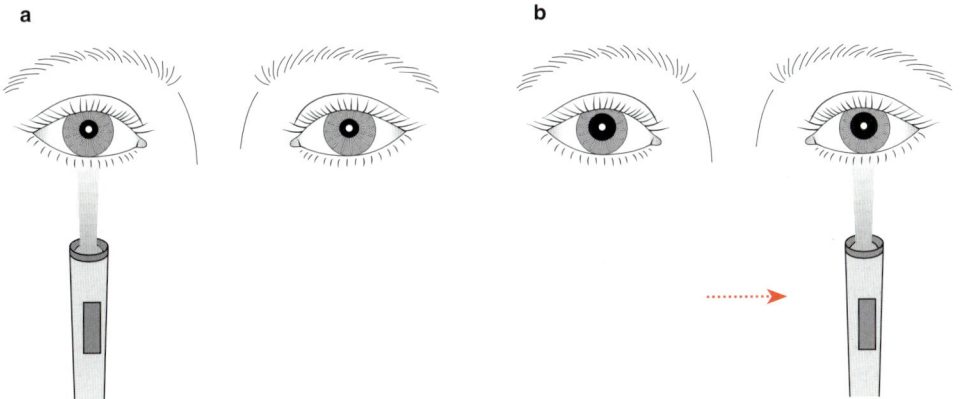

Abb. 4.3 a, b Test der wechselseitigen Pupillenbelichtung (swinging flashlight test) (s. Text)

Danach prüft man die Reaktion der Pupille auf Licht, die Mitreaktion der anderen Pupille (konsensuelle Reaktion) und die Konvergenzverengung. Die **Lichtreaktion** kann mit einer kleinen Lichtquelle (Taschenlampe) getestet werden (Abb. 4.3). Bei der Belichtung der rechten Pupille kommt es im Normalfall zu einer beiderseitigen Verengung der Pupillen (Miosis), dabei wird das linke Auge durch Anlegen des Handrückens auf die Nasenwurzel vom Licht abgeschirmt. Die Pupillenreaktion des unmittelbar belichteten und des nicht direkt angestrahlten, mitreagierenden Auges (konsensuelle Lichtreaktion) muß festgehalten werden.

Der Blick auf ein nahe gelegenes Objekt (am besten der Zeigefinger des Untersuchten in 20 cm Entfernung) führt zu einer Pupillenverengung (Konvergenzreaktion).

Um Störungen der afferenten Pupillenbahn zu diagnostizieren, wird der Test der **wechselseitigen Pupillenbelichtung** durchgeführt (swinging flashlight test, Abb. 4.3 a, b). Dazu fordert man den Patienten auf, ein entferntes Objekt im Raum zu betrachten. Dann wird von unten eine Pupille mit einer nicht zu breit streuenden Lichtquelle angestrahlt und die beiderseitige Pupillenreaktion (Verengung) registriert. Nach etwa 2 Sekunden erfolgt die Belichtung der anderen Pupille, die sich in der Zwischenzeit wieder erweitert hat. Durch den Lichtstrahl muß sie sich sofort deutlich verengen. Bleibt sie hingegen weit oder erweitert sie sich noch mehr, ist die Diagnose einer afferenten Pupillenstörung gesichert (einfachster Test, um eine Neuritis Nervi optici zu diagnostizieren).

4.4 Untersuchung der Motilität des Bulbus und des Schielens

Die Prüfung der Mobilität des Auges wird im Kapitel „Neurologische Untersuchungsmethoden" abgehandelt (s. S. 167).

Die Diagnose eines Strabismus (Schielen) ist vor allem bei Kindern wichtig, weil relativ viele Kinder schielen und die funktionellen Ergebnisse der Schielbehandlung um so besser sind, je früher mit der Therapie begonnen wird.

Große Schielwinkel sind leicht zu erkennen, dagegen entgehen kleine Schielwinkel oft der Diagnose. Die Feststellung eines Strabismus gelingt auch bei einem Kleinkind mit einfachen Methoden. Mit einer Taschenlampe strahlt man die Augen des Kindes an und (Abb. 4.4) prüft, ob die Hornhaut-Spiegelbildchen der Lichtquelle sich in beiden Pupillen identisch an den gleichen Stellen zeigen.

Ist ein Augenspiegel zur Hand, beobachtet man durch das Ophthalmoskop-Fenster (Stellung 0, s. unten), ob das Pupillenleuchten beider Augen völlig gleich ist. Erscheint eine Pupille ganz ausgeleuchtet, die andere aber nur zum Teil, liegt ein Strabismus vor (**Brücknerscher Test**).

Noch genauer ist die **Abdeck-Probe (Cover-Test**, Abb. 4.5 a, b). Man fordert das Kind auf, die Untersuchungslampe zu fixieren und deckt wechselseitig je ein Auge des Kindes mit der Hand oder einer undurchsichtigen Scheibe ab. Machen die Augen des Kindes Bewegungen bei der Fixationsaufnahme des Lichtes, liegt ein Strabismus vor, der latent oder manifest sein kann.

Zur Differenzierung dieser beiden Schielformen dient der **Aufdeck-Test** (Abb. 4.5a, b). Dabei wird z. B. das rechte Auge abgedeckt, das linke fixiert das Licht. Macht das aufgedeckte rechte Auge eine Einstellbewegung zum Parallelstand und behält das linke Auge die Fixation ohne Einstellbewegung bei, liegt ein latenter Strabismus vor (Heterophorie), ein sehr häufiger Zustand, der jedoch harmlos ist. Macht aber gleichzeitig mit dem rechten Auge auch das linke eine Einstellbewegung, handelt es sich um einen manifesten Strabismus.

4.5 Untersuchung der vorderen Augenabschnitte mittels fokaler Beleuchtung

Der Untersucher nimmt eine Lupe (13–16 Dioptrien) zwischen Daumen und Zeigefinger und hält sie so dicht vor das Auge des Patienten, daß sich z. B. die Hornhaut scharf abbildet (Abb. 4.6). Als Beleuchtung wird von der Seite her das Licht einer Visitenlampe oder eines Augenspiegels benutzt, so daß die beobachtete Fläche erhellt ist (Prinzip der Spaltlampe). Mit dieser Untersuchungstechnik kann man Fremdkörper und Verletzungen auf Bindehaut und Hornhaut diagnostizieren, die Tiefe der Vorderkammer recht gut abschätzen und Erkrankungen der Iris und Linse erkennen (s. S. 59).

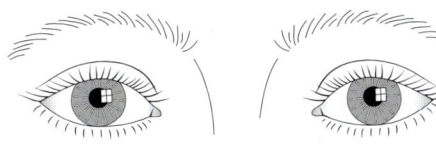

Abb. 4.4 Hornhaut-Spiegelbild (Fensterkreuz)

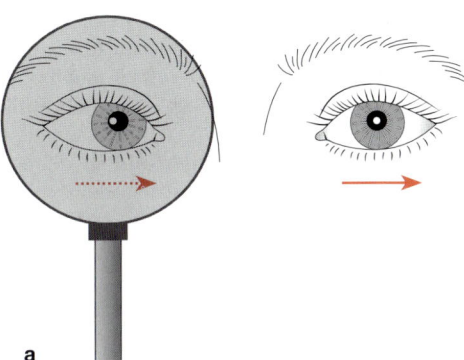

a

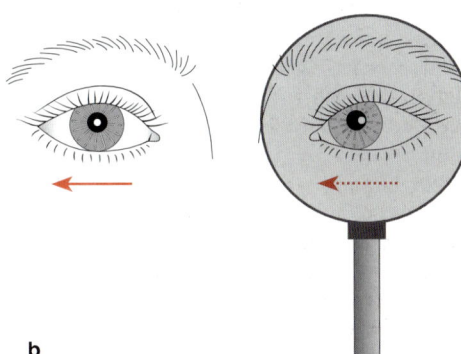

Abb. 4.5 a,b Abdeck-Test.
Die Augen, die eine Lichtquelle fixieren, werden wechselseitig abgedeckt. Zu beobachten sind Einstellbewegungen der Augen; in unserem Beispiel ein manifestes Innenschielen

b

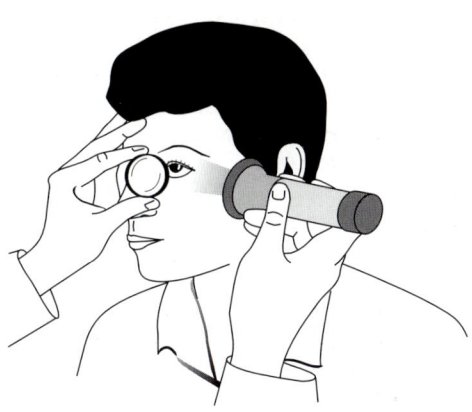

Abb. 4.6 Untersuchung in seitlicher, fokaler Beleuchtung

4.6 Palpation

Beim Verdacht auf einen Orbitatumor wird die **Zurückdrängbarkeit der Bulbi** im Seitenvergleich geprüft. Der Patient soll seine Augen leicht schließen, dann drückt man mit Zeige- und Mittelfinger den Bulbus in die Augenhöhle zurück und beachtet einen eventuellen Seitenunterschied. Zur Befundung von Tumoren der vorderen Orbita fährt man mit dem Zeigefinger oder besser noch mit dem kleinen Finger zirkulär zwischen Bulbus und Orbitarand herum. Damit lassen sich z. B. Tumoren der Tränendrüse unter der lateralen oberen Orbitawand feststellen.

Eine grobe Aussage über einen zu niedrigen, zu hohen oder ungefähr normalen **Augendruck** kann man durch die manuelle Palpation der Bulbi erhalten. Man stützt hierzu beide Hände mit allen Fingern außer dem Zeigefinger über dem oberen und unteren Orbitarand ab. Mit beiden Zeigefingern drückt man dann in schneller Folge auf den Augapfel (Ballotinieren) und kann so im Seitenvergleich beider Augen (auch das eigene Auge eignet sich zum Vergleich) Veränderungen des Augeninnendrucks (vor allem das sehr harte Auge im Glaukomanfall) erkennen (Abb. 4.7).

4.7 Augenspiegeln

Zur Untersuchung der brechenden Medien des Auges, der Netzhaut und des Sehnervenkopfes wird ein Augenspiegel (Ophthalmoskop) benutzt (Abb. 4.8). Ein schmaler, sehr heller Lichtstrahl wird im Kopf des Gerätes durch einen Spiegel um 90° umgelenkt und in das Patientenauge geführt. Der Beobachter blickt direkt, sozusagen über den Lichtstrahl gleitend, in das Patientenauge (Abb. 4.9) und erhält so ein **aufrechtes**, ca. 15fach vergrößertes Bild der Netzhautstrukturen (**direkte Ophthalmoskopie**).

Bei der zweiten Untersuchungsart, der **indirekten Ophthalmoskopie**, wird in den Strahlengang zwischen Augenspiegel bzw. fokussierbarer Lichtquelle und Patienten eine stärkere Lupe (13–28 Dioptrien) gehalten, so daß man ein virtuelles, **umgekehrtes** Bild der Netzhaut erhält, das ca. 2- bis 4fach vergrößert ist.

Die Methode des indirekten Augenspiegelns ist nicht ganz einfach zu erlernen und wegen der nur schwachen Vergrößerung der beobachteten Objekte (bei guter Übersicht) überwiegend für den Augenarzt geeignet.

Von Vorteil ist es, wenn das Oberteil des Ophthalmoskops (Abb. 4.9) am oberen Orbitarand des Beobachters abgestützt wird, so daß die Durchsichtsöffnung direkt vor dem Auge des Untersuchers zu stehen kommt. So bewegt er sich so dicht wie möglich an das Patientenauge heran und zentriert das Licht auf die Pupille (Prinzip: Blick durch ein Schlüsselloch). Je näher das Ophthalmoskop an das Auge des Patienten herangeführt werden kann, desto größer wird das Blickfeld. Das gelingt nur, wenn das rechte Auge des Patienten mit dem rechten Auge des Arztes (Nase!) untersucht wird. Will man den Nervus opticus betrachten, muß der Patient bei der Untersuchung seines rechten Auges mit dem ausgeleuchteten Auge so nach innen blicken, als ob er das rechte Ohr des Untersuchers fixieren wollte. Der Patient sollte nicht direkt in die Lichtquelle blicken, da durch die Blendung der zentralen Sehgrube eine störende maximale Pupillenverengung entsteht. Es ist anzuraten, nach Möglichkeit bei nicht medikamentös erweiterter Pupille zu spiegeln (Störung der Pupillenmotorik bei bewußtlosen oder traumatisierten Patienten, Auslösung eines Glaukomanfalls u. a.). Die für die allgemeine Untersuchung wichtigen Strukturen des Auges – Papille, Umgebung der Papille und Netzhautgefäße – kann man so mit etwas Übung recht gut beurteilen.

Ein scharfes Bild des untersuchten Auges erhält man nur, wenn Patient und Arzt nicht akkommodieren und wenn beide Augen normalsichtig sind. Ist beim Arzt und/oder dem Patienten ein Refraktionsfehler ausgewiesen, müssen entsprechende Linsen (Drehscheibe am Ophthalmoskop-Kopf = Recoss-Scheibe) zwischengeschaltet werden, z. B. Minuslinsen bei Kurzsichtigkeit. Die Stärke der gewählten Linse leuchtet in einem Zusatzfenster im unteren Teil des Ophthalmoskop-Kopfes auf. Sie reicht bei einem guten Ophthalmoskop von + 20 Dioptrien über 0 nach – 20 Dioptrien.

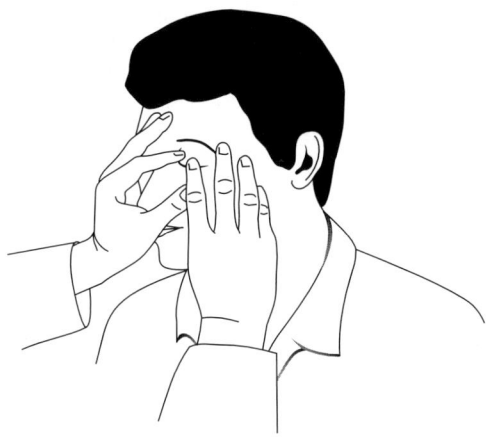

Abb. 4.7 Palpation des Bulbus zur Abschätzung des Augeninnendrucks

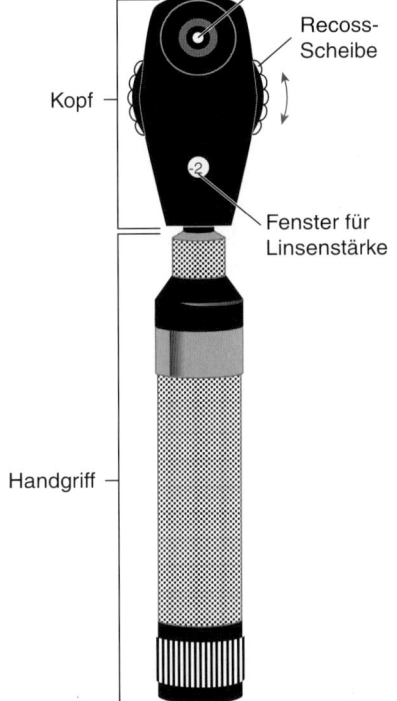

Durchsichtsöffnung

Recoss-
Scheibe

Kopf

Fenster für
Linsenstärke

Handgriff

Abb. 4.8 Ophthalmoskop

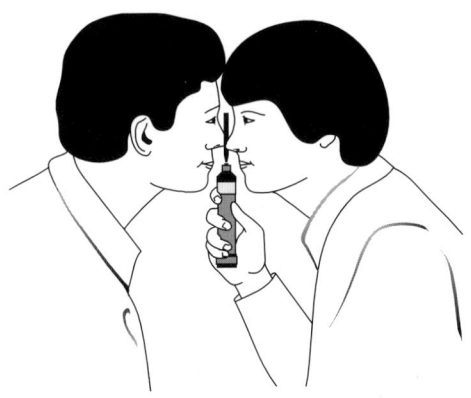

Abb. 4.9 Technik der direkten Ophthalmoskopie
(s. Text)

Bevor der Untersucher die Netzhaut betrachtet, sollte er eine Untersuchung im zurückscheinenden Licht vornehmen. Die Recoss-Scheibe (s. oben) wird auf Stellung 0 gebracht. Dies gilt für den normalsichtigen Untersucher, ansonsten muß der Arzt entsprechend seines Refraktionsfehlers andere Linsen vorschalten oder seine Brille aufbehalten. Das Licht wird auf die Pupille gelenkt, so daß die belichtete Netzhaut-Aderhaut als **orangerotes Pupillenleuchten** (erkennbar, z. B. bei Blitzlichtaufnahmen, wenn die fotografierte Person direkt ins Blitzlicht geschaut hat) sichtbar wird. Trübungen der brechenden Medien erscheinen als dunkle Figuren (punktförmig bei Glaskörpertrübungen, keilförmig bei Linsentrübungen). Trübungen im Glaskörper machen nach dem Stillhalten des Auges noch Folgebewegungen, Trübungen der Linse stehen sogleich mit dem Augapfel still. Leuchtet die Pupille nicht auf (bei korrekter Technik), liegt ein schweres Augenleiden vor (dichte Linsentrübung, Glaskörperblutung, totale Netzhautablösung u. a.).

4.8 Bestimmung der Sehschärfe (Visus)

Bei der Prüfung der Sehschärfe unterscheidet man den Visus naturalis (ohne Brillenkorrektur) vom korrigierten Visus. Der **Fernvisus** wird in 5 m Abstand (Ausschaltung der Akkomodation) mit genormten Symbolen geprüft, der **Nahvisus** in 30 cm Distanz mit genormten Texttafeln.

Das Meßergebnis, die erzielte Sehschärfe, notiert man als Bruch, wobei im Nenner die vorgegebene Entfernung steht, im Zähler die tatsächlich erreichte Sehleistung. Seit einiger Zeit werden hierzu Dezimalzahlen benutzt. Die normale Sehschärfe wird mit 5/5 (bzw. 1,0) angegeben; ist die Sehschärfe beispielsweise um über die Hälfte reduziert, so lautet die Aussage 2/5 (bzw. 0,4).

Ist ein Patient übersichtig (**hyperop**), muß dies mit Sammellinsen korrigiert werden, ist er dagegen kurzsichtig (**myop**), benötigt er Zerstreuungslinsen (s. dazu Tab. 4.2). Zeigt sich die Brechkraft der Hornhaut in verschiedenen Ebenen unterschiedlich, liegt eine Hornhautverkrümmung (**Astigmatismus**) vor, die nur mit zylindrischen Gläsern auszugleichen ist. Diese weisen in einem Hauptschnitt eine optische Wirkung auf, im anderen keine.

Die Refraktion (Lichtbrechung) beim Auge läßt sich leicht abschätzen, wenn man die Brille des Patienten vor einen Gegenstand mit einer Kante hält. Sammellinsen vergrößern, Zerstreuungslinsen verkleinern, Zylindergläser führen bei einer Drehung des Glases zu parallaktischen Verschiebungen der betrachteten Kante. Prismatische Gläser verschieben das Objekt.

Altersichtige Patienten tragen entweder Bifokal- bzw. Trifokal-Brillen, die ein scharfes Sehen in der Nähe und Ferne ermöglichen, oder eine Gleitsichtbrille, welche aus einem Fernteil, einem Nahteil und einer dazwischenliegenden sogenannten Progressivzone besteht, die eine stufenlos zunehmende Glasverstärkung darstellt.

Tab. 4.2 Begriffe aus der ophthalmologischen Optik

Myopie	Kurzsichtigkeit
Hyperopie (Hypermetropie)	Übersichtigkeit
Presbyopie	Altersweitsichtigkeit
Astigmatismus	Stabsichtigkeit (unterschiedliche Brechkraft der Hornhaut)
Anisometropie	ungleiche Brechkraft beider Augen
Emmetropie	Normalsichtigkeit
Aniseikonie	ungleiche Bildgröße von Objekten auf der Netzhaut

4.9 Bestimmung des Gesichtsfeldes

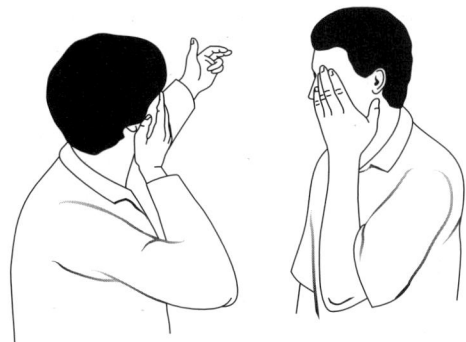

Das Gesichtsfeld gibt die Summe der bei unbewegtem Kopf und nicht bewegtem Auge von der Netzhaut aufgenommenen und kortikal wahrgenommenen Reize wieder.

Da es zu Überschneidungen des beidseitigen Gesichtsfeldes im zentralen Bereich kommt, muß die **Prüfung monokular** erfolgen.

Abb. 4.10 Gesichtsfeldprüfung

Der Patient sitzt dem Untersucher in 1 m Abstand gegenüber und deckt ein Auge mit der Hand ab. Auch der Untersucher tut dies mit seinem, dem korrespondierenden Auge. Dann führt er seinen Arm mit ausgestrecktem Zeigefinger (oder mit einem weißen Wattebausch) von der Seite in der Mittelebene zwischen Arzt und Patient und zwar so lange, bis der Untersuchte den Finger wahrnimmt. Dieser Vorgang wird in allen vier Quadranten des Gesichtsfeldes wiederholt (Abb. 4.10).

Diese Prüfung ist relativ grob und kann nur größere Gesichtsfeldfälle (Skotome) aufdecken. Man unterscheidet dabei zwischen dem positiven, vom Patienten wahrgenommenen Skotom und dem negativen Skotom, das vom Patienten nicht bemerkt wird – z. B. dem physiologischen blinden Fleck. Die Halbseitenblindheit mit Ausfällen einer Gesichtsfeldhälfte nennt man **Hemianopsie**. Es gibt die gleichgerichtete homonyme Hemianopsie (z. B. beidseitig nach rechts bei einer Schädigung in der linken Sehbahn hinter dem Chiasma opticum) und die heteronyme Halbseitenblindheit (z. B. beidseitig nach außen bei einem Hypophysentumor; Schädigung im Chiasma opticum).

Gesichtsfeldausfälle werden Skotome genannt. Ausfälle einer Gesichtsfeldhälfte heißen Hemianopsien.

4.10 Prüfung des Farbensinns

Prüfung auf Farbenfehlsichtigkeit erfolgt mit den pseudoisochromatischen Farbtafeln, z. B. nach *Velhagen* oder *Ishihara*. Es handelt sich hierbei nur um eine grobe Prüfung, die aber eine relativ gute Möglichkeit bietet festzustellen, ob überhaupt eine Farbsinnstörung vorliegt. Davon sind zwischen 2 % und 4 % aller Männer betroffen. Ein sicheres Erkennen und die genauere Differenzierung der verschiedenen Arten von Farbfehlsichtigkeit ist jedoch nur mit speziellen Verfahren möglich (Anomaloskop, Klötzchen-Test etc.).

4.11 Häufige Erkrankungen

4.11.1 Exophthalmus

Das Hervortreten eines oder beider Augen nennen wir Exophthalmus oder Protusio bulbi.

Ein beidseitiger Exophthalmus mit Retraktion (obere Hornhautgrenze ist nicht vom Lid bedeckt) der Oberlider, seltenem Lidschlag und Konvergenzeinschränkung muß an eine endokrine Orbitopathie denken lassen, deren weitere Abklärung in die Hand von Fachärzten (Internist, Augenarzt) gehört. In ca. 15 % der Fälle ist dieser endokrine Exophthalmus jedoch nur einseitig.

Die einseitige Protusio bulbi stellt immer eine diagnostische Herausforderung dar, da eine Vielzahl verschiedener Erkrankungen dafür verantwortlich sein kann, insbesondere Entzündungen und Tumoren. Neben der Messung des Exophthalmus gehört die Kontrolle der Motilität (frühzeitig behindert bei entzündlichen Erkrankungen und malignen Tumoren), eine Visusprüfung und die Ophthalmoskopie (Netzhautfalten, Beteiligung der Sehnerven) zur Basisdiagnostik.

Auch eine einseitige hohe Myopie – bei einer Kurzsichtigkeit von z. B. 15 Dioptrien ist der betroffene Augapfel 5 mm länger als das Partnerauge – kann die Ursache einer einseitigen Protusio bulbi sein, die dann keiner weiteren Diagnostik bedarf.

4.11.2 Hauterkrankungen

Grundsätzlich können alle Hauterkrankungen die Lidhaut mit betreffen.

So führt die **seborrhoische Akne** meist zu einer lästigen, schwer zu behandelnden Blepharitis (Lidrandentzündung) mit Rötung der Lidhaut, Schuppen- und Pustelbildung.

Auch **atopische Dermatitiden** (Neurodermitis) führen oft zur Beeinträchtigung der Lider (Blepharitis), der Bindehaut und Hornhaut (Keratitis).

Bei **Zoster ophthalmicus** kommt es in der Hälfte der Fälle zu einer mehr oder weniger starken Mitbeteiligung des Auges. Dies gilt insbesondere für einen Befall des Nervus nasociliaris. Klinisch kann man ihn daran erkennen, daß die Hautbläschen bis zur Nasenspitze reichen (Hutchinsonsches Zeichen). Dabei ist oft das innere Auge mit betroffen (Iritis, sekundäres Glaukom), so daß die Patienten unbedingt zum Augenarzt überwiesen werden müssen.

4.11.3 Fazialisparese

Sie führt durch Lähmung des M. orbicularis oculi, der den Lidschluß bewirkt, zu einer Lidspaltenvergrößerung, da das Unterlied erschlafft und nach unten hängt. Durch den fehlenden Lidschluß kommt es zu einer mangelnden Befeuchtung der Hornhaut,

was relativ rasch oberflächliche Defekte und Hornhautentzündungen hervorruft. Die Hornhaut muß deshalb intensiv künstlich feucht gehalten werden: z. B. durch einfache Salben, Tränenersatzmittel (gelartig) und notfalls einen Uhrglasverband.

4.11.4 Erkrankung der Lider

Bei der Untersuchung muß auf die **Fehlstellung der Lider**, besonders aber der Lidkante, geachtet werden. Am häufigsten treten das senile Ektropium (Auswärtskehrung des Lidrandes) und das Entropium (einwärts eingestülpter Unterlidrand) auf. Weil das ebenfalls nach außen abstehende untere Tränenpünktchen nicht mehr in den Tränensee eintaucht, entsteht beim Ektropium ein lästiges Tränenträufeln, wohingegen beim Entropium die einwärts gewandten Wimpern auf der Hornhaut scheuern und diese schädigen. Die Therapie erfolgt chirurgisch. Das gilt auch für das Narbenektropium, das gar nicht selten die Folge einer ungenügenden chirurgischen Wundversorgung bei Lidverletzungen ist.

Da an den Lidrändern verschiedene **Drüsen** münden (Meibohm-Talgdrüsen, Moll-Schweißdrüsen, Zeis-Lidranddrüse), kann es bei einer Verstopfung der Drüsenausgänge zu akuten (Hordeolum oder Gerstenkorn) sowie chronischen Schwellungen des Lides (Chalazion oder Hagelkorn) kommen. Das Gerstenkorn (Abb. 4.11) bereitet bisweilen dazu erhebliche Schmerzen, wohingegen das Hagelkorn in der Regel keine Beschwerden macht.

Eine beidseitige **Ptosis** (Herabhängen der Oberlider) ist am häufigsten bei älteren Menschen zu finden (Schwäche des Lidhebers). Sie kann aber auch das Zeichen einer neurologischen Erkrankung sein (Myasthenia gravis), wobei die Ptosis im Laufe des Tages zunimmt. Eine einseitige Ptosis finden wir bei Erkrankungen und Verletzungen des N. oculomotorius. Bei der kompletten Okulomotoriusparese kommt es zu einer Ptosis (Ausfall III. Hirnnerv), einer Außenschielstellung des Bulbus (N. VI nicht betroffen) und zu einer Mydriasis (Ausfall des Parasympatikus, der den N. oculomotorius begleitet).

4.11.5 Erkrankung der Bindehaut

Die Bindehaut (Konjunctiva) ist ein zartes, dünnes, durchscheinendes Häutchen, das den Bulbus vom Hornhautrand nach hinten zu bedeckt, in die obere und untere Umschlagfalte übergeht und danach die innere Lidhaut auskleidet.

Bei der Untersuchung achtet man zunächst auf eine Hyperämie (einseitig – beidseitig), wobei eine ziliare Rötung (Entzündung von tieferen Gefäßen neben dem Hornhautrand) von einer konjunktivalen (Entzündung der oberflächlichen Bindehautgefäße) Rötung zu unterscheiden ist.

Die Conjunctiva tarsi des **Unterlides** läßt sich leicht untersuchen (Abb. 4.12), indem das Unterlid mit dem Zeigefinger nach unten gezogen wird, so daß man bis zur unteren Umschlagfalte einsehen kann.

Die Conjunctiva tarsi des **Oberlides** ist nur nach dem Umstülpen (Ektropionieren) des Oberlides zu besichtigen. Dazu läßt man den Patienten nach unten blicken (kein Lidschluß), legt einen schmalen runden Gegenstand (Ende eines Stiltupfers o. ä.) auf die Mitte des Oberlides, faßt dabei die Wimpern des Lides fest mit Daumen und Zeigefinger und dreht das Oberlid sozusagen um den Tupferstil herum, der gleichzeitig etwas nach unten gedrückt wird. Sodann zieht man den verwendeten Gegenstand behutsam heraus und hält das Oberlid in ektropionierter Stellung mit dem Zeigefinger fest (Abb. 4.13 a, b). Die Conjunctiva tarsi des Oberlides kann jetzt beobachtet werden; kleine Fremdkörper, die im Sulcus subtarsalis dicht neben der Lidkante sitzen, lassen sich mit einem Tupfer entfernen.

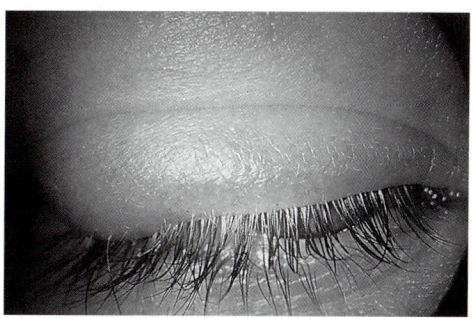

Abb. 4.11 Gerstenkorn

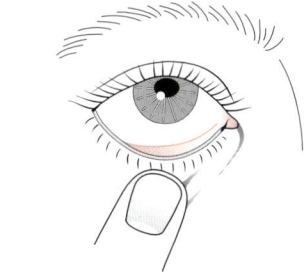

Abb. 4.12 Ektropionieren des Unterlides

a

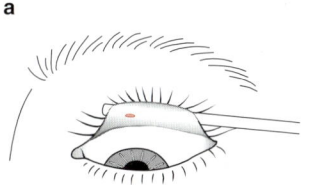

b

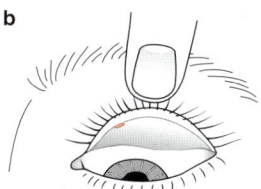

Abb. 4.13 a,b Ektropionieren des Oberlids (s. Text) mit subtarsalem Fremdkörper

Tab. 4.3 Differentialdiagnose des einseitigen roten Auges

	Rötung	Sehschärfe	Schmerzen	Pupille
Bindehautentzündung	+ → ++	normal	(+)	normal
Iritis	+	↓	+ (ziehend bei Lichteinfall)	eng
Glaukomanfall	++	↓ ↓	++ (in Umgebung ausstrahlend)	weit

Bindehautentzündungen, ob akut oder chronisch, zählen zu den häufigsten Erkrankungen am Auge. Sie sind meist relativ harmlos, wie z. B. die bakterielle beiderseitige Bindehautentzündung bei einer Erkältung. Schwerere Erkrankungen verbergen sich häufig hinter einer einseitigen Konjunktivitis, wobei zur Differentialdiagnose das Spiel bzw. die Weite der Pupille, die Funktion des Auges und die Art des Schmerzes mit hinzugezogen werden müssen (Tab. 4.3).

Eine **einseitige** Bindehautentzündung ist oft eine ansteckende Conjunctivitis epidemica, die leicht weitergetragen werden kann. Die Untersuchung sollte deshalb mit Einmalhandschuhen und Watteträgern erfolgen.

Die Unterblutung der Bindehaut nennen wir **Hyposphagma**. Sie ist, wenn sie spontan eingetreten ist, meist harmlos („geplatztes Äderchen"). Nach einem Trauma kann sie aber auch auf eine ernste Augapfelverletzung hinweisen, besonders wenn die Bindehaut gleichzeitig angeschwollen ist (Chemosis).

4.11.6 Erkrankungen der Hornhaut

Die glänzende und spiegelnde Hornhaut wird mit der **fokalen Beleuchtungstechnik** untersucht. Normalerweise bilden sich Gegenstände aus der Außenwelt verkleinert auf der Hornhaut ab (günstig ist es, wenn der Patient auf ein Fensterkreuz blicken kann, das sich dann auf der Hornhaut abbildet). Ist dieses Bild einseitig getrübt, liegt eine meist entzündliche Hornhautveränderung vor. Ist es klar aber verzerrt, bestehen oberflächliche Hornhautnarben ohne Entzündung.

Der häufigste Befund an der Hornhaut ist der „Arcus senilis" (Arcus lipoides corneae).

Dies ist ein mehr oder weniger breiter weißlichgrauer Trübungsring in der peripheren Hornhaut, der noch einen schmalen Spalt klarer Hornhaut zwischen sich und dem Hornhaut-Sklerarand läßt. Er hat keine pathologische Bedeutung.

Nicht selten befällt das **Herpes simplex**-Virus die oberflächliche Hornhaut: der Patient berichtet über ein Fremdkörpergefühl am Auge (ohne sonstige Anamnese!). Wir finden einen konjunktivalen Reizzustand und winzige oberflächliche Trübungen der Hornhaut (Herpes-Bläschen), die mit einem auf das Auge getropften Farbstoff (Fluoreszein) besser zur Beobachtung gebracht werden können. Typisch ist auch eine Herabsetzung der Hornhaut-Sensibilität (Untersuchungstechnik s. S. 169).

4.11.7 Erkrankungen der Vorderkammer

Die Untersuchung erfolgt mit der **fokalen Beleuchtungstechnik.**

Durch Exsudation von entzündlichem Material bei einer Iritis entsteht eine **Trübung der Vorderkammerflüssigkeit**, so daß der Einblick auf die Iris getrübt (verwaschen) ist. Bei schweren Regenbogenhaut-Entzündungen – vor allem beim Morbus Bechterew und beim Morbus Behçet – kann es zu einer Eiteransammlung in der unteren Vorderkammer mit Spiegelbildung kommen (Hypopyon).

Blutungen in der Vorderkammer, ebenfalls meist mit Spiegelbildung, sind Zeichen eines schweren Augapfeltraumas oder sie stammen aus neugebildeten Gefäßen der Iris im Endstadium von Durchblutungsstörungen der Retina (s. Retinopathia diabetica, Zentralvenenverschluß).

Es gibt Gründe, die **Tiefe der Vorderkammer** zu beurteilen, dann z. B. wenn zu klären ist, ob sich die Pupille gefahrlos medikamentös erweitern läßt, ohne einen Glaukomanfall auszulösen. Dazu läßt man das Licht einer Visitenlampe von der Seite her über die Iris leuchten. Ist die Vorderkammer normal tief, läßt sich dabei die gesamte beleuchtete Iris überblicken. Zeigt sich die Vorderkammer zu flach, liegt der von der Lichtquelle entfernte Iristeil im Halbschatten.

4.11.8 Erkrankung der Iris

Mit der fokalen Beleuchtung können wir eine **Iritis** erkennen: Konjunktivaler Reizzustand sowie eine verwaschene Irisstruktur und Verklebungen der Iris mit der Linse (hintere Synechie), die zu einer Pupillenentrundung und Verengung führt.

Kolobome der Iris (das Fehlen eines Teils der Regenbogenhaut) sind meist iatrogenbedingt (Katarakt- oder Glaukomoperation). Sie liegen oben und sind dreieckförmig mit der Basis nach peripher zu. Ihre Begrenzung ist gerade. Angeborene Kolobome liegen meist unten und zeigen eine birnenförmige Konfiguration.

4.11.9 Störungen der Pupillomotorik

Bei Veränderungen der Pupillengröße unterscheiden wir Miosis (Pupillenverengung) und Mydriasis (Pupillenerweiterung). Eine **Miosis** tritt bei einer Reizung des Parasympathikus, im Alter und beim Hornerschen Symptomenkomplex auf (Sympathikuslähmung). Beiderseitig sehr enge Pupillen sollten beim älteren Menschen immer an ein behandeltes Glaukom denken lassen (Tab. 4.4).

Eine **Mydriasis** finden wir bei einer Sympathikusreizung und einer Parasympathikuslähmung (z. B. durch pupillenerweiternde Mittel, wobei ein Tropfen Atropin eine Mydriasis bewirken kann, die eine Woche anhält), nach einer Augapfelprellung und im Glaukomanfall.

Eine Synopsis der häufigsten Störungen der Pupillenmotorik zeigt Tab. 4.5.

Tab. 4.4 Ursachen für Mydriasis und Miosis

einseitig	**Mydriasis** beiderseits
medikamentös	medikamentös
N. oculomotorius-Parese	mesenzephale Läsionen
Pupillotomie	
Augapfelprellung	
Glaukomanfall	
Augenoperation	

einseitig	**Miosis** beiderseits
medikamentös	medikamentös
Iritis	intrapontine Läsion
Augenoperation	Lues
Hornersches Syndrom	

Tab. 4.5 Pupillenstörungen unterschiedlicher Genese

Störung	Pupille	Lichtreaktion direkt	indirekt	Konvergenz
einseitige Amaurose	mittelweit	–	+	+
absolute Starre	übermittelweit, entrundet	+	+	–
Pupillotomie	übermittelweit	–	–	+ (tonisch)
Hornersches Syndrom	eng	(+)	(+)	+
Argyll-Robertson-Pupille	eng	–	–	++

4.11.10 Erkrankungen der Linse

Linsenerkrankungen (in erster Linie handelt es sich um Trübungen) spielen im Rahmen der allgemeinen Untersuchung keine große Rolle. Zentrale Trübungen der Linse, die bei enger Pupille erkennbar sind, können mit dem Ophthalmoskop gesehen werden.

Eine eingepflanzte **künstliche Linse** (nach Operation des grauen Stars) läßt sich mit dieser Untersuchungsmethode jedoch nicht feststellen. Man kann sie aber mit einem kleinen Trick erahnen: Wenn man mit dem Licht einer Visitenlampe schnell von seitlich über die Pupille fährt, kann man für den Bruchteil einer Sekunde ein silbriges Aufleuchten (Mondlicht) erhaschen.

4.11.11 Glaskörpertrübungen

Sie können auch bei enger Pupille mit dem Augenspiegel gesehen werden (s. S. 52). Vor allem Glaskörperblutungen imponieren als schwarze Wolken, die auch bei ruhig stehendem Auge (nach vorheriger Bewegung) noch im Auge flottieren.

4.11.12 Erkrankungen des Sehnervs

Die Sehnervenscheibe kann mit wenig Übung auch bei medikamentös nicht erweiterter Pupille leicht betrachtet werden. Sie hat normalerweise eine gelb-rosa Färbung (Abb. 4.14), ist leicht hochoval, zu ihrer Umgebung hin relativ scharf abgegrenzt (temporal besser als nasal) und weist in der Regel einen zentralen Trichter (Exkavation) auf, durch den die A. centralis retinae in das Auge tritt bzw. die V. centralis retinae das Auge verläßt. Sehr oft sieht man am temporalen Papillenrand eine schmale schwarz pigmentierte Sichel (Pigmentkonus), die keine pathologische Bedeutung hat. Bei stärker kurzsichtigen Augen ist die Sehnervenscheibe vergrößert und zeigt eine helle temporale Sichel (Conus myopicus) oder aber eine zirkumpapilläre Dehnung der Aderhaut.

Wir beurteilen die **Färbung der Papille** auch im Seitenvergleich: eine Hellfärbung (gelb bis weiß) spricht für eine Atrophie. (Abb. 4.15), ein fleischfarbenes Rosa bei gleichzeitiger Vergrößerung des Durchmessers der Papille für ein Papillenödem (Abb. 4.16).

Die Feststellung einer Atrophie oder eines Ödems der Papille (s. Tab. 4.6) läßt zumeist keine Artdiagnose der Erkrankung zu. Zur **Differentialdiagnose** wird einerseits der Befund der Netzhaut (z. B. Pigmentierungen der äußeren Netzhaut bei tapetoretinalen Degenerationen mit Papillenatrophie oder enggestellte Arterien bei maligner Hypertonie mit Papillenödem) und andererseits die Funktion des Auges herangezogen (starker Visusverlust bei Papillitis, keine oder geringe Sehstörung bei Stauungspapille).

4.11.13 Erkrankungen der Netzhaut

Wir können mit der direkten Ophthalmoskopie die Strukturen der Netzhaut bei 15facher Vergrößerung sehen. Die Retina zeigt normal eine orangerote Färbung, ist bei blonden Menschen und bei höherer Kurzsichtigkeit heller und bei dunkelhäutigen Menschen ins bräunliche gehend (Abb. 4.17).

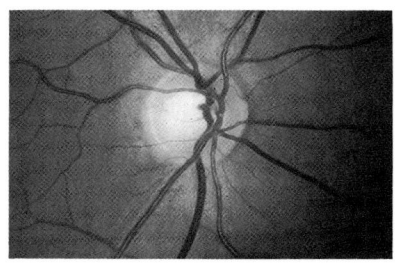

Abb. 4.14 Normale Papilla nervi optici

Die **Arterien** erscheinen heller als die **Venen** und unterscheiden sich zudem durch ein kleineres Kaliber (Verhältnis Arterie zu Vene = 3:4). An den Kreuzungsstellen von Arterien und Venen wird das venöse Gefäß nicht komprimiert. Der jugendliche Fundus hat viele Lichtreflexe, der des alten Menschen wenig. Bei einer Engstellung der Arterien als Folge der Hochdruckkrankheit verschiebt sich die oben angegebene Relation der Gefäßdurchmesser zu ungunsten der Arterien (z. B. = 2:5). Die Gefäßwand weist normalerweise einen gelben Lichtreflex auf. Wir sprechen von Kaliberschwankungen, wenn die Gefäße ungleichmäßige Durchmesser aufweisen.

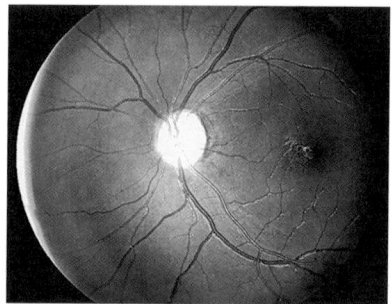

Abb. 4.15 Papillenatrophie

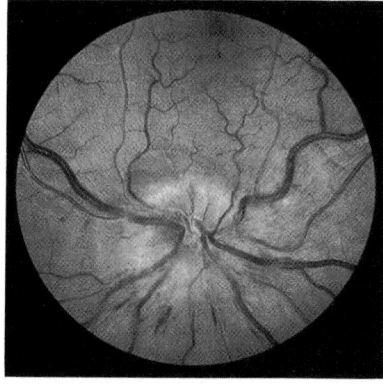

Abb. 4.16 Papillenödem

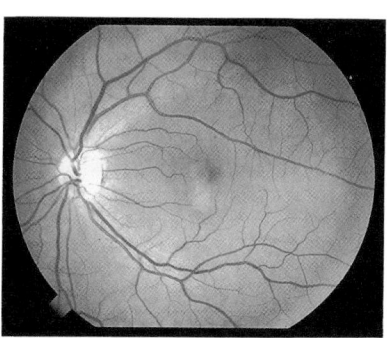

Abb. 4.17 Normaler Fundus

Nicht selten erkennt man **weißliche bzw. gelbliche Einlagerungen in der Netzhaut**. Kleinere zum Teil „Atolle" bildende, gelblich scharf begrenzte Einlagerungen nennen wir harte Exsudate, die (Abb. 4.18) vor allem bei der Retinopathia diabetica und der Retinopathia angiospastica auftreten (s. Tab. 4.7).

Als **weiche Exsudate** (Cotton-wool-Herde) bezeichnen wir die etwas größeren oval geformten weißen, an den Rändern zerfließenden Herde, die sich meist um die Papille herum gruppieren. Sie sind typisch für eine fortgeschrittene Retinopathia diabetica, einen Fundus hypertonicus oder Autoimmunerkrankungen (u. a. Lupus erythematodes), AIDS und Venenthrombosen. Sie entstehen durch den Verschluß kleinerer Gefäße.

Bei **kleinen roten Pünktchen** in der Netzhaut (wie flohstichartige Blutungen) handelt es sich entweder um winzige Blutungen oder aber um Mikroaneurysmen (Diabetes, Hypertonie, Venenverschlüsse am Auge).

Um die Fovea herum kann man beim älteren Menschen häufig **Pigmentverschiebungen** und **gelbgraue**, zum Teil konfluierende **Einlagerungen** (sog. Drusen) ausmachen. Es handelt sich um degenerative Veränderungen, die senile trockene Makuladegeneration. Wenn es bei fortschreitender Umbildung zu Blutungen in die Netzhaut und zur Ödembildung kommt, sprechen wir von einer senilen feuchten Makuladegeneration, die mit erheblichen Einbußen der Sehkraft verbunden ist (Abb. 4.19).

Tab. 4.6 Wesentliche Ursachen für Atrophie und Ödem der Papille

Papillenatrophie	
einseitig	beiderseits
Gefäßverschluß	Glaukom
Neuritis Nervi optici	tapetoretinale Degeneration
Glaukom	toxisch (Methylalkohol, Chinin, Blei)

Papillenödem	
einseitig	beiderseits
Papillitis	Stauungspapille
Zentralvenenverschluß	Retinopathia angiospastica
Stauungspapille	

Tab. 4.7 Häufigste Einlagerungen und Veränderungen der Netzhaut und ihre Ursachen

Netzhautveränderungen	Häufigste Ursachen
Harte Exsudate	beidseits: Retinopathia diabetica, Retinopathia angiospastica einseitig: Venenverschluß
Weiche Exsudate	beidseits: Retinopathia diabetica, Retinopathia angiospastica, Erkrankungen des Immunsystems einseitig: Venenverschluß
Blutungen	beidseits: Retinopathia diabetica, Retinopathia angiospastica, Anämien, Erkrankung des Immunsystems einseitig: Venenverschluß, Makuladegeneration

Blutungen in der Retina kommen bei vielen Gefäßerkrankungen der Netzhaut vor. Sie erscheinen fleckförmig oder flammen- bzw. strichförmig, je nach der Tiefenlokalisation in der Netzhaut (Diabetes, Hypertonie, Venenverschlüsse, Erkrankungen des Immunsystems, s. Abb. 4.20 u. Tab. 4.7).

Bei einer länger andauernden Hypoxie des Netzhautgewebes entstehen **Gefäßneubildungen** zunächst in der Retina, die aber in der weiteren Folge oft über das Netzhautniveau in Richtung Glaskörper vorwachsen. Die Wand dieser Neovaskularisationen ist pathologisch verändert, es kommt zu Blutungen in den Glaskörperraum, die innerhalb von Minuten das Sehen verdunkeln können.

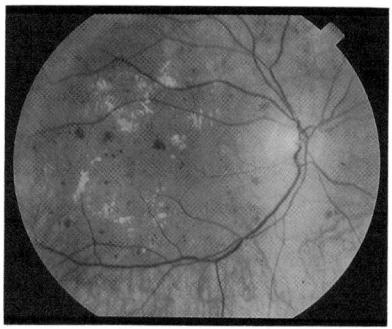

Abb. 4.18 Retinopathia diabetica. Gelbliche Einlagerungen = harte Exsudate, Blutungen und Mikroaneurysmen

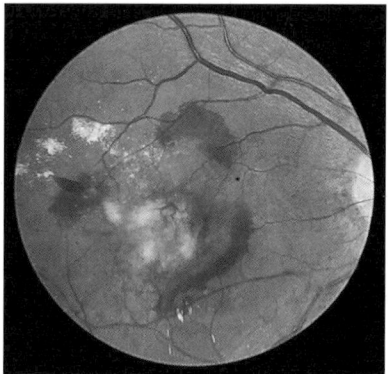

Abb. 4.19 Feuchte senile Makuladegeneration mit intraretinalen Blutungen, harten Exsudaten und narbiger Umwandlung der Makula

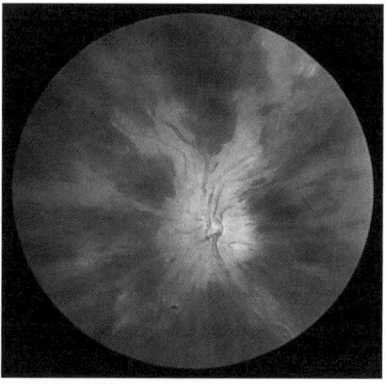

Abb. 4.20 Zentralvenenverschluß, massenhaft streifenförmige Blutungen und Papillenödem

5 Atmungsorgane

(W. Thimme)

5.1 Anamnese

• **Atemnot**

Das Gefühl von Atemnot wird empfunden, wenn die Atemarbeit einen bestimmten Grenzwert überschreitet. Das ist zu erwarten, wenn die Dehnbarkeit der Lunge und des Atemapparates herabgesetzt oder wenn der Strömungswiderstand in den Bronchien bei einer Atemwegsobstruktion erhöht ist. Atemnot kann daher mit normalem Sauerstoff- und CO_2-Druck im arteriellen Blut und mit normalen Lungenvolumina einhergehen.

Man teilt die Atemnot in **vier Schweregrade** ein:

Schweregrad 1 Erkrankung ohne wesentliche Atemnot

Schweregrad 2 Atemnot bei schwerer körperlicher Belastung (Steigen von mehr als einem Stockwerk)

Schweregrad 3 Atemnot bei leichter körperlicher Belastung (Steigen von einem Stockwerk)

Schweregrad 4 Atemnot in Ruhe

Atemnot kommt bei Herz- und Lungenerkrankungen vor. Bei Erkrankungen der Lunge ist sie in der Regel mit Husten und Auswurf vergesellschaftet, bei Herzerkrankungen mit anamnestischen Angaben wie zurückliegender Herzinfarkt, Herzklappenfehler, hoher Blutdruck.

• **Husten und Auswurf**

Sie sind der wesentliche Reinigungsmechanismus des Bronchialsystems. Der Hustenreflex bewirkt eine tiefe Inspiration, Glottisschluß, den Aufbau eines thorakalen Überdruckes durch kräftige Kontraktion der Atemmuskulatur (dadurch erhebliche Verminderung des Trachealdurchmessers), die plötzliche Öffnung der Glottis und das Austreiben der intrathorakalen Luft mit hoher Strömungsgeschwindigkeit (etwa 100 km/h), die die Schleimfetzen mitreißt.

> Husten und Auswurf sind Hinweise auf eine Entzündung der Bronchien und Trachea (Bronchitis, Tracheitis).

Von einer chronischen Bronchitis spricht man, wenn die Symptome mindestens drei Monate pro Jahr in zwei aufeinanderfolgenden Jahren vorliegen. Trockener Reizhusten ohne wesentliche Sputumproduktion ist zu erwarten bei Krankheiten mit umschriebenen Läsionen der Bronchialschleimhaut, z. B. Bronchialkarzinom, Fremdkörper, Fistelbildungen.

Bei einem produktiven Husten (d. h. Husten mit Auswurf) muß die **Farbe des Sputums** unbedingt festgestellt werden. Weiß oder grau deutet auf chemische und mechanische Reize (z. B. Raucherhusten) oder Virusinfekte hin; gelbgrün ist das leukozytenreiche eitrige Sputum bei einem bakteriellen Infekt. Von **Hämoptysen** spricht man bei geringen Mengen Blut im Sputum, von **Hämoptoe** (Bluthusten) bei massiven Blutbeimengungen. Blutiges Sputum erfordert immer weitergehende diagnostische Schritte (Röntgenuntersuchung des Thorax, Bronchoskopie), denn als Ursache können sowohl Gefäßläsionen bei einer unspezifischen Bronchopneumonie als auch ein Bronchuskarzinom oder die Tuberkulose zugrunde liegen.

• **Schmerzen**

Atemabhängige Schmerzen weisen auf Pleuraerkrankungen hin. Sie können von der Lunge oder den Bronchien fortgeleitet sein: Lungenentzündungen oder Bronchialkarzinome befallen auch nicht selten die Pleura. Pleuritis gehört bisweilen auch zum Lungen-, gelegentlich sogar zum Herzinfarkt. Dagegen sind primäre Pleuraerkrankungen als Schmerzursache selten (z. B. Mesotheliom).

• **Risikofaktoren und Medikamenten-anamnese**

Rauchgewohnheiten und besondere berufliche Belastungen der Atemwege (Bergbau, Schleiferei, Sandstrahlbetriebe, asbestverarbeitende Betriebe) sind in diesem Zusammenhang wichtig. Die eingenommenen Medikamente weisen darauf hin, wie die Erkrankung von vorbehandelnden Ärzten beurteilt worden ist (Antiallergika, Antibiotika, Broncholytika). Man sollte auch danach fragen, welche Medikamente sich in welchen Dosierungen als wirksam oder unwirksam erwiesen haben.

5.2 Inspektion des Brustkorbs

5.2.1 Thoraxformen (Abb. 5.1 a–c)

Die normalen Varianten des Körperbaus – pyknisch, asthenisch, athletisch – führen oft zu einem unterschiedlichen Verlauf von Erkrankungen, z. B. steigern Astheniker ihre Atemarbeit bei der Emphysembronchitis, Pykniker dagegen vermindern ihr Atemminutenvolumen und reagieren auf die resultierende Hypoxämie mit der Vermehrung der roten Blutkörperchen.

Beim **Lungenemphysem** ist das Thoraxvolumen über die Norm hinaus vergrößert, der anterior-posteriore Durchmesser ist vermehrt, die Zwischenrippenräume sind erweitert, der Abstand vom Jugulum zum Larynx ist verringert, der Thorax hat die Form eines Fasses (Abb. 5.2 a, b).

Bei der **Trichterbrust** ist der anterior-posteriore Thoraxdurchmesser deutlich verringert und der untere Teil des Sternums zur Wirbelsäule hin zurückgebogen (Abb. 5.3).

Deformitäten der Wirbelsäule (Skoliose, Gibbus) führen, wenn sie erheblich sind, zu einer Behinderung der Atemmechanik und sind daher beachtenswert.

Schließlich ist die Größe, Form und Symmetrie der männlichen und weiblichen **Mammae** zu beachten. Zu krankhaften Vergrößerungen beim Mann (Gynäkomastie) kommt es z. B. bei der Therapie mit weiblichen Sexualhormonen oder bei der Leberzirrhose. Bei der Frau sind Asymmetrien wichtige Krankheitszeichen, z. B. bei Mastitis, Mammakarzinom oder Operationsfolgen.

5.2.2 Atemtypen (Abb. 5.4)

Die Atemfrequenz beträgt normalerweise 12–15 pro Minuten.

Bei fast allen schweren Krankheitszuständen steigt sie an, z. B. um etwa fünf Atemzüge pro Minute pro 1° C gesteigerter Körpertemperatur. Bei Atemnot (**Dyspnoe**) oder schwerer Atemnot (Orthopnoe) wird die auxiliäre Atemmuskulatur mit innerviert. Oft stellt sich der Patient hin und stützt seine Arme auf das Fensterbrett oder eine andere feste Unterlage, um den Muskeln des Schultergürtels, die an Rippen und Sternum ansetzen, einen Festpunkt zu geben (**Orthopnoe**: orthos [griechisch]: aufrecht, gerade).

Bei der **Schnappatmung** öffnet sich der Mund mit jeder Inspiration, die Halsmuskulatur kontrahiert sich, oft wird der Kopf von der Unterlage abgehoben. Dieser Atemtyp zeigt das Endstadium der Erkrankung an. Wenn keine Atemhilfe gegeben werden kann (Intubation und mechanische Beatmung), tritt in kurzer Zeit der Tod ein.

Bei der **Cheyne-Stokes-Atmung** wechseln tiefe Atemzüge mit oberflächlichen in einem regelmäßigen Rhythmus ab: die Rückkopplung zwischen Ventilationsapparat, Blutgasen und Atemzentrum ist verlangsamt und gestört. Dieser Atemtyp tritt im Schlaf auf, auch bei gesunden, vor allem älteren Menschen. Er ist jedoch auch häufig bei allen Herz- und Lungenerkrankungen sowie bei Patienten mit gedämpfter Aktionsfähigkeit des Atemzentrums.

Bei der **Azidoseatmung (Kußmaul-Atmung)** sind die Atemexkursionen etwas beschleunigt und vertieft. Das Atemminutenvolumen und die alveoläre Ventilation sind über den metabolischen Bedarf hinaus gesteigert, um Kohlendioxid zu eliminieren und auf diese Weise den pH-Wert im arteriellen Blut möglichst konstant zu halten, wenn fixe Säuren das Puffergleichgewicht im Blut stören, z. B. beim Coma diabeticum, Coma uraemicum oder der Milchsäureazidose.

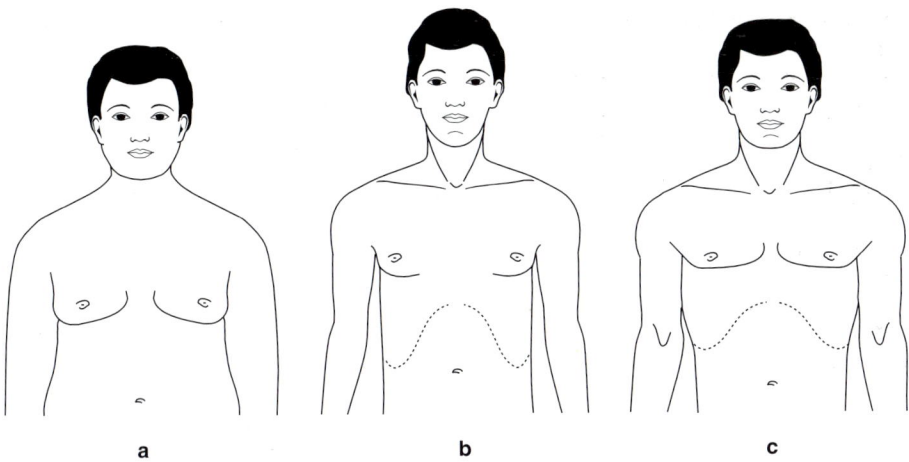

Abb. 5.1 a–c Konstitutionstypen. **a** Pykniker, **b** Astheniker, **c** Athlet. Sie nehmen auf den Krankheitsverlauf der chronischen Bronchitis Einfluß

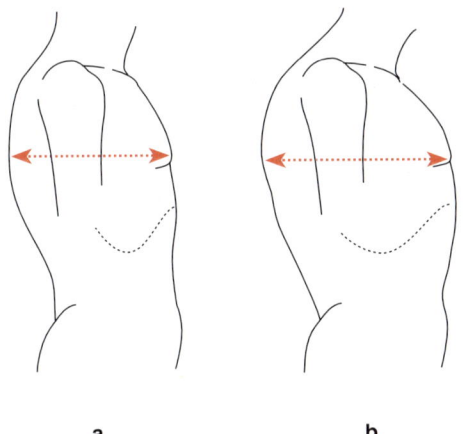

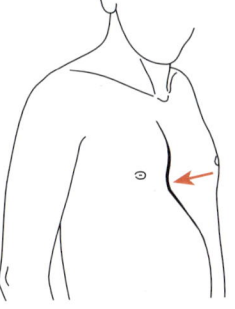

Abb. 5.3 Trichterbrust, eine Thoraxdeformität mit vermindertem Lungenvolumen

a   b

Abb. 5.2 a, b Thoraxform bei Lungenemphysem. **a** Normalbefund, **b** Faßthorax

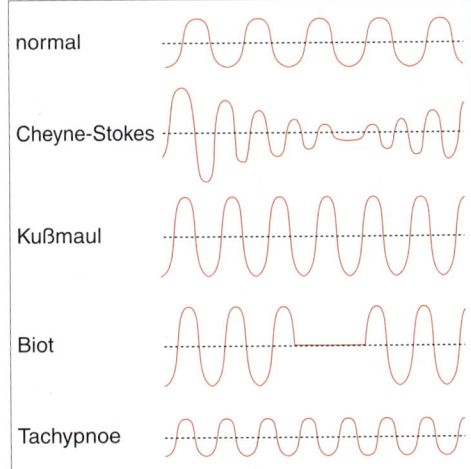

Abb. 5.4 Atemtypen als Hinweis auf Krankheiten

Unter einer **Biot-Atmung** versteht man einen Atemtyp, bei dem kurze Atemstillstände (Apnoe) plötzlich in einen sonst regelmäßigen Atemrhythmus eingeschoben sind. Solche Zustände findet man bei schweren zerebralen Schädigungen.

Eine **paradoxe Atmung** entwickelt sich bei einem instabilen Thorax: bei Rippenserienfrakturen bewegt sich das Sternum auf die Wirbelsäule zu, wenn das Zwerchfell bei der Inspiration kaudalwärts wandert. Auf diese Weise kann nur ein geringer Unterdruck aufgebaut werden, und die Atmung ist erheblich behindert. Mechanische Beatmung mit positiven inspiratorischen Drucken bringt Abhilfe und schient die Rippen.

5.2.3 Zyanose

Unter Zyanose versteht man eine bläuliche Verfärbung der Haut, die speziell an den Stellen sichtbar wird, an denen kein mehrschichtiges Epithel über den Kapillaren liegt, z. B. an den Lippen, Fingernägeln, der Zunge und der Konjunktiva.

Zyanose wird beobachtet, wenn mehr als 5 g Hämoglobin auf der venösen Seite der Kapillaren reduziert ist. Dazu kann es bei einer arteriellen Sauerstoffuntersättigung kommen (Hypoventilation, venöse Beimischung, Diffusionsstörung) sowie bei einem stark verlangsamten Blutfluß (Kälteexposition, Schockzustände) und bei der Polyglobulie. Zyanose bedeutet also nicht immer, daß der Körperperipherie zuwenig Sauerstoff angeboten wird. Bei einer Polyglobulie etwa ist trotz Zyanose die Sauerstoffversorgung besser als im Normalfall. Andererseits sind nicht alle Zustände mit schwerem Sauerstoffmangel von einer Zyanose begleitet: Ein Mensch mit einer erheblichen Anämie (5 g Hämoglobin pro 100 ml) wird niemals zyanotisch!

5.3 Palpation

5.3.1 Palpation der Brustdrüse

Die Palpation der Brustdrüse ist sowohl der Patientin als auch den Untersucherinnen und Untersuchern oft unangenehm. Die Situation wird leichter, wenn die Untersuchung von freundlichen, höflichen, erklärenden Worten begleitet wird. Im Liegen legt die Patientin die Arme unter den Kopf, um die Brustdrüse auf dem Pektoralismuskel auszubreiten (Abb. 5.5). Mit leichtem Druck wird das Drüsengewebe unter der Haut und auf dem Pektoralis bewegt. Mit einiger Erfahrung kann man dabei umschriebene festere Verdichtungen erkennen und schildern, ob solche „Knoten" mit der Haut oder mit dem darunterliegenden Muskel verwachsen sind.

Während der Betastung wird die Haut beobachtet: Bilden sich bei der passiven Bewegung an einigen Stellen umschriebene Einziehungen (durch Verwachsungen des Knotens mit der Haut) oder ist die Haut in ihrer Struktur verändert? Lassen sich bei vorsichtigem Druck Sekrete aus der Mamille drücken? Wie ist deren Farbe und Konsistenz?

Auffälligkeiten werden nach Größe, Form, Festigkeit, Abgrenzbarkeit zum umgebenden Gewebe sowie der Empfindlichkeit beschrieben. Um die Lage der Veränderungen darzustellen, teilt man die **Mamma in vier Quadranten** ein und bezeichnet die Quadranten nach ihrer Lage: oben, unten, außen, innen.

Die Veränderungen werden dann röntgenologisch, sonographisch oder bioptisch endgültig differenziert. (Beispiel: Knoten im oberen, äußeren Quadranten.)

Im Anschluß an die Palpation der Brustdrüse sucht man die **Achselhöhle** und die Supraklavikulargrube nach Lymphknoten ab (Abb. 5.6a, b). Der Arm wird leicht abduziert und die Achselhöhle abgetastet, indem man das Unterhautgewebe vorsichtig auf der Unterlage verschiebt. Krankhaft vergrößerte Lymphknoten werden nach Größe, Schmerzhaftigkeit sowie Verschieblichkeit über der Unterlage und mit der Haut beschrieben. Man sollte immer darauf achten, ob im Einzugsgebiet Entzündungen vorliegen, die die Lymphknotenvergrößerungen erkären.

Die Untersuchung der **Supraklavikulargruben** schließt sich an die Palpation der Mammae an, weil auch die dort befindlichen Lymphknoten zu den Lymphabflußbahnen der Brust gehören.

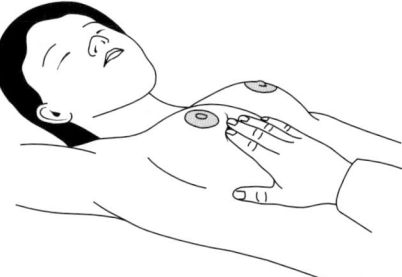

Abb. 5.5 Die Palpation der weiblichen Brustdrüse

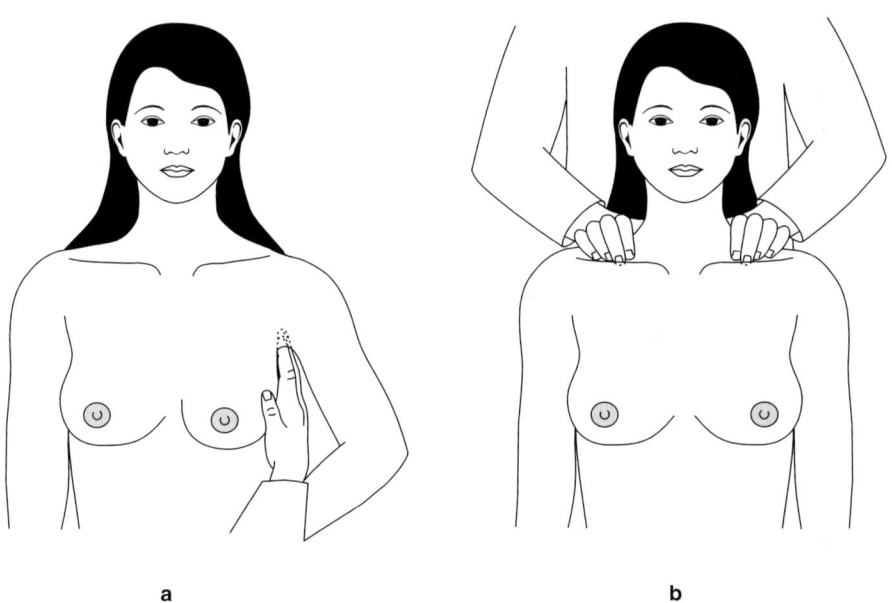

a   b

Abb. 5.6 a, b Palpation der Supraklavikulargrube und der Achselhöhle auf der Suche nach pathologisch vergrößerten Lymphknoten

5.3.2 Stimmfremitus und Pleurareiben

Unter Stimmfremitus versteht man tastbare Schwingungen der Thoraxwand beim Sprechen mit tiefer Stimme.

Beide Hände werden flach beiden Thoraxhälften aufgelegt (Abb. 5.7). Man bittet den Patienten „99" zu sagen. Dadurch werden tiefe Frequenzen, etwa 20 Hz, an der Glottis erzeugt und über die Bronchien und Alveolen der palpierenden Hand mitgeteilt. Der Stimmfremitus ist bei Infiltrationen der Lunge verstärkt, bei Schwarten und Ergüssen herabgesetzt.

In ähnlicher Weise kann man mitunter das **Reiben der Pleurablätter** fühlen, wenn der Patient trotz Schmerzen bereit ist, tief ein- und auszuatmen.

5.4 Perkussion

Ein Schlagzeuger produziert auf seinen Instrumenten unterschiedliche Töne und Geräusche. Der Schall ändert sich mit der Größe und Festigkeit des Instrumentes (Xylophon, Trommel, Pauke) und der Art des Schlagens. Die Ärztin oder der Arzt beklopft (perkutiert) die Körperoberfläche und schließt aus dem entstehenden Schall auf die Dichte und den Luftgehalt der Unterlage. Die Technik des Klopfens muß konstant und definiert sein, damit aus dem entstehenden Schallphänomen wirkliche Schlüsse gezogen werden können.

5.4.1 Die direkte Perkussion
(Abb. 5.8)

Man klopft locker aus dem Handgelenk mit dem zweiten, dritten und vierten Finger relativ kräftig direkt auf den Thorax. Das entstehende Geräusch setzt sich zusammen aus dem leisen Klatschen (das entsteht, wenn die Finger den Thorax berühren) und den Schwingungen, in welche der Thorax versetzt wird. Mit dieser Methode untersucht man ein relativ großes Areal auf seine Schwingungsfähigkeit hin.

5.4.2 Die indirekte Perkussion
(Abb. 5.9)

Hierbei wird ein Finger (meist der dritte) fest auf den Thorax gelegt und mit einem Finger der anderen Hand (meist dem dritten) auf das Endgelenk geklopft. Das entstehende Geräusch setzt sich aus dem Aufprallgeräusch des klopfenden auf den liegenden Finger und den Schwingungen des Thorax zusammen. Das Phänomen ist physikalisch einheitlicher als bei der direkten Perkussion. Der Anteil des Aufprallgeräusches ist geringer, die auf ihre Schwingungsfähigkeit untersuchte Fläche kleiner. Deshalb sind differenziertere Aussagen möglich. Die Methode wird benutzt, um **Organgrenzen** zu bestimmen. Der aufgelegte Finger (Plessimeter-Finger) wird parallel zur erwarteten Grenze gelegt.

Tab. 5.1 Schallqualitäten

	Klanghöhe	Klangdauer	Klangintensität	Lokalisation
Schenkelschall	hochfrequent	kurz	leise	z. B. Oberschenkel
Dämpfung	wechselnd	kurz	leise	z. B. Erguß, Infiltrat
Normale Lunge	mittel	mittel	mittel	normale Lunge
Geblähte Lunge	niedrig	lang	laut	z. B. Emphysem
Hohlorgan	niedrig, musikalisch	lang	laut	z. B. Magenblase

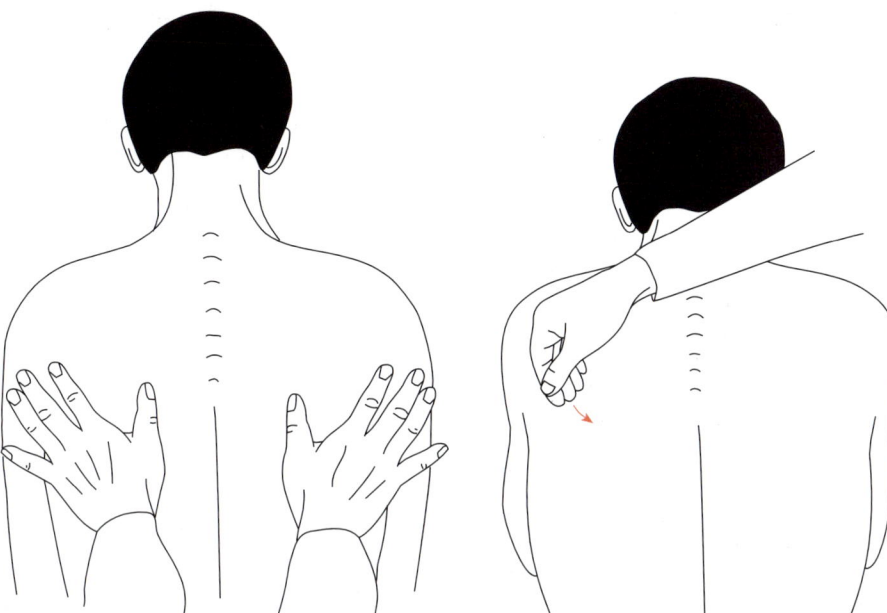

Abb. 5.7 Haltung der Hände bei der Prüfung des Stimmfremitus

Abb. 5.8 Die direkte Perkussion

5.4.3 Schallqualitäten (Tab. 5.1)

Beim Klopfschall unterscheidet man Klanghöhe, Klangdauer und Klangintensität. Hochfrequente Schwingungen entstehen z. B. beim Beklopfen des Oberschenkels, niederfrequente beim Beklopfen des normalen Lungengewebes. Man spricht von **Schenkelschall** bzw. **sonorem Klopfschall**.

Niederfrequenter als über der normalen Lunge ist das Geräusch bei der Perkussion einer emphysematischen Lunge, deren Luftgehalt auf Kosten des Bindegewebes vermehrt ist (**hypersonorer Klopfschall**). Werden große schwingungsfähige Blasen perkutiert (Magenblase, Pneumothorax, luftgefüllte Wange), so entstehen relativ klangreine Geräusche, wie bei einem weichen Paukenschlag (**tympanitischer Klopfschall**). Was gemeint ist, kann man leicht selbst erfahren, indem man direkt oder indirekt bei sich selbst Schenkel-, Lungenregion oder geblähte Wange perkutiert.

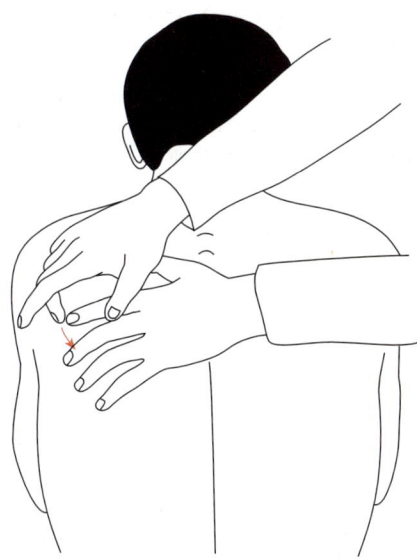

Abb. 5.9 Die indirekte Perkussion

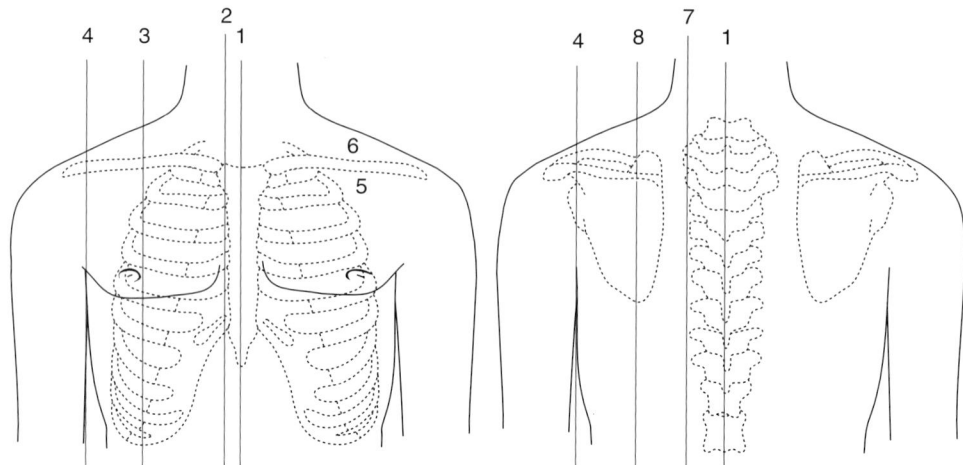

Abb. 5.10 Senkrechte Linien, die zur Beschreibung der Lokalisation von Thoraxveränderungen verwandt werden. 1: Mittellinie, 2: Parasternallinie, 3: Medioklavikularlinie, 4: Vordere bzw. hintere Axillarlinie, 5: Infraklavikulargrube, 6: Supraklavikulargrube, 7: Paravertebrallinie, 8: Skapularlinie

5.4.4 Lungengrenzen
(Abb. 5.10, 5.11)

Man beschreibt die Lage der Lungengrenzen und anderer Phänomene, die bei der physikalischen Untersuchung der Thoraxorgane gefunden werden, indem man den Thorax mit senkrechten Linien gliedert: Parasternallinie, Medioklavikularlinie, vordere Axillarlinie, hintere Axillarlinie, Skapularlinie. In der Horizontalen richtet man sich vorn nach den Rippenansätzen. Die erste Rippe ist bekanntlich nicht zu tasten, die zweite setzt am Manubrium sterni an. Dorsal orientiert man sich an den Dornfortsätzen. Die Zählung beginnt am siebten Halswirbelkörper (Vertebra prominens). Manchmal ist auch der erste Brustwirbelkörper der prominenteste; Fehler beim Zählen der Wirbelkörper sind dann unvermeidbar. Die Perkussion ist eine **orientierende**, nicht quantifizierende Methode. Es reicht daher aus, Veränderungen im „Obergeschoß", „Mittelgeschoß" und „Untergeschoß" der Lungen zu beschreiben.

An der Vorderseite des Thorax reicht der Oberlappen bis etwa zur fünften Rippe. Rechts beginnt der Mittellappen etwas oberhalb der fünften Rippen und reicht bis zum Zwerchfell. Hinten liegt der Oberlappen nur

im „Obergeschoß" der Thoraxwand an; im „Mittel-" und „Untergeschoß" unterhalb des dritten Dornfortsatzes erreichen wir mit der Perkussion den Unterlappen. Es ist hilfreich, sich schon bei der Perkussion die Topographie der Lungenlappen zu vergegenwärtigen, um für weitergehende Untersuchungen präzise Fragestellungen zu formulieren.

5.4.5 Untersuchungsablauf
(Abb. 5.12)

• Die Untersuchung beginnt in der Regel **dorsal**. Man fängt rechts an und perkutiert von oben nach unten in der Paravertebrallinie. In Höhe des elften Brustwirbeldornfortsatzes wird im Normalfall die Grenze erreicht, an der der sonore Lungenschall ziemlich rasch in den gedämpften Leberschall übergeht. Atmet der Patient tief ein und hält die Luft an, verschiebt sich die Lungengrenze um etwa 3–4 cm nach kaudal. Die Lungengrenze verläuft rechts etwa 1–2 cm höher als links. Die Verschieblichkeit der Lungengrenzen nimmt, wie die Atemkursionen insgesamt, mit dem Alter ab. Bei einer geblähten Lunge (Lungenemphysem) stehen die Lungengrenzen tief und sind wenig verschieblich.

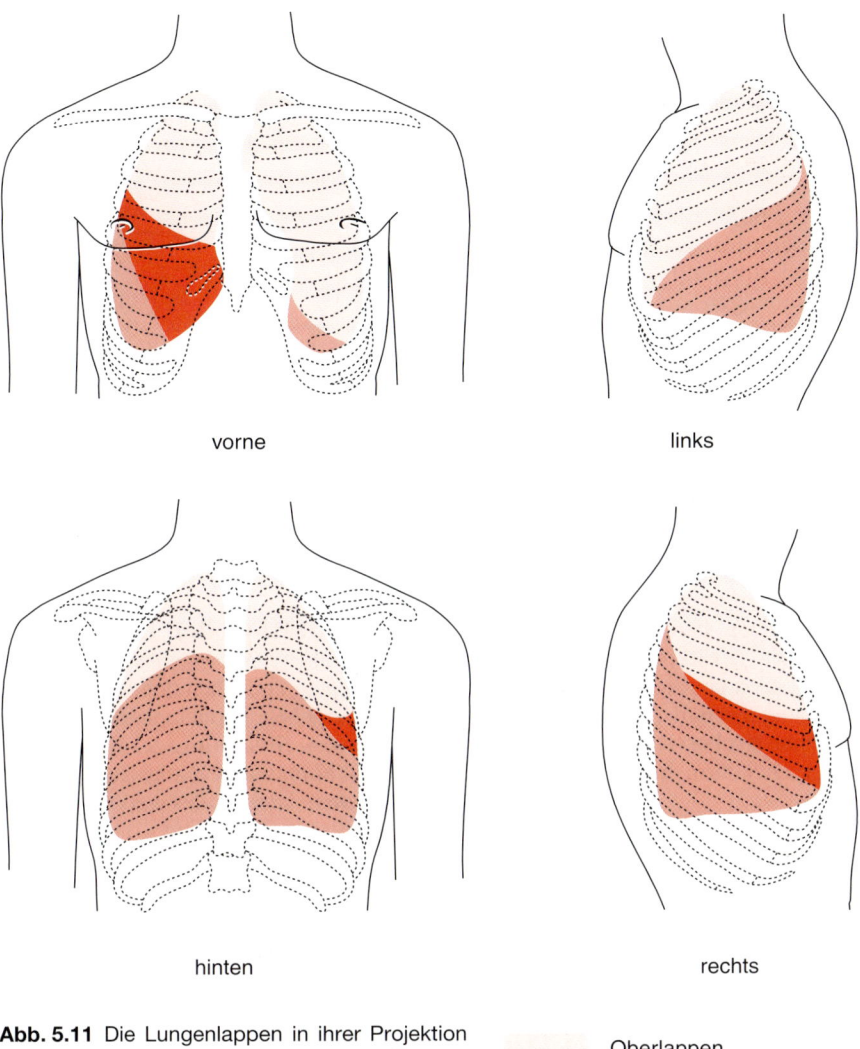

vorne

links

hinten

rechts

Abb. 5.11 Die Lungenlappen in ihrer Projektion auf die vordere Thoraxwand, die hintere Thoraxwand, die links-seitliche Thoraxwand und die rechts-seitliche Thoraxwand

Oberlappen

Unterlappen

Mittellappen

Es folgt die **vergleichende Perkussion**. Dabei werden Seitendifferenzen der Schallqualitäten gesucht, indem man auf gleicher Höhe zunächst rechts und dann links perkutiert. **Seitendifferenzen** können durch Verbiegungen der Wirbelsäule zustandekommen: auf der konvexen Seite ist der Luftgehalt der Lunge größer. Einseitige Flüssigkeitsansammlungen im Pleuraraum, bindegewebige Veränderungen (Narben, Schwarten) und Entzündungen der Lunge sowie Karzinome und Atelektasen führen einseitig zu Dämpfungen. Dabei muß das luftarme Areal mindestens 5 cm im Durchmesser messen und der Pleura relativ dicht anliegen, um von der Perkussion erfaßt zu werden.

• Auch an der **vorderen Thoraxwand** werden die Lungengrenzen bestimmt, rechts geht der sonore Lungenklopfschall etwa auf Höhe der fünften Rippe in die Leberdämpfung über. Im selben Untersuchungsgang kann man die Breite der Leberdämpfung ermitteln (s. dort). Gelegentlich ist zwischen dem sonoren Lungenschall und der Leberdämpfung tympanitischer Klopfschall eingeschoben: der Dickdarm hat sich vor die Leber gelegt.

• Links werden die Verhältnisse durch die Herzkontur kompliziert. Hier unterscheidet man eine **absolute** und eine **relative Herzdämpfung** (s. dort). Im Bereich der absoluten Herzdämpfung liegt das Perikard direkt der vorderen Brustwand an, im Bereich der relativen Herzdämpfung befindet sich Lungengewebe zwischen Thoraxwand und Herzbeutel. Die Herzsilhouette reicht oben bis zum Manubrium sterni, die linke untere äußere Begrenzung ist der Herzspitzenstoß und rechts die Parasternallinie. Die absolute Herzdämpfung überragt die linke Parasternallinie um etwa 1 bis 2 Querfinger, je nach dem Blähungszustand der Lunge und der Größe des Herzens. Die perkutorische Definition der Herzkonfiguration wird heute nicht mehr geübt. Viele Ärzte verzichten auch auf die Bestimmung der Lungengrenze links vorn.

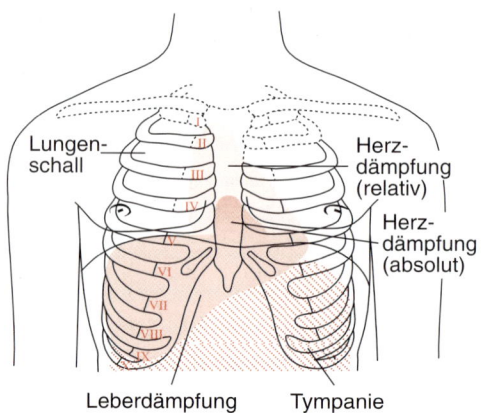

Abb. 5.12 Organgrenzen bei der Untersuchung des Thorax von vorn

5.5 Auskultation der Lunge

Bei der Atmung entstehen durch die Luftbewegung in Trachea, Bronchien, Bronchiolen und Alveolen **Strömungsgeräusche**, die durch die Thoraxwand hindurch der Membran oder dem Trichter des auskultierenden Stethoskops mitgeteilt und so hörbar gemacht werden. Man spricht von Atemgeräusch. Wenn Sekret in den Bronchien vorhanden ist, entstehen je nach der Zähigkeit des Sekrets zusätzliche Schallphänomene, die **Nebengeräusche**. Atemgeräusche und Nebengeräusche werden unabhängig voneinander beschrieben.

5.5.1 Das Atemgeräusch

Das Atemgeräusch entsteht durch die Strömung der Luft in den Atemwegen, Verwirbelungen in den Alveolen und Formveränderungen der Alveolarwände. Die Strömungsgeräusche in den Bronchien sind höherfrequent als die Verwirbelungsgeräusche in den Alveolen.

Das normale Atemgeräusch, oder **Vesikuläratmen**, hört man über den peripheren Abschnitten der Lunge vor allem in der Inspiration als leises Rauschen.
Die Geräuschphänomene der Turbulenzen in Trachea und Bronchien werden von dem

Kissen der luftgefüllten Alveolen vom auskultierenden Stethoskop ferngehalten, weggefiltert, so daß sie normalerweise bei der Auskultation der Lunge nicht zu hören sind, sondern nur über der Trachea z. B. in der Jugulargrube oder über dem Manubrium sterni. Dieses **Bronchialatmen** ist dadurch gekennzeichnet, daß Geräuschphänomene sowohl inspiratorisch als auch exspiratorisch zu hören sind. Hören Sie selbst die Atemgeräusche an Ihrem Hals und über Ihrer Lunge! Bronchialatmen, d. h. das Atemgeräusch aus den Bronchien, ist über den peripheren Lungenanteilen zu hören, wenn die Strömungsgeräusche nicht durch Luft in den Alveolen gedämpft werden können: bei einer Lungenentzündung sind die Alveolen mit entzündlichem Exsudat gefüllt. Bronchialatmen wird dann an der Thoraxwand hörbar.

Manchmal ist das Luftvolumen der Alveolen geringer als normal, z. B. unmittelbar oberhalb von Pleuraergüssen oder bei Kindern. Dann dringen einige Geräuschphänomene aus den Bronchien exspiratorisch zur Thoraxwand durch. Man spricht von Kompressionsatmen, einem **verschärften** oder puerilen **Atemgeräusch** (Abb. 5.13).

Das Atemgeräusch kann auch quantitativ verändert sein, meist **leiser als normal** oder sogar völlig fehlen: bei sehr geringer bronchialer Luftbewegung (z. B. im Asthmaanfall), bei stark vergrößerten und ihrer Zahl verringerten Alveolen (Lungenemphysem) und bei Luft- oder Flüssigkeitsansammlungen im Pleuraraum (Pneumothorax, Pleuraerguß).

Unter **Stridor** versteht man ein pfeifendes Atemgeräusch, das durch eine inspiratorische Atmungsbehinderung aufgrund einer erheblichen Verengung der oberen Luftwege entsteht, z. B. bei einem Glottisödem oder bei Stimmbandlähmungen, Schilddrüsenvergrößerungen oder Strikturen der Trachea nach Intubation oder Tumoren. Umgekehrt ist bei peripheren Bronchialobstruktionen (Asthma, chronische Bronchitis) die Exspiration erschwert und verlängert, Pfeifen und Brummen wird hörbar: die knorpelfreien kleinen Bronchien sind exspiratorisch enger als inspiratorisch.

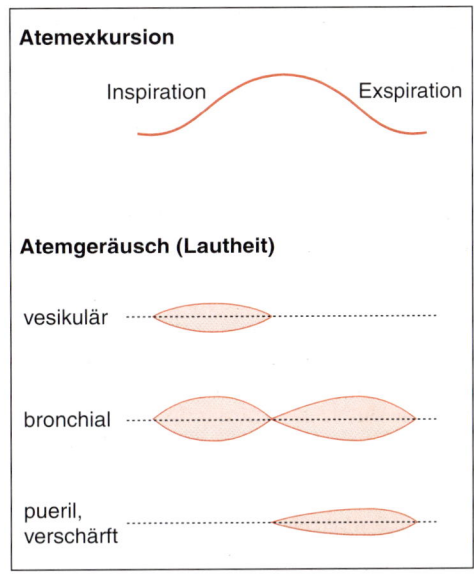

Abb. 5.13 Atemgeräusche. Das vesikuläre Atemgeräusch hat ein inspiratorisches Maximum. Das bronchiale Atemgeräusch hat ein in- und exspiratorisches Maximum. Das verschärfte puerile Atemgeräusch liegt mit seinen Qualitäten dazwischen

Ein besonderes Geräuschphänomen ist das **amphorische Atmen**. Es enthält nur wenige Schwingungsgruppen und wirkt daher melodisch wie das Blasen über einen Flaschenhals. Es entsteht, wenn große Höhlen in der Lunge (Kavernen) von einem Bronchus drainiert sind.

5.5.2 Nebengeräusche (Tab. 5.2)

Nebengeräusche oder Rasselgeräusche entstehen, wenn die Atemluft Bronchialsekret bewegt.

Tab. 5.2 Nebengeräusche

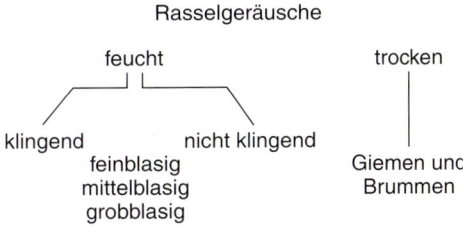

Relativ flüssige Sekrete, wie bei der akuten Bronchitis entstehen aber auch bei Lungenstauung und Lungenödem. Sie bilden im Luftstrom Blasen, die zerplatzen. Je nachdem, ob die Blasen in großen Bronchien großvolumig oder in kleinen Bronchien kleiner sind, entstehen niederfrequente oder höherfrequente Phänomene beim Platzen dieser Blasen. Man unterscheidet grob-, **mittel- und feinblasige feuchte Rasselgeräusche.** Es ist auskultatorisch nicht einfach, Rasselgeräusche, die durch den Schleim einer akuten Bronchitis hervorgerufen werden, von solchen zu unterscheiden, die durch das Transsudat einer Stauung vor dem linken Herzen entstehen. Feuchte Rasselgeräusche durch Lungenstauung hört man, je nach dem Schweregrad der Stauung, eher in den basalen Abschnitten der Lunge, sie verschwinden nach einem Hustenstoß nicht.

Bei einer schweren Lungenstauung, dem Lungenödem, schäumt das Transsudat oft in der Trachea und ist als **Distanzrasseln** schon ohne Stethoskop hörbar. Feuchte Rasselgeräusche können „klingend" und „nicht klingend" sein. **„Klingende" Rasselgeräusche** sind besonders laut und „ohrnah". Sie werden über Lungeninfiltrationen (Pneumonien) gehört, weil die Schallphänomene der platzenden Bläschen aus Pneumonien direkt dem auskultierenden Stethoskop mitgeteilt werden, der Filtereffekt der Alveolarluft entfällt.

Trockene Rasselgeräusche entstehen durch zähen Schleim, der schlieren- und membranartig an der Alveolarwand haftet und von der vorbeistreichenden Luft in höherfrequente oder niederfrequente Schwingungen versetzt wird: **Giemen** und **Brummen.** Zäher Schleim und enge Bronchien finden sich beim akuten Asthmaanfall und bei vielen Formen der chronischen Bronchitis, die mit einer Einengung des Bronchialbaums einhergeht.

5.5.3 Bronchophonie

Wenn man den Patienten mit Flüsterstimme „66" sagen läßt, entstehen hochfrequente Schwingungen an der Stimmritze. Diese Schwingungen werden durch den luftgefüll-ten Bronchialbaum transportiert und normalerweise in den Alveolen gedämpft und daher an der Thoraxwand nicht hörbar. Sind die Alveolen bei der Lungenentzündung eitergefüllt, können sie den Schall nicht dämpfen und leiten die Schwingungen zum Stethoskop weiter.

Positive Bronchophonie, klingende feuchte Rasselgeräusche und Bronchialatmen sind die auskultatorischen Phänomene, die man beim Wegfall des schalldämpfenden alveolären Luftvolumens bei einer Lungenentzündung hören kann.

5.6 Weiterführende Diagnostik

Am Ende der Anamnese und der körperlichen Untersuchung steht die **klinische Verdachtsdiagnose.** Sie „stimmt" in einem sehr hohen Prozentsatz und wird durch die zusätzlichen Untersuchungen meist nur noch bestätigt (Röntgenuntersuchungen, Spirometrie, Bronchoskopie, Thorakoskopie, Mediastinoskopie, Szintigraphie, Lungenpunktionen, zytologische und bakteriologische Sputumuntersuchungen). Ohne eine präzise Fragestellung, die auf sorgfältiger Anamneseerhebung und klinischer Untersuchung beruht, können die Zusatzuntersuchungen oft überhaupt keinen Beitrag zur Diagnostik liefern. Eine Verschattung im Röntgenbild der Thoraxorgane kann eine völlig bedeutungslose Narbe nach einer früher durchgemachten Tuberkulose sein, aber auch ein Bronchialkarzinom oder eine Lungenentzündung. „Die Klinik entscheidet".

Darüber hinaus begründet diese professionelle persönliche Kontaktaufnahme des Arztes mit seinem Patienten das Vertrauensverhältnis, ohne das im weiteren Verlauf der Patient dem Rat des Arztes nicht folgen wird.

5.7 Wichtige Krankheitsbilder
(Tab. 5.3)   ▶

Tab. 5.3 Krankheitsbilder

	Beschwerden (Anamnese)	Inspektion	Palpation (Stimmfremitus)	Perkussion	Auskultation	Broncho-phonie	Weitere Diagnostik
Bronchitis	Husten, Auswurf (akut? chronisch?)	Fiebriges Aussehen Sputum: grau/gelb-/rötlich	N	N	AG: N NG: feucht, nicht klingend	∅	evtl. Rö. Thorax Sputumuntersuchung
Linksherzinsuffizienz Stauung	Luftnot (früher Herzerkrankungen)	Dyspnoe Zyanose	N	N	AG: N NG: feucht, nicht klingend	∅	Rö. Thorax EKG usw.
Asthma bronchiale	Luftnot Husten Auswurf (anfallsweise)	Dyspnoe Verlängertes Exspirium, Lippenpfeife	N	sonor bis hypersonor	AG: leise NG: trocken	∅	Spirometrie Allergietest
Lungenemphysem	Luftnot, ggf. Husten und Auswurf (chronisch)	Volumen pulmonum auctum Faßthorax	N	hypersonor, tiefstehende Lungengrenzen	AG: leise NG: trocken	∅	Rö. Thorax Spirometrie Blutgase
Pneumothorax	Luftnot, Husten Schmerz (akut)	Asymmetrie der Atembewegung	Asymmetrie (↓)	einseitig hypersonor Schachtelton	AG: aufgehoben NG: ∅	∅	Rö. Thorax
Pleuritis	atemabhängiger Schmerz (akut)	Asymmetrie der Atembewegung	Lederknarren	N	AG: N NG: Reiben	∅	Grundkrankheit?
Pleuraerguß	Luftnot (Herzkrankheiten, Entzündungen, Krebskrankheiten)	Asymmetrie Volumenzunahme	(↓)	Dämpfung Ellis-Damoiseau-Linie	AB: aufgehoben NG: ∅	∅	Grundkrankheit? Punktion spez. Gewicht Zytologie Rö. Thorax (mit Seitlagerung)
Pleuraschwarte	Luftnot (Operationen, Tuberkulose)	Asymmetrie, Volumenabnahme	(↓)	Dämpfung	AG: leise oder aufgehoben NG: ∅	∅	Rö. Thorax (mit Seitlagerung)
Pneumonie	Husten Auswurf Fieber, Schüttelfrost	Fieber Nasenflügeln Tachypnoe Sputum	+	Dämpfung	AG: bronchial NG: feuchte, klingende RG	+	Rö. Thorax Erreger (Sputum, Blut)
Atelektase	Luftnot Husten	Asymmetrie Hämoptyse Volumenabnahme	(↓)	Dämpfung	AG: abgeschwächt	∅	Bronchoskopie

N = Normalbefund, (↓) = herabgesetzt, AG = Atemgeräusch, NG = Nebengeräusch, + = verstärkt, ∅ = negativ

5.7.1 Lungenentzündung (Pneumonie) (Abb. 5.14)

Typischerweise beginnt die Erkrankung plötzlich mit hohem Fieber und Schüttelfrost. Erreger sind meist Pneumokokken oder andere Streptokokken, Staphylokokken oder Haemophilus influenzae. Untypisch ist ein Beginn mit weniger hohem Fieber, allgemeinem Krankheitsgefühl, Gliederschmerzen wie bei einer Grippe. Erreger sind dann oft Mykoplasmen oder Legionellen oder Viren.

Untersuchungsbefunde

Man sieht das fieberhafte Aussehen des Patienten, beim Kind kommt oft „Nasenflügeln" vor, das ist eine inspiratorische Erweiterung der Alae nasi. Ist das Infiltrat groß, resultiert eine Asymmetrie der Atmung, d. h. eine Verminderung der Atemexkursionen auf der befallenen Seite.

Der **Stimmfremitus** ist auf der kranken Seite verstärkt. Wenn die Pleura mitbetroffen ist (Schmerzen bei tiefer Inspiration!), kann auch Pleurareiben palpiert werden. Bei der **Perkussion** ist der Klopfschall verkürzt, wenn die Infiltration so groß oder größer ist als eine Faust und der Pleura dicht anliegt. **Auskultatorisch** kann man im Bereich der Dämpfung Bronchialatmen hören, weil das Geräusch der Turbulenzen in den Bronchien durch das Infiltrat hindurch ungedämpft dem Stethoskop mitgeteilt wird. Aus demselben Grunde sind die feuchten Rasselgeräusche auch laut, ohrnah, klingend.

Im **Röntgenbild** sind die luftgefüllten Bronchien im Infiltrat zu sehen (anders als bei der Atelektase). Das Röntgenbild zeigt gelegentlich noch Infiltrationen, wenn die Lungenentzündung „klinisch" schon abgeklungen ist. Andererseits kann eine bakterielle, eitrige Bronchitis manchmal das klinische Bild einer Lungenentzündung imitieren. Dann läßt sich röntgenologisch kein Infiltrat nachweisen, obwohl klinisch eine Lungenentzündung vermutet war. Die Therapie richtet sich nach der Symptomatik.

5.7.2 Pleuraerguß (Abb. 5.15)

Flüssigkeitsansammlungen im Pleuraraum können durch eine Erhöhung des transkapillären hydrostatischen Druckes hervorgerufen sein, z. B. bei Herzinsuffizienz. Man nennt sie dann **Transsudate**. Sie haben einen niedrigen Eiweißgehalt. Ergüsse können aber auch durch die Entzündung der Pleura, durch Aussaat von Krebszellen, durch Verletzungen oder seltene andere Ursachen entstehen. In diesen Fällen spricht man von Exsudaten. Sie haben einen hohen Eiweißgehalt (> 2,5 g Protein/dl).

Die Anamnese gibt auch hier wichtige Hinweise. Fieber? Allgemeines Krankheitsgefühl mit Gewichtsverlust? Hinweise auf Herzinsuffizienz, Operationen, Unfälle, Verletzungen?

Untersuchungsbefunde

Die erkrankte Seite nimmt bei einem ausgedehnten Pleuraerguß oft nur schleppend an der Atmung teil. Die Zwischenrippenräume sind häufig etwas gespannter als auf der gesunden Seite. Der Stimmfremitus ist aufgehoben.

Bei der **Perkussion** im Sitzen zeigt sich im unteren Thoraxbereich eine einseitige Dämpfung, die Lungengrenze steht höher. Die obere Begrenzung läßt oft einen nach lateral ansteigenden Verlauf erkennen, die **Ellis-Damoiseau-Linie**.

Bei der **Auskultation** ist das Atemgeräusch im Bereich dieser Dämpfung aufgehoben oder sehr leise. Am Rande der Dämpfung kann es aber auch verschärft sein, weil hier die komprimierten Alveolen die Turbulenzgeräusche aus den Bronchien durchlassen. Die weitere Differentialdiagnose des Ergusses ergibt sich aus der zytologischen und chemischen Untersuchung des Punktates.

Differentialdiagnose

Ein ganz ähnlicher Befund bei Auskultation und Perkussion ergibt sich bei ausgedehnten Schwartenbildungen, d. h. bei Narben nach abgelaufenen Pleuraentzündungen. Mit Hilfe der Sonographie kann man Flüssigkeiten und bindegewebige Narben differenzieren. Auch ein Röntgenbild in Seitenlage ermöglicht die Unterscheidung zwischen Schwarte und Erguß: der Erguß verändert seine Form, er läuft in Seitenlage zur Thoraxwand hin aus.

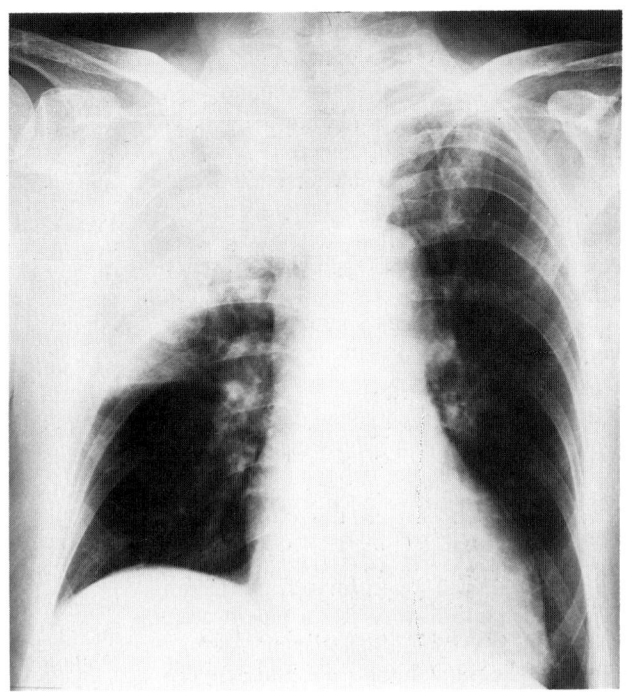

Abb. 5.14 Im rechten Obergeschoß ist ein Infiltrat als Röntgenschatten zu sehen: Lobärpneumonie des rechten Oberlappens

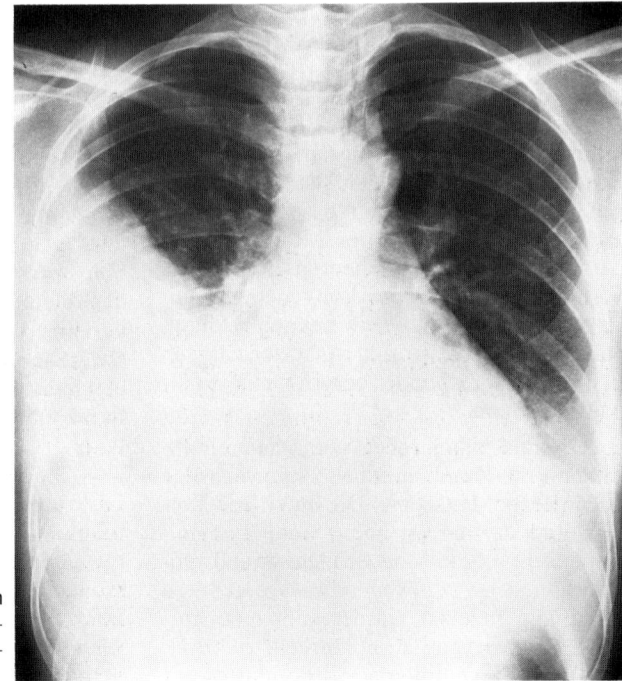

Abb. 5.15 Totale „Verschattung" im rechten Untergeschoß mit nach lateral ansteigender Begrenzungslinie: Pleuraerguß

5.7.3 Atelektase (Abb. 5.16)

Beim Verschluß eines Bronchus wird die Alveolarluft entsprechend den Gradienten der Gasdrucke vom Kapillarblut aufgenommen. Die Alveolen kollabieren. Fremdkörper, z. B. auch ein falsch sitzender Beatmungstubus, Schleimpfröpfe und Tumoren der Bronchialschleimhaut können die Bronchien verstopfen. Entsprechend unterschiedlich ist die Vorgeschichte. Chronischer Husten? Blutiges Sputum? Akutes Ereignis? Künstliche Beatmung?

Untersuchungsbefunde
Kleine Atelektasen entgehen der klinischen Untersuchung: wenn Segmente oder Subsegmente kollabieren, dehnen sich die umgebenden Lungenareale entsprechend aus. Nicht einmal röntgenologisch ist die Diagnose möglich. Bei größeren Atelektasen kommt es jedoch **perkutorisch** zur Dämpfung und **auskultatorisch** zu einem abgeschwächten oder aufgehobenen Atemgeräusch. Insgesamt nimmt das Lungenvolumen der erkrankten Seite ab. Das Mediastinum verzieht sich zur kranken Seite hin. Die entscheidende weiterführende Untersuchung ist die Bronchoskopie.

5.7.4 Lungenemphysem und chronische Bronchitis
(Abb. 5.17)

Luftnot, über die Jahre langsam zunehmend, Husten und mehr oder weniger voluminöser Auswurf charakterisieren das Krankheitsbild. Genetische Faktoren, Rauchen und Asthma bronchiale erhöhen das Risiko, im Verlauf des Lebens ein Lungenemphysem zu entwickeln. Lungenerkrankungen durch Stäube wie Silikose und Asbestose lassen sich bei entsprechender beruflicher Exposition abtrennen.

Untersetzte, pyknische Typen reagieren anders auf die Krankheit als hochgewachsene asthenische Menschen. Die Pykniker steigern ihre Atemarbeit nicht, wenn Lungenemphysem, chronische Bronchitis und Obstruktion der Atemwege dieses eigentlich notwendig machen würden, um eine normale Alveolarventilation aufrecht zu erhalten. Sie hypoventilieren. So kommt es zur

Hypoxämie und über eine Erythropoetinerhöhung zur Polyglobulie und zu einer erheblichen Zyanose. Die Astheniker steigern ihre Atemarbeit, leiden mehr unter Luftnot, haben wenig Sputum, normale Blutgase und daher keine Polyglobulie und Zyanose. Den Regulationstyp der Astheniker nennt man Typ A, **„Pink Puffer"** („Fighter"), den der Pykniker Typ B oder **„Blue Bloater"**. Die Prognose beider Typen ist gleich. Die Therapie richtet sich in jedem Fall nach der Symptomatik. Trotzdem ist es verblüffend, wie unterschiedlich sich ein und dieselbe Erkrankung äußerlich darstellen kann.

Untersuchungsbefunde
Bei der **Inspektion** fällt das erhöhte Thoraxvolumen auf. Der Thorax ist wie ein Faß – so tief wie breit. Er ist sozusagen immer in Inspirationsstellung: Das Jugulum steht knapp unter dem Larynx. Normalerweise beträgt der Abstand etwa vier Querfinger. Die Lungengrenzen stehen tief, etwa in Höhe des zwölften Brustwirbelkörpers, und sind wenig atemverschieblich. Die Zwischenrippenräume sind erweitert. Mißt man den Thoraxumfang inspiratorisch und exspiratorisch, so beträgt die Differenz meist weniger als 3 cm. Man sieht die Dyspnoe. Oft atmen die Patienten gegen die geschlossenen Lippen aus (Lippenpfeife), um den intrabronchialen Druck exspiratorisch hoch zu halten und einem bronchialem Kollaps entgegenzuwirken, der den bronchialen Widerstand exspiratorisch weiter erhöht.

Bei der **Perkussion** findet man den Tiefstand und die geringe Atembeweglichkeit der Zwerchfelle. Der Klopfschall ist tief und hohl, also hypersonor oder Schachtelton, das **Atemgeräusch** leise und im Exspirium verlängert (wegen des exspiratorisch erhöhten Atemwegswiderstandes). Meist sind Nebengeräusche zu hören: **Giemen und Brummen**, d. h. trockene Rasselgeräusche.

5.7.5 Asthma bronchiale

Asthma ist eine allergische Reaktion des Bronchialsystems, welche mit einer akuten bronchialen Obstruktion einhergeht. Hausstaub, Milben, Federn, Haare oder Pollen sind häufige Allergene. Die Patienten berichten über anfallsweise Luftnot. Heu-

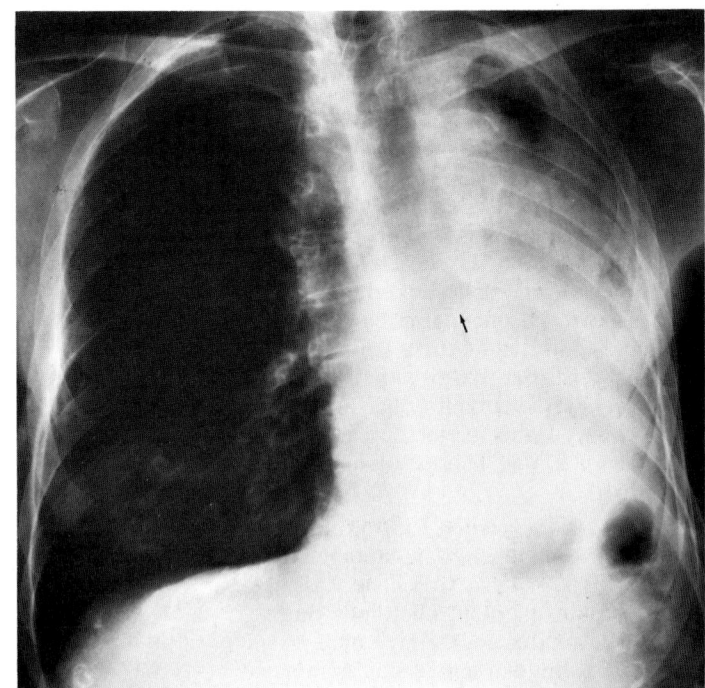

Abb. 5.16 Massive linksseitige Verschattung mit nach links verzogenem Mediastinum. Es sind nur zwei Zentimeter des linken Hauptbronchus zu sehen: linksseitige Atelektase bei zentralem Bronchuskarzinom

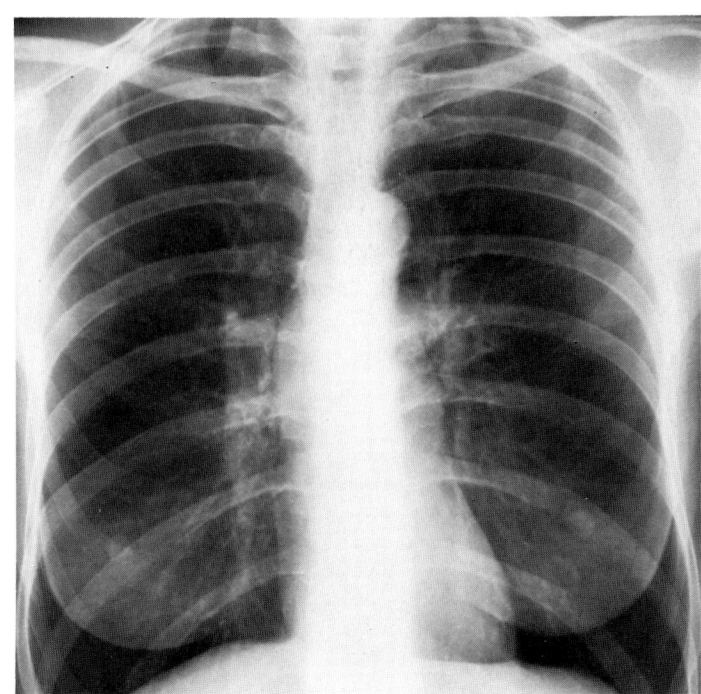

Abb. 5.17 Tiefstehende Zwerchfelle, weite Zwischenrippenräume, tropfenförmiges, kleines Herz: chronische Bronchitis, Lungenemphysem, Volumen pulmonum auctum

schnupfen und Neurodermitis sind nicht selten vorausgegangen. Die Luftnot beginnt plötzlich und quälend. Sie wird von Husten und zähem Auswurf begleitet, der kaum abzuhusten ist.

Untersuchungsbefunde
Sichtbar ist die quälende Orthopnoe mit Husten, Zyanose, großer Unruhe und Angst. Bei der **Perkussion** lassen sich oft Befunde wie beim Lungenemphysem erheben, nämlich tiefstehende Lungengrenzen und hypersonorer Klopfschall. Auch beim Asthma bronchiale ist der exspiratorische Atemwegswiderstand deutlich höher als der inspiratorische. Daher bleibt Luft in den Alveolen zurück, das Thoraxvolumen nimmt zu.

Insgesamt fließt wenig Luft in den obstruierten Atemwegen, das **Atemgeräusch** ist leise bis sehr leise. Trockene Rasselgeräusche sind zu hören, allerdings nur solange die Atmung noch einigermaßen ausreichend ist. Bei den schwersten Asthmaanfällen hört man keine Rasselgeräusche.

5.7.6 Pneumothorax (Abb. 5.18)

Ein Luftaustritt in den Pleuraraum – entweder spontan aus einer geplatzten Alveole oder als Folge einer Verletzung – ist immer ein plötzliches Ereignis, das mit Husten und Luftnot verbunden ist. Die Erkrankung beginnt meist aus völliger Gesundheit mit einer Hustenattacke und, anders als bei der Lungenarterienembolie, zunächst ohne Kreislaufstörungen. Oft werden atemabhängige Schmerzen angegeben, welche durch die begleitende Pleurareizung verursacht sind.

Untersuchungsbefunde
Bei der Inspektion sieht man die Dyspnoe. Oft nimmt die erkrankte Seite an den Atemexkursionen nicht entsprechend teil.

Ein ganz bedrohliches Zeichen ist die Halsvenenstauung. Sie kann auf einen **Spannungspneumothorax** hinweisen. Dieser wird durch den Überdruck im Pleuraraum gefährlich, da er das Mediastinum zur gesunden Seite verdrängt und daher die Vena cava inferior beim Durchtritt durchs Zwerchfell abdrückt und auch den Zufluß aus den Jugularvenen behindert: es kann zum Kreislaufstillstand kommen. Der Überdruck entsteht durch einen Ventilmechanismus, der inspiratorisch Luft in den Pleuraraum eindringen läßt, die exspiratorisch nicht wieder entweichen kann. Die höchste Gefahr kann durch eine Thoraxpunktion beseitigt werden, bei welcher der Überdruck entlastet wird.

Bei der **Perkussion** ist der Klopfschall auf der erkrankten Seite hypersonor, wie beim Perkutieren einer Schachtel (Schachtelton). Beim Patienten mit vorbestehendem Lungenemphysem oder Asthma bronchiale fällt die Seitendifferenz geringer aus als man denken würde. Das **Atemgeräusch** der erkrankten Seite ist aufgehoben.

Das **Röntgenbild** der Thoraxorgane gestattet in aller Regel die Diagnose. Oft bildet sich ein kleiner Erguß, der dann im Gegensatz zum Erguß ohne Pneumothorax eine horizontale obere Grenze, einen Spiegel aufweist. Bei Bewegungen und beim Schütteln des Thorax kann der Erguß plätschern. Das Phänomen kannte schon *Hippokrates* (Succussio Hippocratis).

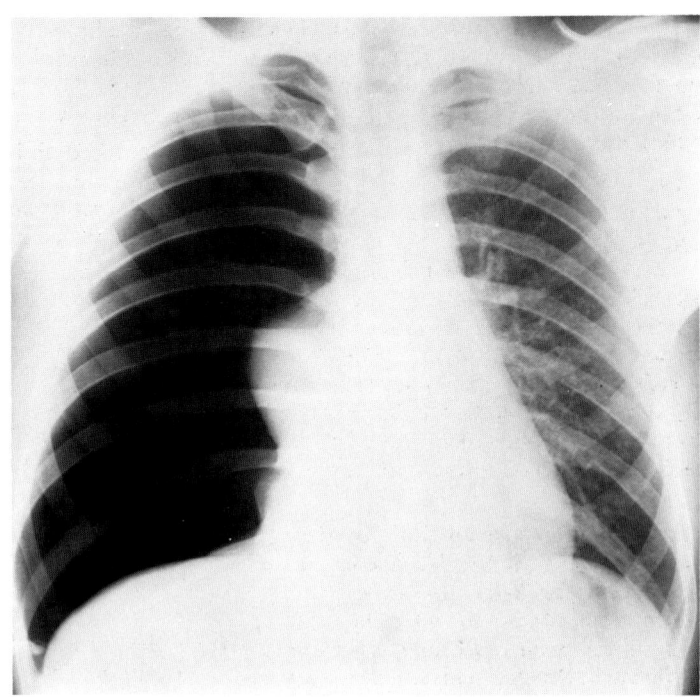

Abb. 5.18 Vermehrte Schwärzung der rechten Thoraxhälfte ohne Lungenparenchym. Die rechte Lunge ist kollabiert. Das Mediastinum ist zur gesunden linken Seite verschoben. Beginnender Spannungspneumothorax

6 Herz

(W. Thimme)

6.1 Anamnese

Der herzkranke Patient leidet in der Regel an typischen Beschwerden. Es ist die Aufgabe des Arztes, diese Beschwerden bei der Schilderung richtig zu erkennen und durch gezieltes Nachfragen (seit wann? wo? wobei? wie stark?) zu präzisieren. Mit einer guten Anamnese wird ein wesentlicher Teil der Diagnostik geleistet. Je besser ein Patient seine Beschwerden schildern kann, je mehr der Arzt bereit ist, zuzuhören und die Klagen richtig zuzuordnen, um so besser ist auch das Vertrauensverhältnis zwischen Arzt und Patient, das sich aus dem Gespräch ergibt.

Folgende Beschwerden kommen bei Herz- und Gefäßkrankheiten vor:

• Luftnot

Luftnot (Atemnot, Kurzluftigkeit) ist ein subjektives Gefühl, das bei erhöhter Atemarbeit wahrgenommen wird. Bei Herzinsuffizienz ist die Dehnbarkeit der Lunge herabgesetzt, weil sich der Druck in den Lungengefäßen erhöht. Damit steigt die Atemarbeit. Diese „Lungenstauung" nimmt mit körperlicher Belastung zu. Man kann Schweregrade der Herzinsuffizienz je nach dem Auftreten der Luftnot bei unterschiedlichen Belastungsstufen voneinander unterscheiden.

Schweregrad 1 Herzkrankheit ohne Luftnot

Schweregrad 2 Luftnot bei schwerer körperlicher Belastung (Steigen von mehr als einem Stockwerk; Gehen von mehr als 100 m)

Schweregrad 3 Luftnot bei geringer körperlicher Belastung (Steigen von einem Stockwerk; Gehen von weniger als 100 m)

Schweregrad 4 Luftnot bereits in Ruhe

Gleichzeitig mit Luftnot wird gelegentlich über Husten und blutigen Auswurf geklagt. Bei Patienten mit Schweregrad 3 und 4 ist das Allgemeinbefinden oft deutlich gestört, große Müdigkeit, Schlafbedürfnis, Schwäche und Abgeschlagenheit werden geklagt.

• Brustschmerzen (Tab. 6.1)

Schmerzen im mittleren und linken Brustbereich, die mit körperlicher Belastung zunehmen, sind typisch für die häufigste Herzkrankheit: die Durchblutungsstörung der Koronarien, die zum Sauerstoffmangel des Herzmuskels führt.

Tab. 6.1 Differentialdiagnose der Schmerzen im Brustraum

Angina pectoris	belastungsabhängig
Herzinfarkt	Vernichtungsschmerz, keine Besserung durch Nitropräparate
Pleuraschmerz	atemabhängig
Vertebragener Schmerz	lageabhängig
Magenschmerz	nahrungsabhängig

Man bezeichnet diese Schmerzen, die oft mit einem Engegefühl in der Brust einhergehen, als **Angina pectoris**.

Sie werden hinter dem Brustbein und im Epigastrium empfunden und können zum Kiefer, in den Arm oder in den Rücken ausstrahlen. Ihr Charakeristikum ist, daß sie mit körperlicher Belastung zunehmen und in Ruhe zurückgehen und daß sie sich durch Medikamente (z. B. Nitropräparate) beeinflussen lassen. Im Gegensatz dazu ist der Schmerz beim **akuten Myokardinfarkt** viel intensiver, meist mit vegetativen Symptomatiken verbunden (Schweißausbruch, Übelkeit, Erbrechen) und durch Medikamente nicht beeinflußbar.

Pleurale Schmerzen sind charakterisiert durch ihre Atemabhängigkeit; Schmerzen, die von der Wirbelsäule ausgehen durch Lageabhängigkeit; Schmerzen im Brustraum, die vom Magen oder Ösophagus ausgehen, durch ihre Abhängigkeit von Nahrungszufuhr (Sodbrennen, saures Aufstoßen).

• **Herzklopfen, Schwindel und Sturzanfälle**
Herzklopfen nach schwerer körperlicher Belastung oder erheblichen Aufregungen wird niemanden zum Arzt führen. **Herzrasen in Ruhe** kann auf eine Überfunktion der Schilddrüse hinweisen, auf ein besonders empfindliches vegetatives Nervensystem oder auf das Vorhandensein von primären Herzrhythmusstörungen. Diese beginnen in der Regel ganz plötzlich und unerwartet. Die schnelle Herzschlagfolge bei Schilddrüsenüberfunktion ist verbunden mit weiteren Hinweisen auf eine Hyperthyreose wie Hitzegefühl, Wärmeintoleranz, Zittern, Haarausfall und Gewichtsverlust. Die schnelle Herzschlagfolge bei der vegetativen Dystonie tritt bei leichten körperlichen Belastungen auf, ohne daß andere Zeichen einer Herzinsuffizienz vorliegen.

Berichtet ein Patient von **„Aussetzern"**, so sind in der Regel Doppelschläge (Extrasystolen) oder kurzfristige Blockierungen der Erregungsüberleitung vom Sinusknoten über den Vorhof auf den Ventrikel dafür verantwortlich.

Schwindelattacken oder **Sturzanfälle** (Tab. 6.2) treten bei kurzfristigen Herz-Kreislauf-Stillständen durch bradykarde oder tachykarde Herzrhythmusstörungen auf. Sie beginnen ganz plötzlich und enden ebenso plötzlich. Durch die Ereignisse in den letzten Sekunden vor dem Beginn der Symptome lassen sich die Schwindelattacken und Synkopen (anfallsartige kurzdauernde Bewußtlosigkeit) voneinander unterscheiden: Adams-Stokes-Anfälle beginnen plötzlich und unerwartet; vagovasale Synkopen entstehen nach Angst, Schmerz oder Schrecksituationen; orthostatische Synkopen werden durch einen Lagewechsel ausgelöst; Synkopen bei Aortenstenose treten nach einer körperlichen Belastung auf, bei Krampfanfällen geht manchmal eine Aura („Vorboten") voraus; Synkopen aufgrund einer zerebralen Durchblutungsstörung gehen meist mit einer Seitensymptomatik einher.

• **Weitere Beschwerden**
Oft klagen die Patienten über eine rasche Gewichtszunahme und abendliche Wasseransammlungen in den Beinen. Dies sind Hinweise auf eine zunehmende Rechtsherzinsuffizienz (während Luftnot auf eine zunehmende Linksherzinsuffizienz hinweist). Diese Menschen müssen nachts vermehrt Wasser lassen (Nykturie). Auch Appetitlosigkeit und allgemeines Krankheitsgefühl treten in fortgeschrittenen Stadien der Herzerkrankungen auf.

Tab. 6.2 Sekundenanamnese bei Schwindelanfällen und Stürzen

Adams-Stokes-Anfall	sehr plötzlich
Orthostase	lageabhängig
Vagovasale Synkope	nach Schreck, Angst
Aortenstenose	belastungsabhängig
Epilepsie	Vorahnung, Aura
Zerebrale Durchblutungsstörungen	Seitensymptomatik

• **Frühere Erkrankungen und Risikofaktoren**

Immer sollte nach Symptomen in **Kindheit und Jugend** gefragt werden, die auf einen angeborenen Herzfehler hinweisen (am Schulsport teilgenommen? Musterungs- oder Einstellungsuntersuchungen? Verlauf von Schwangerschaften?). Man erkundigt sich nach Streptokokkeninfekten und **Risikofaktoren** für Arteriosklerose (Hypertonie, Diabetes mellitus, Rauchgewohnheiten) sowie nach früher eingenommenen Medikamenten. Die **Medikamentenanamnese** liefert Hinweise auf die Diagnose der vorbehandelnden Ärzte. Auch die geplanten Dosierungen müssen sich nach der Vorbehandlung richten, z. B. bei Digitalispräparaten.

6.2 Inspektion

6.2.1 Kopf und Hals

Schon bei der Betrachtung des Gesichtes lassen sich Hinweise auf eine Herzkrankheit gewinnen. Die erhöhte Frequenz und die Anstrengungen bei der **Atmung** des Patienten, der unter Luftnot (Dyspnoe) leidet, sind zu sehen. Auch die bläuliche Verfärbung der Lippen und der Zunge, der Schleimhäute und der gesamten Haut ist sichtbar (**Zyanose**). Sie wird deutlich, wenn sich mehr als 5 g reduziertes Hämoglobin auf der venösen Seite der Kapillaren befindet. Dazu kann es bei einer arteriellen Sauerstoff-Untersättigung kommen (kardialer oder pulmonaler Rechts-Links-Shunt, Hypoventilation oder Diffusionsstörung), aber auch ohne arterielle Sauerstoff-Untersättigung (bei Polyglobulie oder vermehrter Ausschöpfung, beim langsamen Blutfluß, erniedrigtem Herzzeitvolumen).

Bei Mitralklappenfehlern soll die Zyanose vor allem im Bereich der Wangen sichtbar sein (**Mitralbäckchen**).

Am Hals gilt die Aufmerksamkeit den Venen und Arterien. Von besonderer Bedeutung ist die **Beobachtung der Venenfüllung**. Beim bequem liegenden Patienten (Kopf und Thorax sind etwa um 10° angehoben) ist die V. jugularis externa höchstens bis zum Unterrand des M. sternocleidomastoideus gefüllt. Das entspricht einem normalen zentralen Venendruck von 3 bis 5 cm H_2O (der obere Meniskus der Blutsäule steht etwas 3 bis 5 cm oberhalb der Mitte des rechten Vorhofes). Steigt der Vorhofdruck und damit der zentrale Venendruck an, wandert die Venenfüllung über den Sternokleidomastoideus hinweg bis zum Kieferwinkel. So kann der Venendruck gut geschätzt und eine Rechtsherzinsuffizienz vermutet oder ausgeschlossen werden.

Bei einer Trikuspidalinsuffizienz sind **Pulsationen** der Blutsäule in den Venen des Halses sichtbar, die nicht mit atemsynchronen Schwankungen der Venenfüllung verwechselt werden dürfen. Eine beidseitig vermehrte Venenfüllung ohne Rechtsherzinsuffizienz kommt bei retrosternalen Tumoren (Struma, Bronchialkarzinom) vor, eine einseitige Venenstauung bei einer lokalisierten Kompression oder Jugularisthrombose.

6.2.2 Thorax

Bei der Inspektion des Thorax wird vor allem der **Herzspitzenstoß** beobachtet (s. Palpation). Auch die Pulsationen des unteren Sternums und des Epigastriums sind sichtbar, werden aber in der Regel eher getastet. Hypertrophien bei angeborenen Herzfehlern (Vitien) führen gelegentlich zu einer Vorwölbung des Brustkorbes über den hypertrophierten Herzkammern (**Herzbuckel** = Voussure), wenn die Vitien nicht schon im Kindesalter operativ korrigiert wurden.

6.2.3 Abdomen und Extremitäten

Bei der Betrachtung des **Abdomens** achtet man auf die Lebergrenze, auf Pulsationen und Hinweise auf das Vorliegen von Aszites.

An den **Beinen** – am liegenden Patienten in der Sakralregion (**Anasarka**) – können Ödeme als Hinweis auf eine Rechtsherzinsuffizienz auffallen. Einseitige Ödeme weisen auf eine venöse Abflußstörung hin. In die Differentialdiagnose müssen Lymphödem und konstitutionell „kräftige" Fesseln und Füße (Pommersche Füße) bedacht werden.

Eine chronische Sauerstoffuntersättigung ist oft mit **Trommelschlegelfingern** verbunden, einer Auftreibung der distalen Endphalangen.

6.3 Palpation

6.3.1 Arterienpuls

Die wichtigste tastende Methode, die Herz- und Kreislauffunktion zu „erfassen", besteht darin, den **Radialispuls** zu fühlen und quantitativ und qualitativ zu beurteilen.

Pulsfrequenzen über 100 Schläge pro Minute bezeichnet man als Tachykardie, Frequenzen unter 60 Schläge pro Minute als Bradykardie.

Bei der Palpation des Radialispulses ist es auch möglich, die **Rhythmizität der Pulsschlagfolge** (Abb. 6.1) zu beurteilen und Arrhythmien genauer zu beschreiben. Man kann Extrasystolen erkennen, kurze Pausen und schließlich die **absolute Arrhythmie** als Folge von Vorhofflimmern. Die absolute Arrhythmie ist ein häufiger erster Hinweis auf eine organische Herzerkrankung, aus der therapeutische Konsequenzen gezogen werden müssen (z. B. Antikoagulanzien).

Auch die **Intensität des Pulses** wird beurteilt. Aus der Komprimierbarkeit der Arterie kann man den Blutdruck schätzen. Bei Patienten mit sehr niedrigen Blutdruckwerten, z. B. im Schock, ist der Radialispuls oft nicht mehr palpabel. Dann tastet man die A. brachialis, die A. carotis oder die A. femoralis, um die Herzschlagfolge festzustellen. Bei Patienten mit Aortenstenose ist der Steilanstieg der Pulswelle langsam, die Blutdruckamplitude klein. Bei einer Aorteninsuffizienz erfolgt der Steilanstieg rasch, die Blutdruckamplitude ist groß. Auch das kann man vor allem an der A. carotis fühlen.

Unter **Pulsdefizit** versteht man die Differenz zwischen der Herzfrequenz, die mit der Auskultation am Herzen gemessen wird und der Pulsfrequenz, die sich bei der Palpation der A. radialis ergibt. Bei der absoluten Arrhythmie mit hoher Herzfrequenz ist in manchen Systolen die Füllung des Herzens wegen der kurzen Dauer der vorausgehenden Diastole so schlecht, daß sich kein palpabler Puls ergibt. Das Verschwinden des Pulsdefizit unter der Therapie, z. B. mit Digitalis, ist ein Hinweis auf Besserung. Bei der absoluten Arrhythmie muß daher die Herzfrequenz auch auskultatorisch gezählt werden.

6.3.2 Herzspitzenstoß

Bei jüngeren Patienten ist der Herzspitzenstoß in der **Medioklavikularlinie** im vierten oder fünften Interkostalraum sicht- und fühlbar (Abb. 6.2). In der Systole wird die Thoraxwand durch die Herzspitze nach außen gedrückt, da sie sich mit der Kontraktion nach vorn und medial bewegt. Das hängt mit der Aufhängung des Rundmuskels Herz im Thorax zusammen. Bei einer Hypertrophie des linken Ventrikels ist die hebende Bewegung in einem breiten Areal und besonders deutlich fühlbar. Bei einer Erweiterung (Dilatation) des linken Ventrikels kann man den Herzspitzenstoß außerhalb der Medioklavikularlinie fühlen.

Die Palpation des Herzspitzenstoßes ist die einzige Methode der klinischen Krankenuntersuchung, die mit einiger Sicherheit Auskunft über die Herzgröße gibt.

Die Perkussion ist viel weniger ergiebig. Bei der Palpation des Herzspitzenstoßes wird die flache Hand auf das fragliche Areal gelegt und dann mit den Fingerkuppen nachgetastet. Bei einer Entzündung des Perikards kann man bei dieser Untersuchung gelegentlich das Reiben der Perikardblätter aneinander, als pulssynchrones Vibrieren der Thoraxwand, spüren.

6.3.3 Weitere Befunde der Palpation

Pulsationen im Bereich des unteren Sternums weisen auf eine Hypertrophie des rechten Ventrikels hin. **Epigastrische Pulsationen** unterhalb des Processus xiphoideus sind viel weniger spezifisch für eine Herzhypertrophie. Sie können bei jedem schlanken, gesunden Menschen als fortgeleitete Pulsationen der Aorta getastet werden.

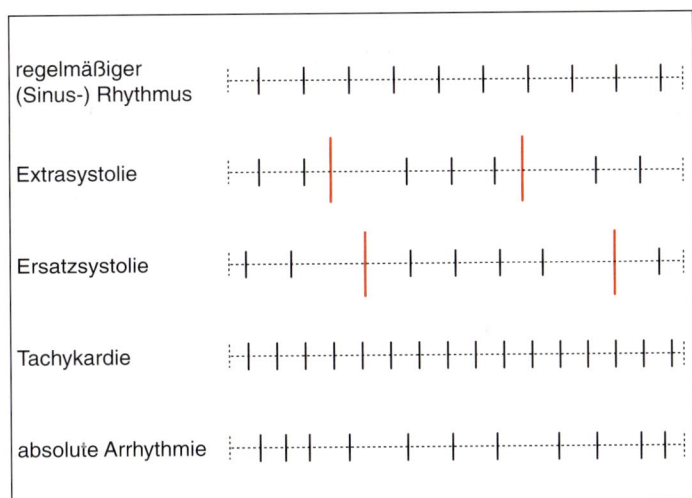

Abb. 6.1 Regelmäßige und unregelmäßige Herzschlagfolge. Die Extrasystole kommt vorzeitig, der nächste Schlag fällt aus, dann weiter regelmäßige Pulsschlagfolge. Die Ersatzsystole kommt nachzeitig, nach einem ausgefallenen Schlag, dann geht der Grundrhythmus weiter. Bei der absoluten Arrhythmie ist kein Pulsabstand gleich dem anderen

regelmäßiger (Sinus-) Rhythmus

Extrasystolie

Ersatzsystolie

Tachykardie

absolute Arrhythmie

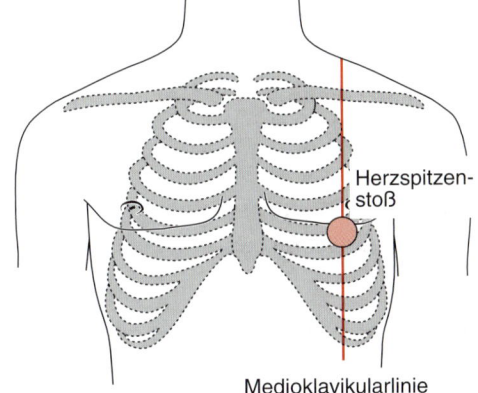

Abb. 6.2 Die Lage des Herzspitzenstoßes   ▶

Herzspitzenstoß

Medioklavikularlinie

Abb. 6.3 Relative (1) und absolute (2) Herzdämpfung   ▼

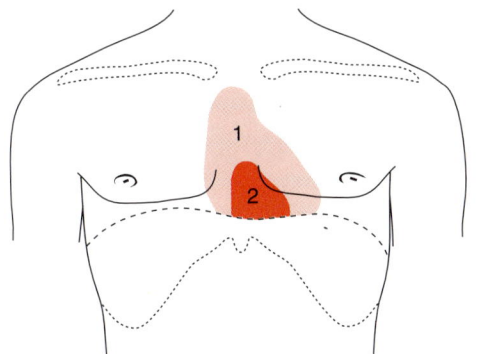

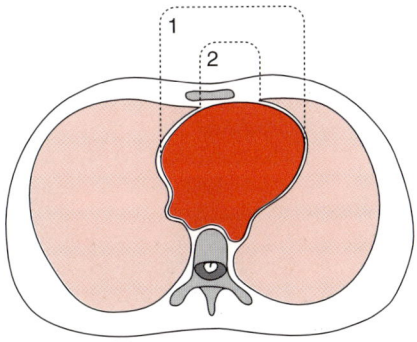

Schwirren ist eine pulssynchrone Vibration, die durch Turbulenzen zustande kommt, wie sie für die hohen Strömungsgeschwindigkeiten bei einer Aortenstenose oder einem kleinen Ventrikelseptumdefekt charakteristisch sind. Bei der Aortenstenose wird das Schwirren fortgeleitet in die Karotiden, beim Ventrikelseptumdefekt ist es oft nur umschrieben über dem mittleren Sternum zu tasten.

6.4 Perkussion

An der vorderen Brustwand kann man – theoretisch – durch mittelkräftige Perkussion die „Herzgrenzen" als **relative Dämpfung** bestimmen (relativ, weil das Herz teilweise von der Lunge überlagert ist). In einem Bereich über dem unteren Sternum und etwas nach links ausladend liegt das Herz direkt der vorderen Brustwand an. Dieses Areal läßt sich – theoretisch – als **absolute Herzdämpfung** mit leiser Perkussion abgrenzen (Abb. 6.3).

In der Praxis wurde diese Methode durch die bildgebenden Verfahren (Röntgen, Echokardiographie, Kernspintomographie) völlig verdrängt. Die Perkussion ist sehr ungenau. In den allermeisten Fällen führt sie nicht einmal zu einem ungefähren Eindruck. Der Herzspitzenstoß ist bei der klinischen Krankenuntersuchung der einzige relativ zuverlässige Hinweis auf Größe und Muskelkraft des Herzens.

Das Röntgenbild der Thoraxorgane im posterior-anterioren und seitlichen Strahlengang gestattet es, die Größe der Herzkammern zu schätzen (Abb. 6.4, 6.5). Mit Hilfe der Echokardiographie (Abb. 6.6) kann man in etwa 70 % der Fälle die Größe der Herzkammern und die Dicke der Muskelschichten ausmessen. Bei den übrigen Patienten ist wegen der Überlagerung des Herzens durch Lungengewebe oder Adipositas eine Echokardiographie nicht möglich.

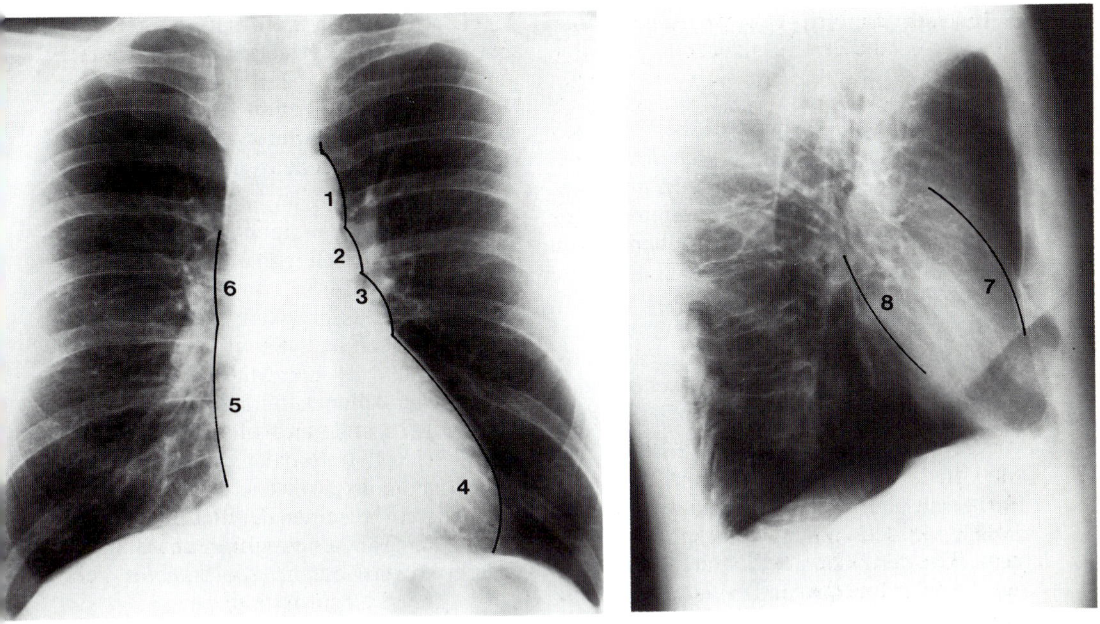

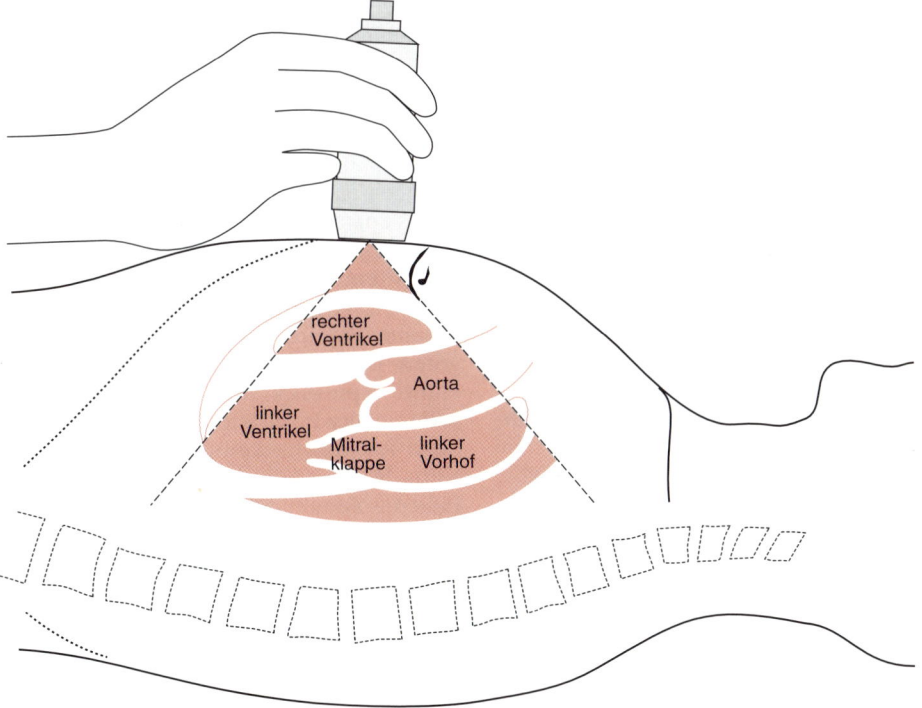

Abb. 6.4 u. 6.5 Herzkonfiguration im Röntgenbild der Thoraxorgane p.-a. und seitlich.
1: Aortenknopf, 2: Pulmonalis, 3: linkes Herzohr, 4: linker Ventrikel, 5: rechter Vorhof, 6: obere Hohlvene, 7: rechter Ventrikel, 8: linker Vorhof

Abb. 6.6 Das Bild des Herzens in der Echokardiographie von parasternal

6.5 Auskultation (Abb. 6.7)

6.5.1 Herztöne

Mit der Auskultation werden die Herztöne und Herzgeräusche analysiert. Die Herztöne sind kurzdauernde Schwingungsgruppen, die an den Klappen und der gesamten muskulären Wand des Herzens entstehen, wenn das Blut am Beginn der Systole plötzlich beschleunigt und am Ende der Systole unvermittelt gebremst wird oder wenn im Verlauf des diastolischen Einstroms des Blutes in die Ventrikel oder des systolischen Ausstroms in die Aorta umschriebene Wand- oder Klappenschwingungen erzeugt werden.

Herzgeräusche sind demgegenüber länger anhaltende Schwingungsmuster in der Systole oder der Diastole, die durch turbulentes Strömen an gesunden oder kranken Klappen oder an Septumdefekten hervorgerufen werden.

6.5.1.1 Der erste Herzton

Der erste Herzton entsteht mit dem Trikuspidal- und Mitralklappenschluß.

Der erste Herzton ist im Bereich des vierten Interkostalraumes links vom Sternum (Erbscher Punkt) und über der Herzspitze lauter zu hören als über der Herzbasis. Als Herzbasis wird der arterielle Ausstrombereich des Herzens bezeichnet, in dem Aorten- und Pulmonalklappe angeordnet sind. Die Herzbasis projiziert sich an der Thoraxwand auf den oberen Sternalbereich (zweiter Interkostalraum rechts und links). Am Herzen liegt also die Basis über der Spitze.

Die **Lautheit** des ersten Herztones ist abhängig
- vom Auskultationspunkt (s. oben)
- vom überlagernden Gewebe (Lunge, Thoraxwand)
- von der Kraft der Kontraktion
- von der Stellung der Mitralklappen unmittelbar vor dem Beginn der Systole.

Bleibt die Mitralklappe während der ganzen Diastole geöffnet (Mitralstenose, s. unten), so ist der erste Herzton laut. Ist die Mitralklappe bei einigen Kontraktionen am Ende der Diastole noch geöffnet, bei anderen schon in der fast geschlossenen Ruhestellung, so wechselt die Lautheit des ersten Herztones (z. B. Vorhofflimmern, totaler AV-Block). Ein auf diese Weise lauter erster Herzton heißt Kanonenschlag.

Der erste Herzton kann aus zwei akustisch gerade voneinander trennbaren Segmenten bestehen, wenn sich rechter und linker Ventrikel nicht synchron kontrahieren, vor allem beim Rechtsschenkelblock. Schon normalerweise schließt die Trikuspidalklappe etwas später als die Mitralklappe. Beim Rechtsschenkelblock nimmt die Ungleichzeitigkeit zu und wird hörbar. Ein später diastolischer Extraton, der vierte Herzton (s. unten), und ein systolischer Extraton (s. unten) müssen bei einer deutlichen Spaltung des ersten Herztones differentialdiagnostisch erwogen werden.

6.5.1.2 Der zweite Herzton

Der zweite Herzton entsteht mit dem Aorten- und Pulmonalklappenschluß am Ende der Diastole.

Er wird im zweiten Interkostalraum links (Pulmonalis) und im zweiten Interkostalraum rechts (Aorta) am besten auskultiert. Bei der Inspiration schließen sich beide Klappen asynchron, die Pulmonalklappe etwas später. Dadurch ist der zweite Herzton inspiratorisch **physiologischerweise gespalten**. Exspiratorisch schließen die Klappen synchron. Dieses Phänomen erscheint vor allem bei Jugendlichen und jüngeren Erwachsenen deutlich. Eine **konstante Spaltung** des zweiten Herztones während der Inspiration und Exspiration ist beim Rechtsschenkelblock oder bei einem Vorhofseptumdefekt zu hören. In beiden Fällen schließt die Pulmonalklappe konstant besonders spät.

Unter einer **paradoxen Spaltung** des zweiten Herztones versteht man eine Spaltung, die bei Inspiration verschwindet. Sie ist bei Patienten mit Linksschenkelblock zu hören, wenn die Aortenklappe bei ruhiger Atmung nach Pulmonalklappe schließt und die inspiratorische Verzögerung des Pulmonalklap-

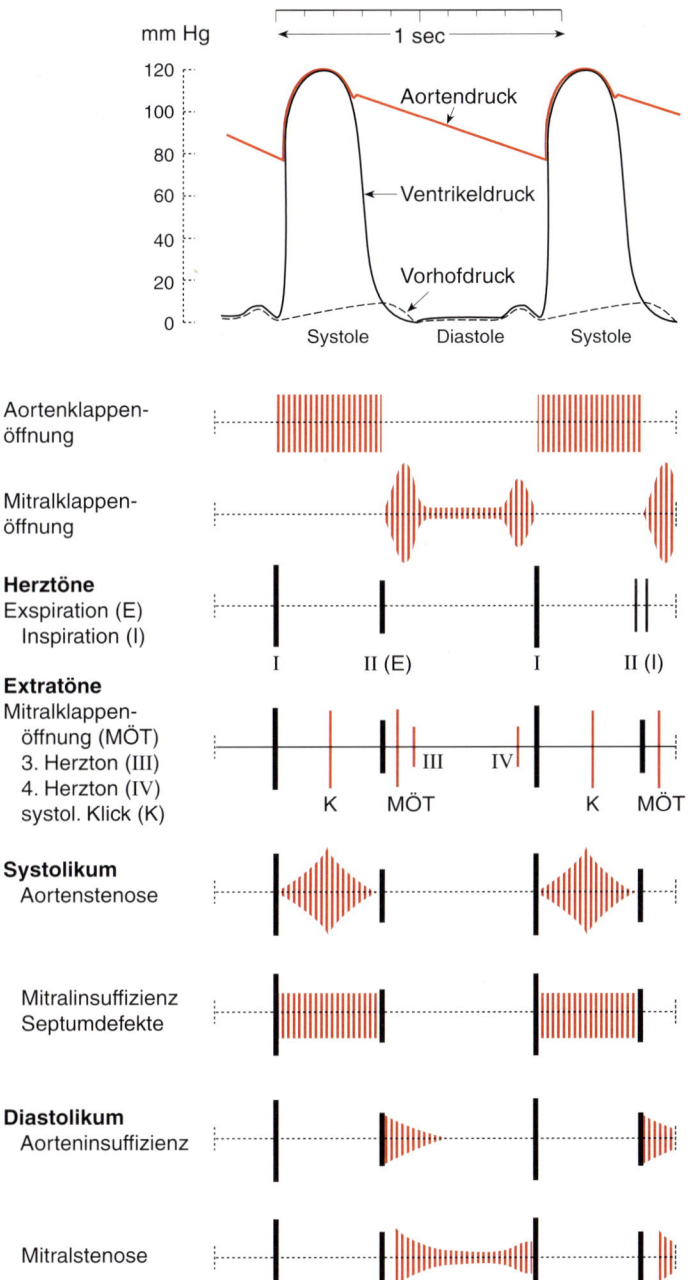

Abb. 6.7 Die Druckkurven und die daraus resultierenden Bewegungen der Herzklappen als Ursachen für die Herztöne und Herzgeräusche

penschlusses dann zu einer Wiedervereinigung der beiden Segmente führt.

6.5.1.3 Die Extratöne

Es handelt sich um kurze Schwingungsgruppen in Systole oder Diastole, die bei der Klappenöffnung (Mitralöffnungston) oder bei schnellen Dehnungen von Herzmuskel oder Gefäßwand zustande kommen (dritter Herzton, vierter Herzton, Aortendehnungsklick).

6.5.1.4 Der Mitralöffnungston

Der Mitralklappenöffnungston ist der **früheste diastolische Extraton**. Er folgt dem zweiten Herzton in einem Abstand von etwa 70 Millisekunden. Er ist dadurch zu erklären, daß sich bei einer Mitralstenose die an ihren Rändern verbackenen Mitralklappen am Beginn der Diastole brüsk in den Ventrikel hineinwölben. Dabei verursachen sie ein Geräusch wie ein Segel, in das der Wind fährt. Je schwerer die Mitralstenose ist, desto höher ist der Druck im linken Vorhof und desto früher öffnet sich die Mitralklappe nach dem zweiten Herzton. Der Mitralklappenöffnungston ist ein kurzes, scharfes Geräuschphänomen, das mit dem Stethoskop allein oft von einer fixierten Spaltung des zweiten Herztons nicht zu unterscheiden ist. Bei unregelmäßigen Herzfrequenzen hängt das Öffnungsintervall von der vorausgehenden Diastolendauer ab. Je länger die Diastole desto länger das Öffnungsintervall.

6.5.1.5 Der dritte Herzton

Der dritte Herzton ist eine Schwingung, die bei der **Ventrikelfüllung** entsteht, wenn die Ventrikelwände straff und damit schwingungsfähig sind, z. B. bei Kindern oder bei Herzinsuffizienz und -dilatation mit einem erhöhten enddiastolischen Ventrikeldruck. In der frühen Diastole, unmittelbar nach der ersten Öffnung der Mitralklappe, ist durch einen Druckgradienten zwischen Vorhof und Ventrikel eine rasche Ventrikelfüllung zu erwarten, die den dritten Herzton erzeugen kann. Der dritte Herzton ist später als der Mitralöffnungston zu hören. Er kommt auch bei Zuständen mit besonders großem Schlagvolumen vor, z.B. bei Mitralinsuffizienz und Aorteninsuffizienz.

6.5.1.6 Der vierte Herzton

Es handelt sich um einen **spätdiastolischen Extraton**, der ebenso wie der dritte Herzton auf einer Ventrikelwandschwingung bei der Füllung, in diesem Fall durch die **Vorhofkontraktion**, hervorgerufen wird. Durch die Vorhofkontraktion öffnet sich diastolisch die Mitralklappe ein zweites Mal, um das Schlagvolumen des Vorhofes in den Ventrikel durchzulassen. Bei höheren Herzfrequenzen mit entsprechend kurzer Diastole verschmelzen dritter und vierter Herzton miteinander zum sogenannten Summationsgalopp.

6.5.1.7 Die systolischen Extratöne

Die systolischen Extratöne kommen in der frühen und späten Phase der Systole vor. Der **frühsystolische Extraton (Ejection click)** ist auf die plötzliche frühsystolische Aortendehnung zurückzuführen, z. B. wenn der rasche Blutfluß nach einer Aortenstenose in scharfem Strahl auf die vorgedehnte Aortenwand auftrifft oder entsprechend im Bereich der Pulmonalarterie bei einer Pulmonalstenose. Ein **mittel- oder spätsystolischer Extraton** ist typisch für den sogenannten Mitralklappenprolaps, bei dem sich die Mitralklappensegel systolisch in den Vorhof vorwölben.

Systolische und diastolische Extratöne könne bei Perikarditis in unregelmäßiger Anordnung gehört werden, sie entstehen durch das Reiben der Perikardblätter aneinander.

6.5.2 Herzgeräusche

Herzgeräusche entstehen durch Turbulenzen im diastolischen Einstrom (diastolische Geräusche) oder im systolischen Ausstrom aus dem Ventrikel (systolische Geräusche).

Sie können an Klappenverengungen (Stenosen) entstehen oder an Klappenundichtigkeiten (Insuffizienzen). Außerdem werden sie an krankhaften Verbindungen zwischen dem großen und kleinen Kreislauf hervorgerufen, z. B. wenn ein Teil des Schlagvolumens von links nach rechts (oder rechts nach links) übertritt (Shuntvolumen). Alle diese Geräusche nennt man organische Geräusche. Aber auch ohne organische Veränderungen kommen Turbulenzen an einer Klappe vor, sog. **funktionelle Geräusche**, wenn sie von einem besonders großen Volumen pro Zeiteinheit durchströmt wird (Hyperthyreose, Anämie oder großes Schlagvolumen wegen organischer Veränderungen an anderer Stelle, z. B. aortales Begleitsystolikum bei Mitralinsuffizienz, pulmonales Systolikum bei Vorhofseptumdefekt). Von **akzidentellen Geräuschen** spricht man, wenn keine Ursachen gefunden werden. Bei den komplizierten Strömungsverhältnissen im Herzen ist es eigentlich verwunderlich, daß nicht jeder Mensch akzidentelle Herzgeräusche aufweist. Das hängt damit zusammen, daß nicht alle Schwingungen von Turbulenzen im Blutstrom auf die äußere Thoraxwand fortgeleitet werden. Bei Jugendlichen und asthenischen Menschen sind akzidentelle Herzgeräusche häufiger zu hören.

6.5.2.1 Die systolischen Herzgeräusche

Austreibungsgeräusche entstehen in der Systole im Ausflußtrakt des linken oder rechten Ventrikels. Der treibende Druckgradient nimmt zur Mitte der Systole hin zu, dann wieder ab. Die Geräusche haben also an- und abschwellenden Charakter. Sie sind spindelförmig. Entstehen sie an der Aortenklappe sind sie am lautesten im zweiten Interkostalraum rechts parasternal zu hören und werden in die Karotiden fortgeleitet. Entstehen sie an die Pulmonalklappe, hört man sie am lautesten im zweiten bis dritten Interkostalraum links parasternal. Funktionelle und akzidentelle Geräusche lassen sich von leisen organischen Geräuschen auskultatorisch nicht unterscheiden.

Systolische Insuffizienzgeräusche entstehen an Undichtigkeiten der Mitral- oder Trikuspidalklappe und beginnen sofort mit dem ersten Herzton – da der Ventrikeldruck den Vorhofdruck sofort nach dem Schluß der Atrioventrikularklappen überschreitet. Solche Insuffizienzgeräusche sind holosystolisch und bandförmig. Das an der Mitralklappe entstehende systolische Insuffizienzgeräusch kann man am besten im vierten Interkostalraum links vom Sternum bis hin zur Herzspitze hören. Es wird oft bis zur Axillarlinie oder sogar Skapularlinie fortgeleitet. Das an der Trikuspidalklappe entstehende systolische Insuffizienzgeräusch ist meist viel leiser und am linken Sternalrand im dritten oder vierten Interkostalraum zu hören.

6.5.2.2 Diastolische Geräusche

Diastolische Geräusche weisen immer auf eine organische Herzerkrankung hin.

Akzidentelle diastolische Geräusche gibt es nicht.

Diastolische Stenosegeräusche von der Mitral- oder Trikuspidalklappe sind leise und niederfrequent (Rumpeln). Das Diastolikum der Mitralstenose ist am ehesten über dem Erbschen Punkt oder der Herzspitze zu hören, wenn sich der sitzende Patient nach vorn neigt oder der liegende Patient sich auf die linke Seite legt. Bei Sinusrhythmus hat das Mitralstenosediastolikum zwei Maxima entsprechend dem biphasischen Fluß des Blutes aus dem Vorhof in den Ventrikel (vgl. Abb. 6.11). Bei Vorhofflimmern fällt der präsystolische Geräuschanteil weg.

Eine isolierte Trikuspidalstenose kommt selten vor, daher ist ein isoliertes rechtsparasternales Diastolikum kaum je zu hören.

Insuffizienzdiastolika entstehen bei einem unzureichenden Schluß der Aorten- bzw. Pulmonalklappen, entweder wenn die Klappe durch Krankheit zerstört ist, oder wenn sich der Klappenring erweitert hat. Diese Diastolika sind wegen der kleineren Klappenstrukturen höherfrequent und wegen der größeren treibenden Druckgradienten lauter als die Stenosediastolika von Mitral- und Trikuspidalklappe. Sie haben abschwellenden Dekrescendocharakter, der Druckgradient ist zu Beginn der Diastole am höchsten und nimmt dann ab. Das Aortendiastolikum kann man am besten über der Aortenregion (zweiter Interkostalraum rechts vom Sternum) bis zum dritten, vierten Parasternalraum links vom Sternum auskultieren. Das Pulmondaldiastolikum hört man am besten links parasternal.

6.5.2.3 Herzgeräusche in Systole und Diastole

Dazu zählt das Geräusch bei einem **offenen Ductus arteriosus**, durch den das Blut in Systole und Diastole von der Aorta in die Pulmonalis fließt, weil der Druck systolisch und diastolisch in der Aorta höher ist. Da der persistierende Ductus arteriosus im Kindesalter operativ verschlossen wird, ist bei uns dieses Geräusch im Erwachsenenalter nicht mehr zu hören.

Auch **Perikardreiben** hört man systolisch und diastolisch als oft lautes Geräuschphänomen, z. B. bei einer Perikarditis nach Myokardinfarkt.

6.5.3 Die Technik der Auskultation

Herztöne und Herzgeräusche von den verschiedenen Herzklappen sind in unterschiedlichen Bereichen der vorderen Brustwand am besten zu hören, haben dort ihr **Punctum maximum**: Aortenklappe (2. Interkostalraum [ICR] rechts vom Sternum); Pulmonalklappe (2. ICR links vom Sternum); Trikuspidalklappe (4. ICR rechts vom Sternum); Mitralklappe (4. ICR links vom Sternum [Erbscher Punkt]) und im Bereich des Herzspitzenstoßes (Abb. 6.8).

Man beginnt die Auskultation am günstigsten im vierten Interkostalraum links vom Sternum. Hier sind die meisten Geräuschphänomene zu hören. Um aber nichts zu überhören, sollte man systematisch auf den ersten Herzton und seine Doppelung, den zweiten Herzton und seine Doppelung, auf Extratöne, systolische und diastolische Geräusche achten.

Bei niederen Frequenzen lassen sich der **erste und zweite Herzton** leicht voneinander unterscheiden. Sie markieren Beginn und Ende der Systole. Diese ist in der Regel kürzer als die Diastole. Bei höheren Frequenzen wird diese Unterscheidung schwierig. Der erste Herzton ist über der Spitze lauter als der zweite und über der Basis leiser als der zweite. Der erste Herzton tritt unmittelbar vor dem Herzspitzenstoß und dem Karotis- oder Radialispuls auf. Bei der Auskultation sollte daher eine Hand am Puls liegen.

Nach der Identifizierung der Herztöne achtet man auf deren **Spaltung**. Wer sich Klarheit darüber verschafft hat, ob der zweite Herzton physiologisch gespalten ist oder nicht, hat sein Gehör auf die Empfindlichkeitsstufe eingestellt, die notwendig ist, um die übrigen Geräuschphänomene wahrzunehmen: z. B. die fixierte Spaltung des zweiten Herztones, die paradoxe Spaltung, den Mitralöffnungston oder einen dritten Herzton.

Sind die Töne und Extratöne analysiert, wendet man die Aufmerksamkeit den **systolischen und diastolischen Geräuschen** zu und beschreibt sie nach Frequenz (rumpelnd? gießend?) dem Punkt der besten Hörbarkeit (Herzspitze? Herzbasis?), ihrer Fortleitung (Karotiden? Axillarlinie?) und Lautstärke. Die so gewonnenen Informationen ermöglichen es dann, zusammen mit Hinweisen aus der Anamnese und anderen Krankheitszeichen (Linksherzinsuffizienz, Rechtsherzinsuffizienz, Blutdruckverhalten u. a.), eine klinische Diagnose zu formulieren. Je präziser die klinische Diagnose, desto besser sind auch die Ergebnisse der weiterführenden Untersuchungen.

Lautheit systolischer Geräusche

1/6 sehr leises Geräusch, nur mit Erfahrung zu hören

2/6 leises, aber sicher hörbares Geräusch

3/6 mittellautes Geräusch

4/6 lautes Geräusch (noch durch die aufgelegte Hand zu hören)

5/6 sehr lautes Geräusch, oft verbunden mit fühlbarem Schwirren (noch am Gelenk der aufgelegten Hand zu hören)

6/6 das Geräusch ist ohne Stethoskop hörbar und in der Regel mit Schwirren verbunden

6.6 Einzelne Herzfehler

6.6.1 Aortenstenose

Inspektion
Der Druckgradient an der Aortenklappe führt zu einer Linksherzhypertrophie mit verbreitertem, hebendem Spitzenstoß. Die arteriellen Pulse sind schwach, der Blutdruck ist vor allem bei Belastung niedrig (Schwächeanfälle nach körperlicher Belastung). Die Patienten sind oft blaß und müde.

Palpation
Man findet einen hebenden und verbreiterten Herzspitzenstoß sowie oft auch ein Schwirren über der Aortenregion und den Karotiden. Der Pulsanstieg ist vergleichsweise verzögert und insgesamt schwach (Pulsus tardus et parvus).

Herztöne
Sie sind oft leise. Gelegentlich kann man einen systolischen Extraton (Ejection click) hören.

Herzgeräusche (Abb. 6.9)
Typisch ist ein lautes, rauhes, spindelförmiges Systolikum, das vom Punctum maximum, dem zweiten Interkostalraum rechts vom Sternum, in beide Karotiden hinein fortgeleitet wird.

Differentialdiagnose
Pulmonalstenose, Mitralinsuffizienz, Ventrikelseptumdefekt, funktionelle und akzidentelle Systolika, obstruktive Kardiomyopathie und Pulmonalstenose.

Technische Zusatzuntersuchungen
Röntgen-Thorax: Betonung des linken Ventrikels.

EKG: Linksherzhypertrophie.

Doppler-Echokardiographie: Linkherzhypertrophie und Strömungsbeschleunigung an der Aortenklappe, die dem Druckgradienten eng korreliert ist.

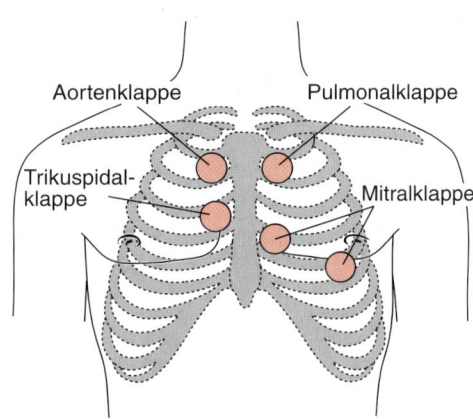

Abb. 6.8 Die Auskultationspunkte der Herzklappen an der vorderen Thoraxapertur

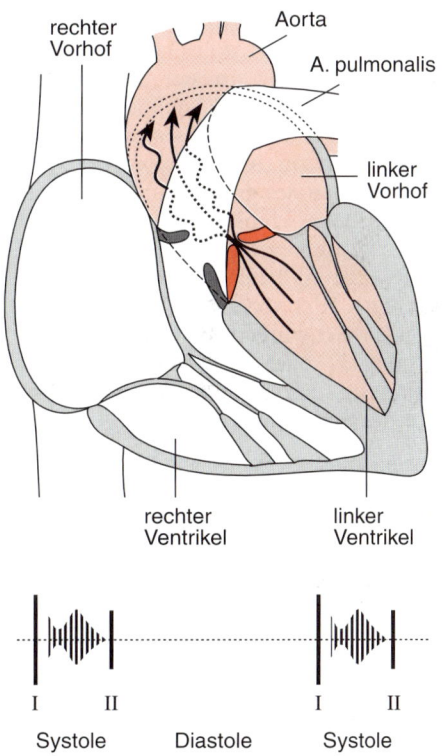

Abb. 6.9 Das spindelförmige systolische Geräusch an der Aortenklappe bei Aortenklappenstenose

6.6.2 Aorteninsuffizienz

Inspektion
Die Zerstörung der Aortenklappe läßt einen diastolischen Rückstrom in den Ventrikel zu. Der diastolische Druck ist niedrig, das Schlagvolumen groß. Die arteriellen Pulse am Hals sind deutlich sichtbar. Oft bewegt sich der Kopf pulssynchron. Kapillarpuls ist mit bloßem Auge sichtbar: Wenn man leicht auf den Fingernagel drückt, pulsiert das dabei entstehende blasse Areal. Der Herzspitzenstoß ist hebend und nach links verlagert.

Palpation
Der Puls steigt schnell an und ist deutlich palpabel (Pulsus celer et altus). Der diastolische Druck ist um so niedriger, je weiter die Zerstörung der Aortenklappe fortgeschritten ist.

Herztöne
Sie sind meist unverändert. Aufgrund der raschen massiven Ventrikelfüllung kann ein dritter Herzton gehört werden.

Herzgeräusche (Abb. 6.10)
Das hochfrequente diastolische Geräusch mit Punctum maximum in der Aortenregion strahlt zum vierten Interkostalraum links parasternal aus. Es ist leise. Der sitzende Patient beugt sich zur Auskultation nach vorn. Oft wird wegen des großen Schlagvolumens ein zusätzliches funktionelles Systolikum über der Aortenregion gehört. Der diastolische Rückstrom behindert die Mitralklappenöffnung. Hier können zusätzliche niederfrequente Schwingungen entstehen, die manchmal als sogenanntes Austin-Flint-Diastolikum im vierten Interkostalraum links und in der Spitzenregion zu hören sind.

Differentialdiagnose
Ductus arteriosus apertus (systolisch-diastolisches Geräusch mit Fortleitung in den Rücken).

Technische Zusatzuntersuchungen
Röntgen-Thorax: deutliche Betonung des linken Ventrikels.

EKG: Linksherzhypertrophie.

Doppler-Echokardiographie: Erweiterung des kräftig pulsierenden hypertrophen linken Ventrikels. Diastolischer aortaler Blutrückfluß, in dem das aortale Mitralklappensegel schwirrt.

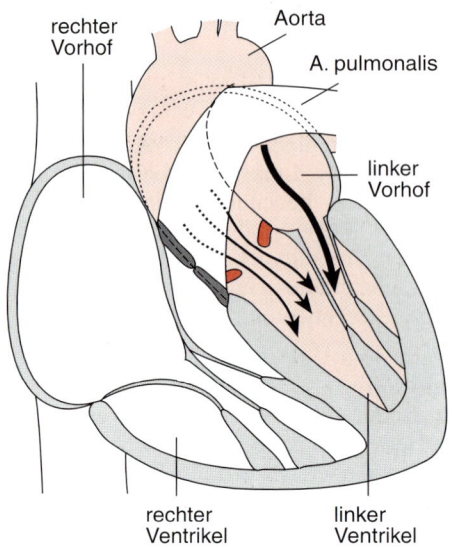

rechter Vorhof

Aorta

A. pulmonalis

linker Vorhof

rechter Ventrikel

linker Ventrikel

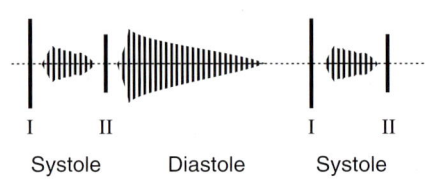

I   II

I   II

Systole   Diastole   Systole

Abb. 6.10 Das gießende diastolische Dekrescendogeräusch an der insuffizienten Aortenklappe

6.6.3 Mitralstenose

Inspektion
Im fortgeschrittenen Stadium findet man die
Zeichen der Links- und Rechtsherzinsuffi-
zienz mit Dyspnoe, Halsvenenstauung, Le-
bervergrößerung und peripheren Ödemen.
Die Blutfülle der Gesichtshaut führt zur
Entwicklung von „Mitralbäckchen".

Palpation
Die Pulse sind meist unauffällig. Oft besteht
eine absolute Arrhythmie. Bei einer rechts-
ventrikulären Hypertrophie fallen Pulsationen des unteren Sternum auf.

Herztöne
Die Mitralklappe bleibt während der gesamten Diastole geöffnet und schließt sich brüsk
mit beginnender Systole: lauter, paukender
erster Herzton. Bei der Öffnung gerät sie
plötzlich an den verlöteten Segelrändern unter Spannung: Mitralöffnungston (s. S. 94).

Herzgeräusche (Abb. 6.11)
Das niederfrequente, rumpelnde, rollende,
leise, in Linksseitenlage stets am besten zu
hörende diastolische Geräusch mit Dekrescendocharakter und präsystolischem Ak-
zent (nur bei Sinusrhythmus) hat ein Punctum maximum am linken Sternalrand und
der Herzspitze.

Differentialdiagnose
Graham-Steel-Geräusch, andere Zustände
mit gedoppeltem zweiten Herzton, dritter
Herzton.

Technische Zusatzuntersuchungen
Röntgen-Thorax: Vergrößerung des linken
Vorhofes.

EKG: Oft Vorhofflimmern, Rechtsherzbelastungszeichen.

Doppler-Echokardiographie: Vorhofvergrö-
ßerung bei normaler Ventrikelkontur. Skle-
rotische oder verkalkende Veränderungen
der mangelhaft öffnenden Klappe, be-
schleunigter diastolischer Durchstrom
durch die verengte Mitralklappe.

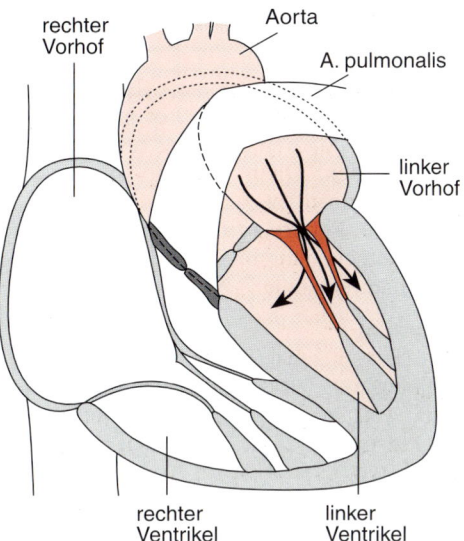

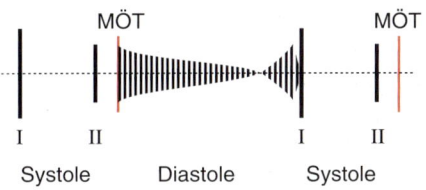

Abb. 6.11 Das zweiphasische, niederfrequente
diastolische Geräusch mit Mitralöffnungston an
der stenosierten Mitralklappe

6.6.4 Mitralinsuffizienz

Inspektion

Vom systolischen Rückstrom des Blutes aus dem Ventrikel in den Vorhof ist in fortgeschrittenen Stadien auch der rechte Ventrikel betroffen. Dann sind die Zeichen der Rechtsherzinsuffizienz zu sehen mit Halsvenenstau, Lebervergrößerung und peripheren Ödemen. Durch die Blutfülle der Gesichtshaut entstehen „Mitralbäckchen".

Palpation

Der Herzspitzenstoß ist wegen der Volumenbelastung des linken Ventrikels nach links verlagert und verbreitert. Die arteriellen Pulse sind nicht verwertbar verändert. Oft besteht eine absolute Arrhythmie.

Herztöne

Der erste Herzton ist oft abgeschwächt. Man hört nicht selten einen dritten Herzton wegen der raschen massiven Ventrikelfüllung.

Herzgeräusche (Abb. 6.12)

Das bandförmige, oft laute Systolikum mit Punctum maximum beim vierten Interkostalraum links vom Sternum oder im Bereich der Herzspitze wird in der Axilla fortgeleitet.

Differentialdiagnose

Aortenstenose, funktionelle Mitralinsuffizienz (erweiterter Klappenring bei Linksherzinsuffizienz), akzidentelle Systolika, Trikuspidalinsuffizienz. Das Systolikum beim Mitralklappenprolaps beginnt nach einem mittsystolischem Klick.

Technische Zusatzuntersuchungen

Röntgen-Thorax: Vergrößerung des linken Vorhofs und des linken Ventrikels.

EKG: Hinweise auf Belastung des linken Vorhofs und linken Ventrikels, oft Vorhofflimmern.

Doppler-Echokardiographie: Vergrößerung der Durchmesser des linken Vorhofes und des oft hypertrophierten linken Ventrikels, Blutrückstrom in den linken Vorhof vorbei an verdickten oder verkalkten Klappen.

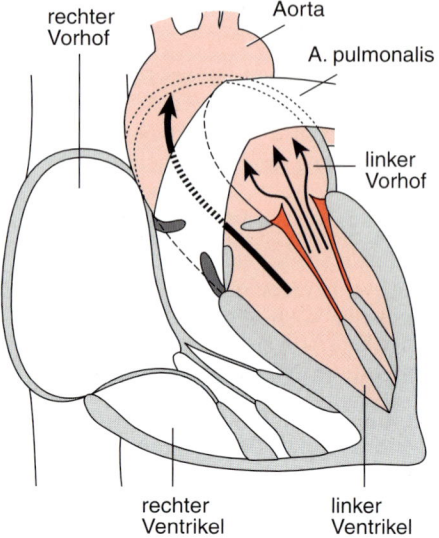

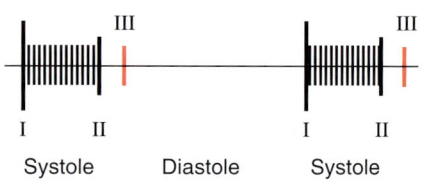

Abb. 6.12 Das bandförmige systolische Geräusch an der insuffizienten Mitralklappe

6.6.5 Pulmonalstenose

Inspektion

Das angeborene Vitium mit erheblicher Hypertrophie des rechten Ventrikels läßt oft eine Ausbuchtung des Thorax über dem Ventrikel erkennen.

Palpation

Gegebenenfalls kann man ein Schwirren linksparasternal sowie Pulsationen des unteren Sternums erkennen.

Herztöne

Doppelung des zweiten Herztones.

Herzgeräusche

Das laute, rauhe systolische Geräusch hat ein Punctum maximum links parasternal im zweiten Interkostalraum.

Differentialdiagnose

Andere angeborene Vitien: Aortenstenose, Trikuspidalinsuffizienz, Aorteninsuffizienz.

Technische Zusatzuntersuchungen
Röntgen-Thorax oft unauffällig.

EKG: Rechtsherzbelastungszeichen.

Doppler-Echokardiographie: Rechtsherzhypertrophie mit Strömungsbeschleunigung an der Pulmonalklappe.

6.6.6 Pulmonalinsuffizienz

Inspektion
Eine Pulmonalinsuffizienz entsteht gelegentlich nach einer Endokarditis durch unsterile, intravenöse Injektionen (Rauschgiftmißbrauch). Die Patienten weisen Rechtsherzinsuffizienzzeichen auf.

Palpation
Die Pulse sind normal. Rechtsherzhypertrophie und eine Pulsation des unteren Sternums lassen sich nachweisen.

Herztöne
Doppelung des zweiten Herztones.

Herzgeräusche
Diastolisches Geräusch im ersten bis dritten Interkostalraum links parasternal.

Differentialdiagnose
Funktionelle Pulmonalinsuffizienz bei Mitralstenose (Graham-Steel).

Technische Zusatzuntersuchungen
Röntgen-Thorax: Vergrößerung des rechten Ventrikels.

EKG: Rechtsherzbelastungszeichen.

Doppler-Echokardiographie: Kräftige Pulsation des rechten Ventrikels mit diastolischem Bluteinstrom durch die Pulmonalklappe.

6.6.7 Trikuspidalinsuffizienz

Inspektion
Auch die Trikuspidalinsuffizienz wird meist durch eine Endokarditis bei intravenöser Infektion (Rauschgiftmißbrauch) verursacht. Am Hals ist ein positiver Venenpuls sichtbar.

Palpation
Pulsationen des unteren Sternums (Rechtsherzhypertrophie) und der Leber (positiver Venenpuls) sind typisch.

Herztöne
Meist unauffällig.

Herzgeräusche
Das leise, niederfrequente systolische Geräusch im dritten bis fünften Interkostalraum reicht oft nach links hinter das Sternum. Es nimmt bei Inspiration zu.

Differentialdiagnose
Funktionelle Trikuspidalinsuffizienz bei Rechtsherzdilatation.

Technische Zusatzuntersuchungen
Röntgen-Thorax: Vergrößerung des rechten Ventrikels.

EKG: Rechtsherzbelastungszeichen.

Doppler-Echokardiographie: Starke Pulsationen des vergrößerten rechten Ventrikels mit systolischem Blutfluß in den Vorhof.

6.6.8 Pericarditis constrictiva

Inspektion
Die narbigen Veränderungen des Perikards verhindern die Füllung der Vorhöfe und Ventrikel. Es kommt zum Anstieg des Venendrucks mit Halsvenenstauung, Lebervergrößerung und peripheren Ödemen.

Palpation
Neben einer systolischen Einziehung des Spitzenstoßes fällt ein Pulsus paradoxus auf: geringere inspiratorische Pulsfüllung.

Herztöne
Systolische und diastolische Extratöne.

Herzgeräusche
Systolische und diastolische Reibegeräusche.

Differentialdiagnose
Rechtsherzinsuffizienz.

Technische Zusatzuntersuchungen
Röntgen-Thorax: Perikardverkalkungen, Verbreiterung der oberen Hohlvene.

EKG: Herzrhythmusstörungen, Niedervoltage.

Doppler-Echokardiographie: Gegebenenfalls Perikardverkalkungen. Geringe Kontraktionsbewegung.

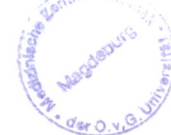

6.6.9 Vorhofseptumdefekt

Inspektion
Das Volumen des angeborenen Links-Rechts-Shunts auf Vorhofebene belastet den rechten, nicht den linken Ventrikel: Deshalb sieht man gegebenenfalls Rechtsherzbelastungszeichen und einen „Herzbuckel" über dem rechten Ventrikel (Voussure).

Palpation
Die Pulsation des unteren Sternums kann palpiert werden.

Herztöne
Die Patienten weisen eine fixierte Spaltung des zweiten Herztones auf (das rechtsventrikuläre Schlagvolumen ist isoliert erhöht).

Herzgeräusche (Abb. 6.13)
Man hört ein leises Systolikum im zweiten Interkostalraum links (funktionelle Pulmonalstenose), gegebenenfalls auch ein funktionelles pulmonales Diastolikum.

Differentialdiagnose
Organische Pulmonalklappenfehler, Rechtsherzbelastung anderer Ursache.

Technische Zusatzuntersuchungen
Röntgen-Thorax: vergrößerter rechter Ventrikel, Dilatation der Pulmonalarterien mit vermehrter Pulsation (tanzende Hili).

EKG: Rechtsherzbelastungszeichen, gegebenenfalls AV-Block 1. Grades, Rechtsschenkelblock.

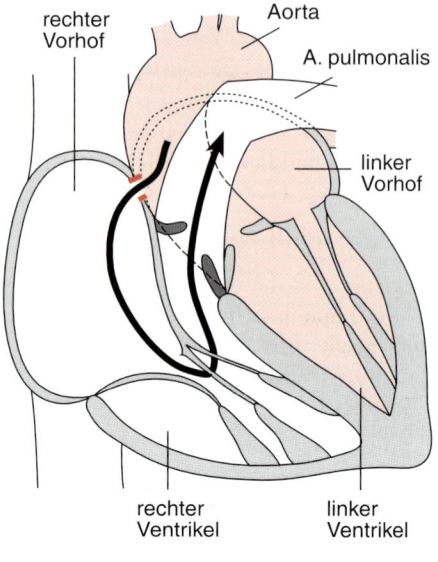

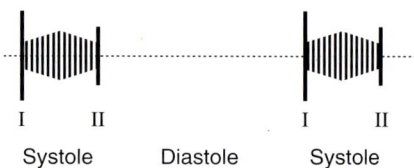

Abb. 6.13 Das systolische Geräusch bei Vorhofseptumdefekt, das bei vermehrtem Blutfluß durch den rechten Ventrikel an der Pulmonalklappe entsteht

6.6.10 Ventrikelseptumdefekt

Inspektion

Der angeborene Shunt auf Ventrikelebene belastet den linken Ventrikel. Im weiteren Verlauf kann es ebenso wie beim Vorhofseptumdefekt zur pulmonalen Hypertonie mit Belastung des rechten Ventrikels kommen.

Palpation

Bei einem kleinen Ventrikelseptumdefekt fällt ein Schwirren über dem Sternum im dritten bis vierten Interkostalraum auf.

Herztöne

Es läßt sich keine Spaltung des zweiten Herztones nachweisen, denn das Schlagvolumen ist beidseits vergrößert. Bei einem großen Shunt tritt ein dritter Herzton auf.

Herzgeräusche (Abb. 6.14)

Das laute holosystolische Geräusch im dritten bis vierten Interkostalraum retrosternal wird nicht fortgeleitet. Je kleiner der Shunt, desto lauter ist das Geräusch.

Differentialdiagnose

Aortenstenose, kombinierte angeborene Vitien. Mitralinsuffizienz.

Technische Zusatzuntersuchungen

Röntgen-Thorax: Bei großem Shunt Vergrößerung beider Ventrikel mit Erweiterung der stark pulsierenden Pulmonalarterien.

EKG: Eventuell Links- und/oder Rechtsherzhypertrophie.

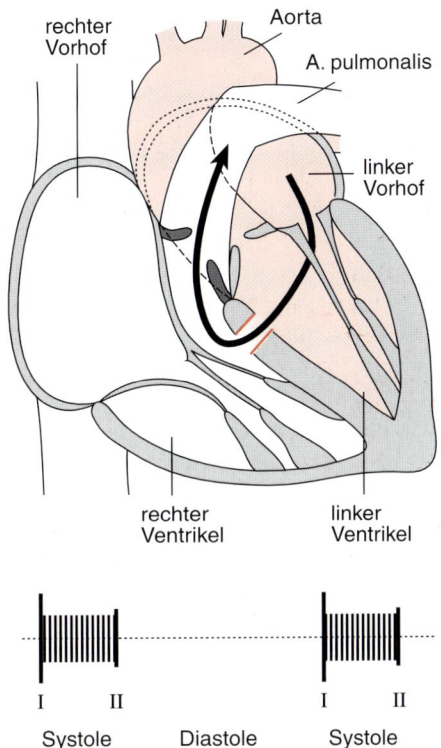

Abb. 6.14 Das bandförmige laute systolische Geräusch, das beim Links-Rechts-Shunt am Ventrikelseptumdefekt entsteht

7 Blutgefäße

(W. Thimme, J. Schuler)

7.1 Arterien
7.1.1 Anamnese

• Schmerzen
Der ganz überwiegende Anteil von Patienten mit peripheren arteriellen Durchblutungsstörungen sucht den Arzt aufgrund von Schmerzen in den Extremitäten auf. Der Schmerzcharakter kann peitschend, schlagartig sein z. B. beim akuten embolischen Verschluß. Er kann aber auch nur in Abhängigkeit von körperlicher Belastung auftreten, wie beim Gehen oder Treppensteigen (Arteriosklerose).

Je weiter fortgeschritten die Verschlußkrankheit ist, desto kürzer wird die Gehstrecke.

Schließlich ist der Schmerz auch in Ruhe vorhanden. Linderung tritt beim Hängenlassen der Extremität und bei Erwärmung ein, die Symptome verschlimmern sich bei Abkühlung.

Die Stadieneinteilung richtet sich nach der Intensität der Beschwerden (Klassifikation nach *Fontaine*).

Stadium 1: Pulsausfall ohne Beschwerden

Stadium 2: Claudicatio intermittens
Schmerzen treten bei Belastung auf und gehen in Ruhe zurück. (Schaufensterkrankheit: immer wenn der Patient schmerzbedingt stehen bleiben muß, guckt er sich ein Schaufenster an.) Der **Gehtest** mißt die Entfernung, die ein Patient mit einer Geschwindigkeit von 90 Schritten pro Minute gehen kann.

Stadium 2a: > 200 m

Stadium 2b: < 200 m

Stadium 3: Ruheschmerz

Stadium 4: Geschwürbildungen, Nekrosen.

• Risikofaktoren und Vorerkrankungen
Man fragt nach Diabetes mellitus, hohem Blutdruck, Fettstoffwechselstörungen und Rauchgewohnheiten. Als Vorerkrankungen sind Myokardinfarkt, Schlaganfälle oder andere anhaltende oder nicht anhaltende neurologische Ausfälle, plötzliche Sehschwäche (Amaurosis fugax), Sturzanfälle und Schwindelattacken, Herzfehler (Suche nach arteriellen Embolien) relevant. Aber auch bei rheumatischen Erkrankungen und bei der Lues III kommen entzündliche Erkrankungen der Arterien vor. Schließlich können Medikamente, speziell Migränemittel (Ergotismus), arterielle Durchblutungsstörungen herbeiführen.

7.1.2 Inspektion

• Hautfarbe

Man beurteilt die Extremität immer im Seitenvergleich.

Bei der arteriellen Verschlußkrankheit ist die Hautfarbe blaß wachsfarben oder zyanotisch, manchmal marmoriert oder auch tiefrot beim Hängenlassen der Extremität bzw. im Stehen. Die Venen sind schlecht gefüllt. Die Haut ist oft dünn und atrophisch, die Zehennägel verdickt oder deformiert. In fortgeschrittenen Stadien bilden sich zwischen den Zehen oder an Druckstellen am Fußrücken oder an den Tibiakanten Geschwüre, die im Gegensatz zum Ulkus auf dem Boden einer venösen Durchblutungsstörung aus normaler, farblich nicht veränderter Haut „ausgestanzt" sind. Die Ränder venöser Geschwüre sind dagegen hyperpigmentiert. Manchmal liegen blasse, hyperämische und zyanotische Hautpartien nebeneinander (Trikolore-Phänomen).

• Lagerungsprobe nach *Ratschow*
Der liegende Patient bewegt die hochgehaltenen Füße plantar- und dorsalwärts bis Schmerzen auftreten, höchstens aber 5 Minuten lang (Claudicatio-Zeit). Im Anschluß daran setzt sich der Patient auf die Bettkante und läßt die Beine hängen. Beim Gesunden tritt innerhalb von 5 bis 10 Sekunden eine

Hyperämie auf. Nach 20 Sekunden beginnt die Venenfüllung. An dem Bein mit arteriellen Durchblutungsstörungen sind diese Zeiten verzögert.

• **Faustschlußprobe**
Der Untersucher komprimiert die Radialarterien und läßt den Patienten mit erhobenen Armen die Faust etwa 30mal öffnen und schließen. Dann gibt er den arteriellen Einstrom frei. Beim Kranken kommt es zu einer verzögerten fleckförmigen Rötung der Handflächen, beim Gesunden schießt das Blut sofort ein.

7.1.3 Palpation

7.1.3.1 Hauttemperatur

Bei der arteriellen Verschlußkrankheit ist die Hauttemperatur im befallenen Areal geringer als im normalen. Bei venösen Durchblutungsstörungen oder Entzündungen, die mit Extremitätenschmerzen einhergehen, ist die Haut dagegen oft wärmer als normal und blaurot, während sie bei arteriellen Durchblutungsstörungen blaß erscheint.

7.1.3.2 Arterienpalpation

Sie sollte nach Möglichkeit in warmen Räumen stattfinden. Man nimmt dazu die Kuppen des zweiten und dritten Fingers. Dabei ist nicht nur auf die Pulsation zu achten, sondern auch auf eine Wandverhärtung des Gefäßes, auf eine Schlängelung und tastbares Schwirren. Die typischen Palpationsstellen sind in Abb. 7.1 dargestellt. Jede Palpationsstelle hat bei bestimmten Erkrankungen und in bestimmten klinischen Situationen eine besondere Bedeutung:

• **A. temporalis:** Sie ist oft an beiden Schläfen als Pulsation sichtbar. Bei einer Arterienentzündung (Arteriitis temporalis) ist die Palpation schmerzhaft.

• **A. supratrochlearis:** Hier wird die Strömungsrichtung mit der Doppler-Ultraschalltechnik gemessen. Beim Verschluß der A. carotis interna geht die Strömungsrichtung in dieser Anastomose zwischen A. carotis interna und A. carotis externa nach intrakraniell.

• **A. carotis:** Sie ist beidseits der Trachea unter dem Kieferwinkel zu tasten und zu auskultieren. Systolikum und Schwirren beidseits findet man bei einer Aortenstenose, einseitig bei einer Karotisstenose.

• **A. axillaris:** In der Achselhöhle; **A. subclavia:** infraklavikular.
Beim Verschluß lassen sich Blutdruckdifferenzen zwischen rechts und links feststellen, gegebenenfalls entwickelt sich ein Subclavian-steal-Syndrom.

• **A. radialis:** Sie läßt sich bei leichter Pronationsstellung der Hand daumenseitig lateral des Flexor carpi radialis tasten.

• **A. ulnaris:** Bei supinierter Hand ist sie auf den ulnaren Handbeugen tastbar. Sie speist den tiefen Hohlhandbogen.

• **Aorta abdominalis:** Links des Nabels palpabel. Auch die arteriosklerotische Erweiterung, das Aneurysma, ist palpatorisch feststellbar. Schmerzhaftigkeit des Aneurysma deutet akute Größenveränderungen (Dissektion) an, die ein Vorstadium der Perforation ist. Rechts und links vom Nabel sind systolische Geräusche bei Stenosen in den Nierenarterien oder Mesenterialgefäßen zu hören.

• **A. femoralis:** Am flachliegenden, eventuell sakral etwas unterpolsterten Patienten läßt sie sich direkt unterhalb, etwas medial der Mitte des Leistenbandes tasten.

• **A. femoralis superficialis:** Im Adduktorenkanal zu tasten.

• **A. poplitea:** Bei leicht gebeugtem Kniegelenk wird das Knie mit beiden Händen vom Fußende her umfaßt, die Daumen werden auf die Patella aufgelegt und die Fingerkuppen beider Hände suchen medial in der Tiefe.

• **A. dorsalis pedis:** Medial der Sehne des M. extensor hallucis.

• **A. tibialis posterior:** Hinter dem Innenknöchel.

Das Ergebnis der Palpation kann in eine Strichzeichnung eingetragen werden (Abb. 7.1).

7.1.4 Auskultation

Die Auskultation läßt sich an den Karotiden, der Leistenbeuge, am Adduktorenka-

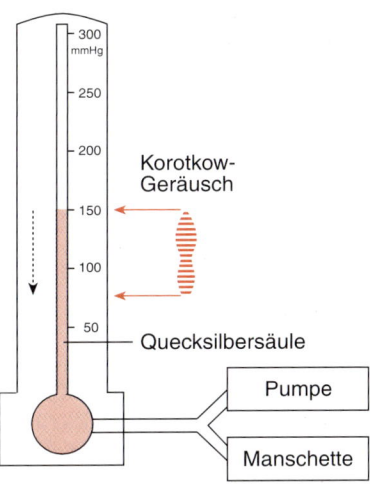

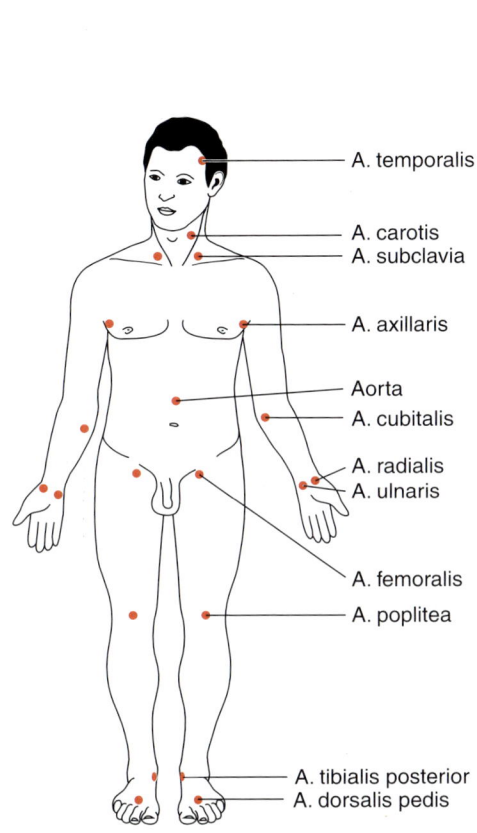

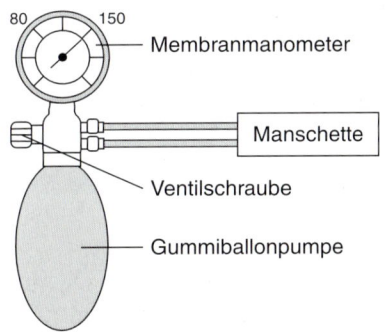

Abb. 7.1 Die typischen Palpationsstellen der arteriellen Pulse

Abb. 7.2 Blutdruckmessgeräte (Schemazeichnung). Die Manschette wird um den Arm gewickelt und aufgepumpt über den systolischen Druck. Beim Ablassen des Druckes aus der Manschette werden über der Arterie distal von der Manschette die Korotkow-Geräusche auskultiert. Oben: Quecksilbermanometer, unten: Membranmanometer

nal, im Abdominalbereich, in der Lumbosakral- und Supraklavikularregion sowie an der Oberarminnenseite durchführen. Zu achten ist auf rauhe, zischende oder schabende Stenosegeräusche, die direkt über oder unter einer Einengung am lautesten sind. In der Leiste werden häufig falsch-positive Befunde erhoben, weil das Stethoskop zu fest aufgedrückt und so die Femoralarterie eingeengt wird. Die Auskultation findet (ebenso wie die Palpation) immer im **Seitenvergleich** statt.

7.1.4.1 Blutdruckmessung nach *Riva Rocci* (Abb. 7.2)

Eine etwa 12,5 cm breite Manschette wird um den Oberarm gewickelt und übersystolisch aufgepumpt. Dann senkt man den

Druck in der Manschette langsam. Der Druckwert, bei dem die Pulswelle in der A. radialis gefühlt werden kann, entspricht dem arteriellen Druck.

In einem weiteren Meßmanöver wird die A. brachialis distal der Manschette auskultiert. Das erste hörbare, pulsierende Geräusch (Korotkow-Geräusch) zeigt den **systolischen Druck**. Beim weiteren Ablassen des Druckes in der Manschette verschwinden die Töne wieder. Als **diastolischer Druck** wird der Wert bezeichnet, bei dem Geräuschphänomene deutlich leiser werden oder völlig verschwinden. Liegen diese beiden Punkte mehr als 5 mmHg auseinander, sollten beide angegeben werden. Bei solchen Patienten ist der diastolische Druck nicht sicher zu messen. Insgesamt ist aber die Übereinstimmung mit der direkten blutigen Messung gut. Der aufblasbare Teil der Manschette soll mindestens 80% des Armumfanges betragen. Bei dicken Armen müssen speziell große Manschetten verwandt werden, sonst wird der Blutdruck zu hoch gemessen.

Zur Nomenklatur der unterschiedlichen **Schweregrade der Bluthochdruckkrankheit** und der Normalwerte macht der fünfte Bericht der nationalen (U.S.) Kommission zur Entdeckung und Behandlung der Hypertonie die folgende Angabe (s. Tab. 7.1).

Es ist zweckmäßig den Blutdruck immer an beiden Armen zu messen, damit Verfälschungen durch einseitige Subklaviastenosen ausgeschlossen werden. Er sollte außerdem im Liegen und nach längerem Stehen gemessen werden, um eine Orthostasereaktion zu erfassen.

7.1.4.2 Doppler-Ultraschalltechnik

Mit einer Dopplersonde läßt sich der Blutfluß in kleineren, schlecht oder gar nicht palpierbaren Gefäßen hörbar machen. Eine Blutdruckmanschette wird proximal des zu untersuchenden Gefäßes angelegt und aufgeblasen. Den systolischen Perfusionsdruck erfaßt man durch langsames Ablassen des Manschettendruckes. Er entspricht dem Manschettendruck, bei dem eine Perfusion gerade wieder akustisch wahrnehmbar ist.

Normalerweise ist der **Knöchelarteriendruck** gleich oder höher als der systolische Druck am Oberarm. Die Erhöhung kommt wahrscheinlich durch überlagernde Refluxwellen zustande. Der Quotient Knöcheldruck/systolischer Oberarmdruck soll größer als 1 sein. Wenn er kleiner ist, liegt in aller Regel eine arterielle Minderperfusion vor. Ein Quotient unter 0,5 spricht für Stenosen in mehreren Etagen. Ein Knöcheldruck in Ruhe von 50 mmHg oder weniger deutet eine akute Gefährdung des Fußes an. Bei Diabetikern sind die so gemessenen Werte oft hoch (fortgeschrittene Gefäßverkalkung), obwohl die Perfusion in den kleinen Gefäßen stark eingeschränkt ist. Aus der Flußkurve und dem Gefäßbild mit Farbcodierung läßt sich die Gefäßstenose direkt darstellen.

7.1.5 Spezielle Erkrankungen

7.1.5.1 Akutes Ischämiesyndrom

Ein akutes Ischämiesyndrom entsteht durch einen plötzlichen arteriellen Verschluß, z. B. bei Embolie (70 %), arterieller Thrombose (20 %), Arterienwanddissektion oder Gefäßspasmus. Es ist gekennzeichnet durch einen plötzlichen Schmerz unterschiedlicher Schweregrade, Pulslosigkeit, Blässe und niedrige Hauttemperatur, Parästhesien (Kribbeln) und dumpfes Taubheitsgefühl. In fortgeschrittenen Stadien treten Paresen (Lähmungen) und abgeschwächte Muskeleigenreflexe auf, schließlich Kreislaufreaktionen und Schock (In Englisch 6 P: pain, pulslesness, palor, paresthesia, paralysis, prostration).

Außer den Extremitäten können Gehirn, Milz, Niere, Mesenterialgefäße und Netzhaut mit jeweils typischer Symptomatik betroffen sein.

Tab 7.1 Klassifikation des Blutdrucks bei Erwachsenen*

	systolisch (mmHg)	diastolisch (mmHg)
Normal	< 130	< 85
hoch normal	130–139	85–89
Hypertonie		
Stadium 1	140–159	90–99
Stadium 2	160–179	100–109
Stadium 3	180–209	110–119
Stadium 4	≥ 210	≥ 120

* Ohne Medikamente und nicht akut krank. Wenn der systolische und der diastolische Druck in verschiedene Kategorien fallen, soll die höhere zur Klassifikation des Blutdruckverhaltens gewählt werden. Zugrundegelegt wird der Mittelwert von zwei oder mehr Messungen bei zwei oder mehr Gelegenheiten nach der ersten Messung.

7.1.5.2 Lokalisationstypen bei der arteriellen Verschlußkrankheit

Aortenbogensyndrom
Claudicatio der Arme und trophische Störungen der Nägel, Unterschiede der groben Kraft und Blutdruckdifferenzen zwischen rechts und links sind typische Symptome. Manchmal wird Schwindel bei der Betätigung eines Armes ausgelöst: Beim Verschluß der A. subclavia vor dem Abgang der A. vertebralis kommt es über die A. vertebralis zum retrograden Blutfluß aus dem Gehirn in den ischämischen Arm (Subclavian-steal-Syndrom).

Beim Aortenbifurkationssyndrom (Leriche-Syndrom) bestehen beidseits eine Beinsymptomatik, ein Engegefühl im Beckenbereich und Potenzstörungen. Die Leistenpulse fehlen. Über Kollateralen kann dem Mesenterialkreislauf Blut entzogen werden: Angina abdominalis.

Der **Oberschenkelverschlußtyp** ist die häufigste Form. Es bilden sich Kollateralen über die A. profunda femoris. Deswegen sind die Ausfallserscheinungen oft gering.

Auch beim **Unterschenkelverschlußtyp**, der speziell bei jüngeren Patienten häufig ist, können sich zwischen den einzelnen Arterien Kollateralen bilden, so daß die Auswirkungen weniger dramatisch sind, wenn nur diese Etage befallen ist.

> Am gefährlichstn ist ein arterieller Verschluß dort, wo sich wenig Kollateralen ausbilden können: in der A. femoralis communis, A. axillaris und A. carotis communis.

7.2 Venen (Abb. 7.3)

7.2.1 Anamnese

• **Schmerzen**
Der von Venenerkrankungen ausgehende Schmerz ist dumpf, zunächst kaum wahrnehmbar und wird eher als Spannungsgefühl geschildert. Eine Schwellung mit Schweregefühl und Müdigkeit in der betroffenen Extremität kann auftreten. Hautjucken wird gelegentlich, Hitzegefühl oft

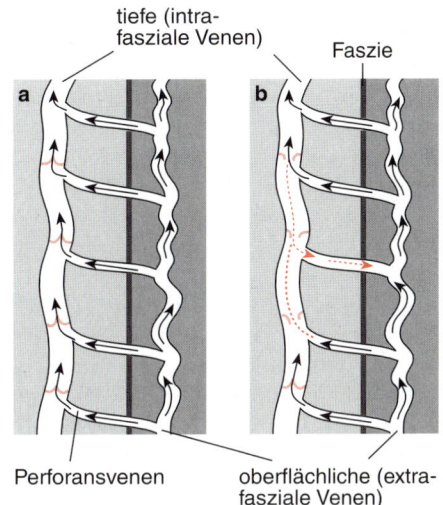

tiefe (intrafasziale Venen)   Faszie

Perforansvenen   oberflächliche (extrafasziale Venen)

Abb. 7.3 Links: Intakter Venenabfluß. Das Blut aus der oberflächlichen Vene fließt teilweise über Perforansvenen in die tiefen Venen ab.
Rechts: Venenklappeninsuffizienz. Die Venenklappen der tiefen Beinvenen schließen nicht. Das Blut fließt über die Perforansvenen in die oberflächlichen Venen ab. Folge ist die Ektasie der oberflächlichen Beinvenen (Varikosis)

empfunden. Mißempfindungen und Gefühllosigkeit lassen sich nicht auf Venenerkrankungen zurückführen. Auch nächtliche Wadenkrämpfe sind nur selten venös bedingt. Im Verlauf des Tages werden die Beschwerden stärker, im Stehen und Gehen sind sie intensiver als im Liegen.

• **Ödeme**
Schwellungen im Verlauf entzündeter Venen haben den Charakter einer Entzündung und gehen mit Rötung und Schmerzhaftigkeit einher. Einseitige Schwellungen, die bei Druck eine Delle erkennen lassen, sind auf venöse Abflußstörung zurückzuführen, beidseitige Ödeme auf eine generelle Erhöhung des Venendruckes, auf Eiweißmangel oder auf eine beidseitige venöse Abflußstörung (selten).

Die Schwellungen aufgrund einer Abflußstörung im Lymphsystem verunstalten die Konturen des Beines unförmig (Elefantiasis) und sind leicht zu differenzieren. Bindegewebs- und Fettvermehrungen im Bereich der Knöchel und Fesseln („Pommersche Füße") lassen bei Druck keine Delle entstehen. Schwellungen bei Entzündungen des Unterhautzellgewebes (Erysipel) sind rot, heiß und landkartenförmig begrenzt.

• **Risikofaktoren**
Venenerkrankungen kommen familiär gehäuft vor (Krampfadern, Venenentzündungen, Thrombosen, Embolien, Beingeschwüre). Bei Frauen im höheren Lebensalter, bei Übergewicht nach längerer Immobilisation (z. B. Krankenhausaufenthalt mit Bettlägerigkeit, längere Autoreisen, sitzende Tätigkeit) treten Thrombosen bei Venenerkrankungen gehäuft auf. Auch Östrogenpräparate und Diuretika begünstigen die Thromboseentstehung.

7.2.2 Inspektion

Die Extremitäten werden im Liegen und Stehen beurteilt. Dabei muß man auf **Umfangsdifferenzen,** Hautveränderungen und **Krampfadern** (Varizen) achten. Speziell wird die Ausdehnung, Symmetrie oder Asymmetrie der Veränderungen beschrieben. Die **Farbe der Haut** ist blau bei Störungen der Endstrombahn oder des Venenabflusses, blaß in der Regel nicht bei Venenerkrankungen, sondern bei arteriellen Erkrankungen, rot bei Entzündungen im Haut- und Unterhautbereich, bräunlich bei abgelaufenen entzündlichen Prozessen wie dem postthrombotischen Syndrom durch Einlagerung von Hämosiderin und Melanin.

Schließlich wird die Morphologie der Venenerweiterung beachtet. **Besenreiserförmige** Mikrovarizen, die sich netzartig um die speisende Vene anordnen, sind von einer **Seitenastvarikose** abzugrenzen: Erweiterung des anterolateralen Astes (V. circumflexa femoris anterior) oder des postero-medialen Astes (V. circumflexa medialis). Die **Stammvaricosis** findet man im Bereich der V. saphena magna und V. saphena parva an der Innenseite von Ober- und Unterschenkel. Großkalibrige Stammvarizen sprechen für eine primäre Erweiterung dieser Venen, segmentär diffuse Varizen mehr für eine sekundäre Erweiterung (nach dem Verschluß der tiefen Beinvenen).

7.2.3 Palpation

Die Palpation ist die entscheidende Untersuchungsmethode und oft ergiebiger als die Phlebographie (röntgenologische Darstellung der Venen mit Kontrastmittel).

Die Fingerkuppen werden dabei flach aufgelegt. Sie tasten vorsichtig (wegen Emboliegefahr!) in die Tiefe. Der Patient liegt mit leicht angewinkelten Gelenken um die Muskulatur zu entspannen. Gesucht wird nach verhärteten, schmerzhaften Venensträngen.

Untersuchungsablauf:

1. Anheben der Wade mit der hohlen Hand; Seitenvergleich.

2. Vorsichtiges Durchtasten der Extremität mit flach aufgelegten Fingern von proximal nach distal.

3. Man tastet entlang der oberflächlichen Unterschenkelvenen mit wechselweise punktförmig aufgesetzten Fingerkuppen. Nicht ausstreichen. (Emboliegefahr!)

4. Aufsuchen der Perforansvenen hinter dem Innenknöchel (Cockett-Gruppe), am medialen Unterschenkel und am Knie (Boyd-Gruppe) sowie am Adduktorenkanal (Dodd-Gruppe).

5. Am Oberschenkel werden der Adduktorenkanal und besonders subtil die Vena saphena magna bis zur Einmündung in die V. femoralis palpiert.

6. Tasten der Leistenregion medial der pulsierenden A. femoralis. Druckempfindlichkeit? Tastbare Pulsationswelle nach Hustenstoß? Sie zeigt an, daß die Beckenvenen durchgängig sind.

7. Spezielle klinische Zeichen bei einer Phlebothrombose: Payr-Zeichen: druckschmerzhafte V. plantaris an der Innenseite des Fußes (in 70% positiv bei tiefer Beinvenenthrombose). Homans-Zeichen: Wadenschmerz bei Plantarflexion des Fußes.

7.2.4 Spezielle Untersuchungsverfahren

7.2.4.1 Perkussionstest

Er ermöglicht Aussagen über eine Klappeninsuffizienz im oberflächlichen Venensystem. Der Untersucher legt einen Finger der einen Hand auf die zu untersuchende variköse Vene und schlägt mit einem Finger der anderen Hand die Vene proximal an. Wenn es zu einer spürbaren Vorwölbung kommt, liegt eine Klappeninsuffizienz vor.

7.2.4.2 Hustentest

Er hilft, den Zustand der Klappe am Beginn der V. saphena zu beurteilen. Am ausgestreckten Patienten legt der Untersucher die Fingerspitzen auf die V. saphena magna unterhalb der Fossa ovalis und bittet den Patienten zu husten. Damit soll beurteilt werden, ob die durch den Hustenstoß hervorgerufene Druckwelle aus der V. femoralis in die V. saphena fortgeleitet wird.

7.2.4.3 Der Trendelenburg-Test*

Hiermit kann die Funktion der Klappen der V. saphena magna und V. saphena parva, der Perforansvenen und des sapheno-femoralen Übergangs beurteilt werden. Der Patient liegt; das untersuchte Bein wird über die Horizontale angehoben, bis sich die oberflächlichen (varikösen) Hautvenen entleert haben. Dann wird ein Stauschlauch am proximalen Oberschenkel bzw. oberhalb der interessierenden Beinetage ohne Beeinträchtigung der arteriellen Durchblutung angelegt. Der Patient stellt sich hin. Der Untersucher beobachtet die Art und den zeitlichen Ablauf der Venenfüllung, einmal mit anhaltendem Stau und in einem zweiten Durchgang nach sofortiger Lösung der Kompression nach dem Aufstehen.

Mögliche Befunde:

- **Trendelenburg negativ:** Bei der anhaltenden Kompression füllen sich die Venen langsam, in 20 bis 30 Sekunden, von unten

nach oben. Ein negativer Trendelenburg-Test beweist, daß trotz Varicosis alle funktionell bedeutsamen Venenklappen intakt sind, daß also kein umgekehrter Fluß von oben nach unten besteht und die Perforansklappen einen umgekehrten Fluß aus den tiefen Venen verhindern.

- **Trendelenburg einfach positiv:** Bei der anhaltenden Kompression erfolgt eine normale langsame Füllung der Venen von unten; nach dem Lösen der Kompression sieht man jedoch ein rasches Auffüllen der Venen von oben nach unten. Ein einfach positiver Test deutet auf eine Insuffizienz der Sapheno-Femoralklappen und der Klappen der oberflächlichen Venen hin, also auf einen rückläufigen Fluß von oben nach unten im oberflächlichen System (Auffüllen der Venen mit Blut aus der V. femoralis, nachdem die Kompression gelöst wurde).

- **Trendelenburg doppelt positiv:** Bei anhaltender Kompression füllen sich die Venen rasch von unten nach oben und beim Lösen der Kompression sofort von oben nach unten. Der doppelt positive Test bedeutet zum einen eine Insuffizienz der Perforansvenen und zum anderen eine Insuffizienz der Sapheno-Femoralklappen sowie der Klappen der oberflächlichen Venen, also einen retrograden Fluß aus den tiefen in die oberflächlichen Venen (rasches Auffüllen von unten nach oben bei bestehender Kompression). Zur Lokalisation der defekten Perforansklappen kann der Stauschlauch jeweils in verschiedenen Höhen von oben nach unten angebracht werden.

7.2.4.4 Der Perthes-Test

Er liefert Aussagen über den Abfluß des Blutes über die tiefen Beinvenen. Der Patient steht, damit sich die varikösen Oberflächenvenen mit Blut füllen. Der Untersucher legt ober- oder unterhalb des Knies einen Stauschlauch an, so daß nur ein Abfluß über die tiefen Beinvenen möglich ist. Dann geht der Patient mehrere Meter umher und macht Kniebeugen (Muskelpumpe). Der Untersucher beobachtet, ob sich die Varizen in die Tiefe entleeren. Perthes negativ bedeutet einen guten Abfluß und damit die Durchgängigkeit der tiefen Beinvenen. Perthes positiv

---

* Cave: nicht verwechseln mit dem Trendelenburg-Zeichen in der Orthopädie (s. S. 138)

zeigt einen gestörten Abfluß im Bereich der Perforansvenen oder der tiefen Beinvenen distal des angelegten Stauschlauches.

7.2.4.5 Der Linton-Test

Auch dieser Test dient zur Beurteilung des Abflusses über die tiefen Beinvenen. Am stehenden Patienten, dessen Varizen prall gefüllt sind, wird unterhalb des Knies eine Kompression angelegt. Dann legt sich der Patient hin und der Untersucher prüft, ob sich die Varizen in die Tiefe hinein entleeren. Wenn sich das Blut entleert, sind die Perforansvenen intakt und die tiefen Beinvenen frei.

Mit Hilfe der erhobenen Befunde kann die Venenklappeninsuffizienz klinisch eingeteilt werden:
Grad 1 Eine Etage betroffen ohne Perforansinsuffizienz
Grad 2 Zwei Etagen betroffen ohne Perforansinsuffizienz
Grad 3 Insuffizienz einzelner Perforansvenen
Grad 4 Trophische Veränderungen und Ulzera an den Beinen

7.2.5 Spezielle Erkrankungen

7.2.5.1 Oberflächliche Thrombophlebitis

Man erkennt einen schmerzhaften, druckempfindlichen, derben Venenstrang. Die Haut darüber ist überwärmt und gerötet, gelegentlich treten subfebrile Temperaturen auf. Eine Sonderform stellt die Phlebitis in einem umschriebenen Abschnitt mit Varizen (Varikophlebitis) dar. Die Phlebitis migrans betrifft wechselnd verschiedene Venen und ist als Zeichen einer erhöhten Gerinnbarkeit des Blutes zu verstehen, z. B. bei Infektionen, Neoplasien und Lupus erythematodes.

7.2.5.2 Tiefe Phlebothrombose

Frühsymptome sind ein Schweregefühl, Schwellung und Schmerzen entlang der Venenbahn und Leiste, subfebrile Temperaturen, eine Umfangszunahme der Extremität

im Vergleich zur Gegenseite und das Verstreichen der Gelenkkonturen. Außerdem kann es zu einer schmerzhaften Verdickung der Muskel- und Bänderansätze, einer Zyanose, erweiterten subkutanen Venen sowie zur Druckempfindlichkeit von Fußsohle, Wade, medialer Tibiakante, Adduktorenkanal und Leistenbeuge kommen.

7.2.5.3 Phlegmasia coerulea dolens

Eine massive Phlebothrombose mit kräftiger Schwellung in den Muskellogen kann zur Einschränkung der arteriellen Durchblutung und zu einer gestörten Mikrozirkulation führen. Heftige Schmerzen mit zunehmend distal zyanotischer Verfärbung (als Zeichen der eingeschränkten arteriellen Durchblutung), motorische Schwäche, Gefühlsstörungen und Nekrosen sind für die fortgeschrittenen Stadien der Erkrankung typisch.

7.2.5.4 Postthrombotisches Syndrom

Als Folgezustand einer Phlebothrombose bilden sich mit einer Latenzzeit von vielen Jahren Kollateralen zwischen oberflächlichen und tiefen Venen, sekundäre Varizen, Schwellungen und chronische lokale Durchblutungsstörungen mit Ernährungsstörungen der Haut und rezidivierenden Austritten von Erythrozyten aus dem Gefäßsystem. Ein dumpfer Beinschmerz wird angegeben, ebenso Kältegefühl beim Stehen und eine abends zunehmende Schwellung und periphere Zyanose des Beines. Die Haut verhärtet sich in umschriebenen Bereichen, es treten Ekzeme auf, Hämosiderose (Braunverfärbung der Haut), Atrophien und Geschwüre (s. Abb. 11.26). Eine klassische Lokalisation des Geschwürs ist der Malleolus medialis.

Die **Differentialdiagnose der Venenkrankheiten** muß arterielle Durchblutungsstörungen, Sehnen-, Gelenk- und Muskelerkrankungen, Nervenentzündungen, Hypoproteinämie, Lymphödem und Erysipel mit einschließen.

8 Abdomen

(G. Schultze)

8.1 Topographie des Abdomens

Für die Zuordnung von Befunden wird das Abdomen in **vier Quadranten** eingeteilt (Abb. 8.1). Ältere Einteilungen in Regionen finden sich zum Teil noch im klinischen Sprachgebrauch (Abb. 8.2). Die Projektionen der oberflächlichen und tiefen Organe auf die Vorderseite des Abdomens und auf den Rumpf sind in den Abb. 8.3–8.5 dargestellt.

8.2 Spezielle Anamnese

Erfragt werden durchgemachte bzw. bestehende Krankheiten, frühere Operationen, Medikamenteneinnahme und abdominelle Symptome. Diese sind z. T. unspezifisch und reichen von der Appetitlosigkeit bis zum Schock (Tab. 8.1).

• Abdomineller Schmerz

Man fragt nach der Lokalisation und Ausstrahlung des Schmerzes, nach Häufigkeit, Dauer, Intervall, Tageszeit und Begleitumständen (zeitlicher Zusammenhang mit der Nahrungsaufnahme, Art der aufgenommenen Speisen). Die Qualität des Schmerzes kann verschieden sein.

Tab. 8.1 Symptome bei abdominellen Erkrankungen

Leibschmerz, Krämpfe, Kolik
Abwehrspannung
Aufgetriebener Leib
Übelkeit, Erbrechen
Appetitlosigkeit
Gewichtsabnahme, Kachexie
Diarrhoe, Tenesmen
Völlegefühl, Blähungen
Obstipation
Blutige Stühle, Teerstuhl
Blutiger Urin, trüber Urin
Urethraler, vaginaler Ausfluß
Anämie
Fieber
Hypotension, Schock

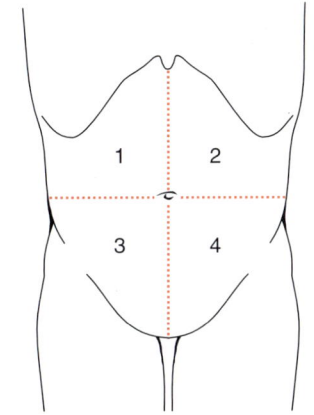

Abb. 8.1 Einteilung des Abdomens in vier Quadranten. 1: rechts oben, 2: links oben, 3: rechts unten, 4: links unten

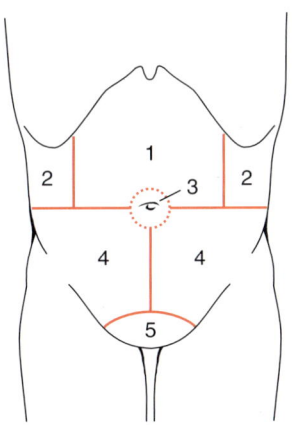

Abb. 8.2 Ältere Einteilung des Abdomens in Regionen. 1: Epigastrium, 2: rechtes und linkes Hypochondrium, 3: Nabelgegend, 4: rechte und linke Fossa iliaca, 5: Regio pubica

Der **viszerale Schmerz** wird von afferenten Nervenfasern des vegetativen Nervensystems aus den Eingeweiden und dem viszeralen Peritoneum übertragen. Er entsteht bei einer Druckerhöhung in Hohlorganen und deren Kontraktion, wird meist in der Mitte des Abdomens empfunden und kann entsprechend der Nervensegmente in die zugehörigen Dermatome ausstrahlen. Der Schmerzcharakter ist eher dumpf, bohrend und kolikartig. Typisch ist eine begleitende vegetative Symptomatik mit Übelkeit, Schweißausbruch, Tachykardie und Blässe. Die betroffenen Patienten sind eher unruhig, wälzen und winden sich, um durch Bewegung den Schmerz zu lindern.

Der **somatische Schmerz** wird von sensiblen Nervenfasern der Bauchwand, des parietalen Peritoneums und der Mesenterialwurzel geleitet. Dieser Schmerz wird lokalisiert am Ort der Reizung empfunden, z. B. im rechten Unterbauch bei der Appendizitis. Der Schmerzcharakter ist gleichbleibend schneidend, scharf oder brennend. Er geht mit einer reflektorischen Muskelkontraktion der Bauchdecke (Abwehrspannung, Défense musculaire), einem lokalisierten Druckschmerz und Loslaßschmerz einher. Der Schmerz verstärkt sich bei Bewegung, weshalb der Patient regungslos in Schonhaltung verharrt (Tab. 8.2).

Die **Lokalisation des Schmerzes** kann Hinweise auf die Ursache geben (Tab. 8.3; Abb. 8.6, 8.7).

• **Appetitlosigkeit, Übelkeit, Erbrechen**
Diese Symptome findet man nicht ausschließlich bei abdominellen Erkrankungen.

Begleitumstände wie das Intervall nach der Nahrungsaufnahme, der Verdauungsgrad der erbrochenen Speisen, Blutbeimengungen u. a. liefern Hinweise auf die Ursache des Erbrechens.

• **Stuhlverhalten**
Die Frequenz der Darmentleerung, die Farbe und Beschaffenheit des Stuhls, Beimengungen wie Blut, Schleim, Parasiten und unverdaute Speisereste sowie begleitende Schmerzen sind entscheidende Kriterien für abdominelle Erkrankungen.

• **Miktionsverhalten**
Die Menge des täglich entleerten Urins richtet sich im wesentlichen nach der Trinkmenge und anderen äußeren Bedingungen. Angaben von Patienten, daß zu viel oder zu wenig Urin produziert wird, sind mit Vorsicht zu bewerten. Kurzfristige Imbalanzen des Wasserhaushaltes werden am besten anhand des Körpergewichts beurteilt. Wichtig sind Angaben über Farbe, Trübung, Geruch und Beimengungen wie Blut, Partikel, Eiter oder Luft. Auffällige Symptome stellen auch ein zu häufiges Wasserlassen (Pollakisurie), Harnverhalt, Harninkontinenz, Harndrang während der Nacht (Nykturie), Harnstottern und Beschwerden bei der Miktion (Dysurie, Strangurie) dar.

• **Ausfluß**
Befragt wird der Patient nach dem Absetzen von Sekreten aus der Vagina oder der Harnröhre, sowie nach deren Beschaffenheit, Farbe und Geruch. Bei Frauen sind auch Beginn und Ende sowie Frequenz, Dauer und Ausmaß der Regelblutung wichtig.

Tab. 8.2 Schmerzqualitäten

Viszeraler Schmerz (vegetative Afferenzen)	Somatischer Schmerz (sensible Afferenzen)
dumpf, bohrend	scharf, schneidend
quälend, brennend	umschrieben
krampfartig, kolikartig	gleichbleibend
ausstrahlend	Abwehrspannung
vegetative Begleitsymptome	Loslaßschmerz
durch Bewegung zu lindern	durch Bewegung verstärkt

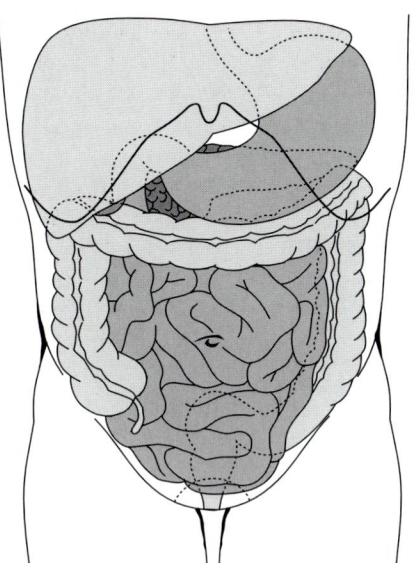

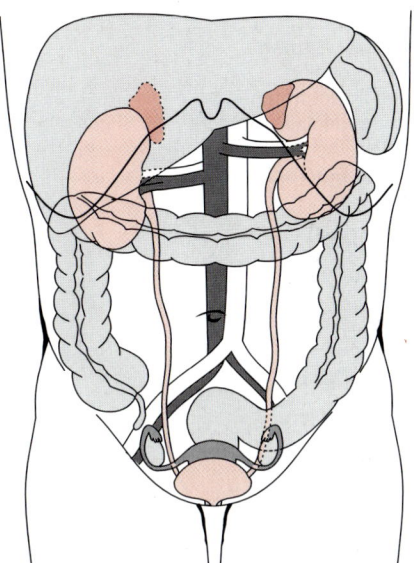

Abb. 8.3 Projektion des Magens, der Leber, der Gallenblase, der Bauchspeicheldrüse, des Dünndarms und des Dickdarms auf die Bauchwand

Abb. 8.4 Projektion der Leber, der Milz, der großen Gefäße, des Dickdarms, der Nieren, der Nebennieren, der Harnleiter, der Harnblase und der Adnexe auf die Bauchwand

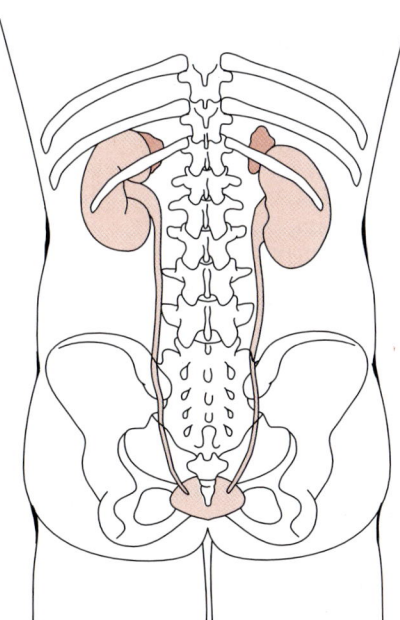

Abb. 8.5 Projektion der Nieren, der Harnleiter und der Harnblase auf die Lenden- und Beckenregion

Tab. 8.3 Lokalisation des abdominellen Schmerzes

Gesamtes Abdomen
Diffuse Peritonitis
Stumpfes Bauchtrauma
Purpura Schoenlein-Henoch
Panarteriitis
Diabetische Enteropathie
Porphyrie

Rechter Oberbauch	**Linker Oberbauch**
Ulcus duodeni	Pankreatitis
Cholezystitis	Milzinfarkt
Pankreatitis	Milzruptur
Appendizitis	Herzinfarkt
Subhepatischer Abszeß	Subphrenischer Abszeß
Stauungsleber	Pleuritis
Leberruptur	Nierenbeckenstein
Subphrenischer Abszeß	Pyelitis
Pleuritis	Paranephritischer Abszeß
Nierenbeckenstein	
Pyelitis	
Paranephritischer Abszeß	

Mittelbauch
Ulcus ventriculi, Ulcus duodeni
Ösophagitis
Hiatushernie
Pankreatitis
Mechanischer Ileus
Mesenterialinfarkt
Gastroenteritis
Pseudomembranöse Enterokolitis
Pleuritis
Angina pectoris
Herzinfarkt
Aortenaneurysma
Akute Harnverhaltung

Rechter Unterbauch	**Linker Unterbauch**
Appendizitis	Sigmadivertikulitis
Ileitis terminalis	Rektosigmoidkarzinom
Meckel-Divertikel	Mittelschmerz
Darminvagination	Tubargravidität
Gallenblasenperforation	Ureterstein
Lymphadenitis mesenterialis	Adnexitis
Mittelschmerz	Inkarzerierte Hernie
Tubargravidität	Stielgedrehte Ovarialzyste
Ureterstein	Hodentorsion
Adnexitis	Psoasabszeß
Inkarzerierte Hernie	
Stielgedrehte Ovarialzyste	
Hodentorsion	
Psoasabszeß	

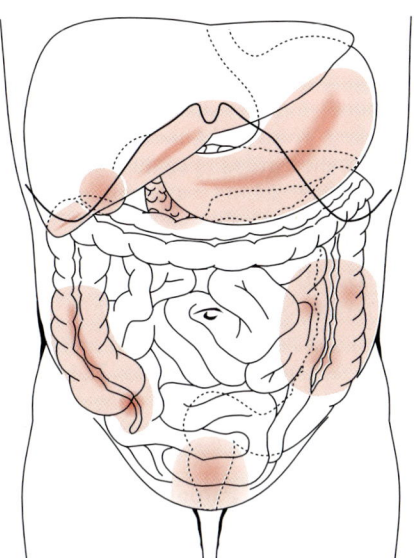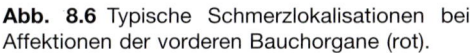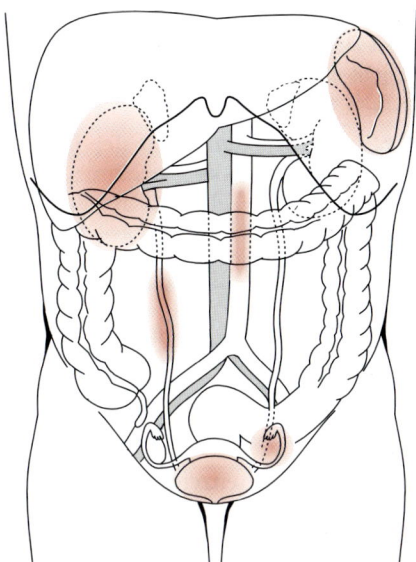

Abb. 8.6 Typische Schmerzlokalisationen bei Affektionen der vorderen Bauchorgane (rot).

- Schmerzhafter Leberrand bei Hepatitis oder kardialer Stauung
- Magenschmerzen nach Nahrungsaufnahme bei Gastritis oder Magengeschwür
- Nüchternschmerz im rechten Oberbauch bei Duodenalulkus
- Kolikartiger Schmerz im rechten Oberbauch mit Ausstrahlung in die rechte Schulter bei Gallensteinabgang
- Heftiger Schmerz mit Ausstrahlung in den Rücken bei akuter Pankreatitis
- Schmerzen im rechten Unterbauch bei Appendizitis, Ileitis terminalis (Morbus Crohn)
- Schmerzen im linken Unterbauch bei Divertikulitis, Colitis ulcerosa, Stenose bei Tumor
- Schmerzen im Unterbauch bei Zystitis, Adnexitis, Rektumabszeß

Abb. 8.7 Typische Schmerzlokalisation bei Affektionen der hinteren Bauchorgane (rot).

- Kapselspannung oder Infarkt der Milz
- Eitrige Entzündung der Nieren oder Glomerulonephritis
- Kolikartige Schmerzen im Harnleiter mit Ausstrahlung in die Blase bei Nierensteinabgang
- Tiefer heftiger Schmerz bei Aortenaneurysma
- Schmerzen im Unterbauch bei Zystitis, Adnexitis

8.3 Inspektion des Abdomens

Inspiziert wird das Abdomen beim liegenden Patienten, wobei Thorax und Schamregion bedeckt sein können.

• Man beurteilt den **Fettgehalt der Bauchdecken** an der Tiefe der Nabelgrube oder durch Fassen einer Falte der Bauchdecke zwischen Daumen und Zeigefinger. Bei adipösen Patienten, die rasch Gewicht verlieren, entwickelt sich häufig eine **Fettschürze**.

• Danach achtet man auf Narben, Hernien und Hautveränderungen. Blaurote Striae sind nach Entbindungen, bei Steroidmedikation und Morbus Cushing vorhanden (Abb. 8.8).

Eine vermehrte **Venenzeichnung** bis zur Ausbildung eines Caput medusae findet sich bei unterer Einflußstauung bzw. Pfortaderhochdruck (Abb. 8.9).

• Die **Symmetrie des Abdomens** kann durch große Hernien, Tumoren oder Abszesse aufgehoben sein (Abb. 8.10).

• Normalerweise liegt die **Wölbung des Leibes** im Stehen in einer Linie mit dem Thorax, im Liegen unter dem Niveau des Thorax. Der Leib kann vorgewölbt sein durch Adipositas oder Gravidität, aufgetrieben durch Meteorismus, große Tumoren und Zysten oder ausladend durch Aszites.

Unter **Kahnbauch** versteht man eine kahnförmige Einziehung der Bauchdecken durch Muskel- und Darmverkrampfung, z. B. bei Meningitis oder Intoxikation.

• Bei dünnen Bauchdecken sieht man gelegentlich peristaltische Darmbewegungen, die sich beim Vorliegen einer Darmstenose bis zur „**Darmsteifung**" steigern können (sichtbare und fühlbare kontrahierte Darmschlingen, die sich nach einiger Zeit lösen und an anderer Stelle neu bilden).

• Sichtbare **Pulsationen** der Baudecken sind beim Aortenaneurysma zu beobachten.

• Die Angabe bestimmter **Schmerzlokalisationen** und das Verhalten des Patienten (Krümmen und Winden bei Koliken, ruhige Lage bei Peritonitis) können Hinweise auf die Art einer abdominellen Erkrankung geben.

8.4 Palpation des Abdomens

8.4.1 Technik der Palpation

Der Patient liegt zunächst entspannt auf dem Rücken, Kopf und Oberkörper sind etwas erhöht, die Arme liegen ausgestreckt an den Seiten, der Mund ist leicht geöffnet. Durch Anheben der Knie durch eine Unterlage kann eine Abwehrspannung vermindert werden. Der Untersucher sitzt nach Möglichkeit an der Seite des Patienten.

Zunächst kann der Patient auf schmerzhafte Regionen zeigen. Durch leichtes Beklopfen der Bauchdecken mit den Fingerspitzen kann eine Schmerzlokalisation eingegrenzt werden.

Die **systematische Palpation** beginnt im Epigastrium und erfolgt von oben nach unten; zuerst links dann rechts. Hilfreich ist jeweils der Seitenvergleich. Es werden dazu eine Hand oder beide Hände flach auf die Bauchdecken gelegt.

Die **oberflächliche Palpation** beginnt entfernt von der angegebenen schmerzhaften Region. Durch Druck und Loslassen kann die Lokalisation eines Schmerzes genauer bestimmt werden (Abb. 8.11). Durch leichten Druck mit den Fingerspitzen wird die Spannung der Bauchdecken geprüft. Im Normalfall sollte das Abdomen weich und eindrückbar sein.

> Bei der Reizung des parietalen Peritoneums entsteht eine reflektorische Anspannung der Bauchdeckenmuskulatur, die als Abwehrspannung (Défense musculaire) bezeichnet wird.

Die Abwehrspannung läßt sich durch langsam stärker werdenden Druck überwinden; eine Resistenz bleibt dagegen auch bei der tiefen Palpation in ihrer Form erhalten. Vergrößerte Organe, Tumoren oder schmerzhafte Darmschlingen können evtl. schon oberflächlich getastet werden.

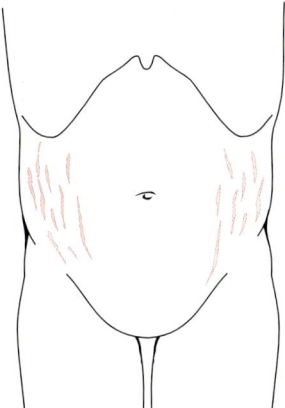

Abb. 8.8 Striae (weiße bzw. bläulichrote Streifen) an den Flanken, Bauchdecken oder Oberschenkeln nach Gravidität, Steroidmedikation oder Morbus Cushing

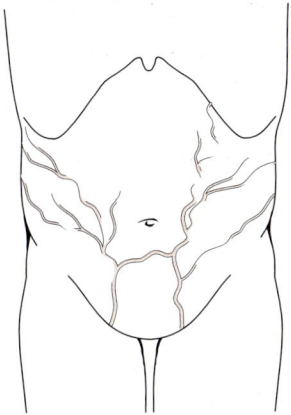

Abb. 8.9 Caput medusae (gestaute Venen bei Umgehungskreislauf infolge Pfortaderhochdruck)

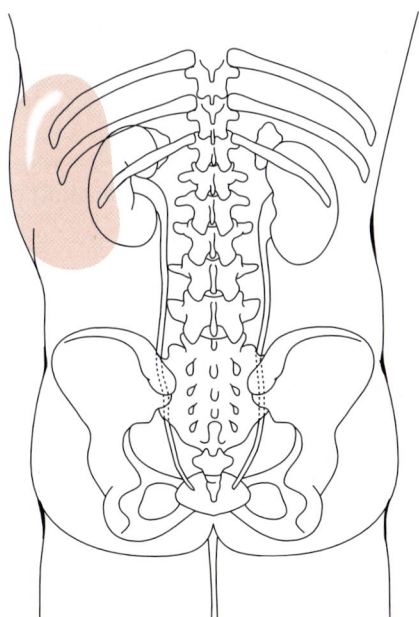

Abb. 8.10 Schmerzhafte Schwellung und Rötung der Flanke bei paranephritischem Abszeß

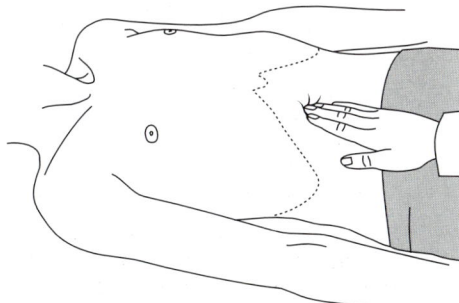

Abb. 8.11 Oberflächliche Palpation des Abdomens

Mit der **tiefen Palpation** läßt sich die Größe der Leber, der Milz und evtl. der Nieren beurteilen und es können Resistenzen, Tumoren oder die pulsierende Aorta abgegrenzt werden (Abb. 8.12).

Die **ballotierende Stoßuntersuchung** mit starrem Zeigefinger zur Überwindung von Flüssigkeits- oder Luftansammlungen ist nur in den seltensten Fällen erforderlich.

Sorgfältig muß man nach **Lymphknoten in der Leistenregion** suchen. Wenige kleine verschiebliche Lymphknoten haben meist keine krankhafte Bedeutung. Größere, schmerzhafte, verbackene Lymphknoten entstehen im Rahmen von ernsthaften Entzündungen oder malignen Erkrankungen und müssen u. U. zu diagnostischen Zwecken exzidiert werden.

Zur allgemeinärztlichen und internistischen Krankenuntersuchung gehört auch das **Beklopfen der Wirbelsäule** von oben nach unten zum Ausschluß von degenerativen oder entzündlichen Prozessen (s. neurologische und orthopädische Untersuchung) und die **Kompression des Beckens** von beiden Darmbeinschaufeln nach medial sowie der Druck auf die Symphyse zum Ausschluß von Frakturen oder schmerzhaften Knochenprozessen.

8.4.2 Befunde bei Palpation

8.4.2.1 Abwehrspannung, Druckschmerz, Loslaßschmerz

Erhöhte Abwehrspannung, Druckschmerz und Loslaßschmerz sind Zeichen einer lokalen oder diffusen **Peritonitis.**

Unter **Peritonismus** versteht man Abwehrspannung und Druckschmerz ohne wesentlichen Loslaßschmerz. Peritonitis u. U. mit Ileus (Darmverschluß) und Allgemeinsymptomen wie Hypotension, Zentralisation des Kreislaufs, Facies hippocratica und Fieber findet man beim **akuten Abdomen.** In dieser Situation muß durch Palpation besonders sorgfältig nach Hernien, vergrößerten Organen, Resistenzen oder Tumoren gesucht werden.

8.4.2.2 Palpation der Leber

Zunächst sucht man mit den Fingerspitzen beider flach aufgelegter Hände unter dem rechten Rippenbogen nach dem Leberrand (Abb. 8.13). Man kann auch mit der linken Hand die Leber von dorsal nach vorne drücken und mit der rechten Hand palpieren (Abb. 8.14).

Beim Gesunden wird die Leber in Atemruhestellung in der Medioklavikularlinie vom rechten Rippenbogen begrenzt. Nur medial kann sie im Winkel zwischen Rippenbogen und Xiphoid palpabel sein. Bei tiefer Inspiration tritt sie nach unten und stößt an die Fingerspitzen.

Bei Patienten mit Lungenemphysem und tiefstehendem Zwerchfell kann der Leberrand 3 cm unter dem Rippenbogen palpabel sein, ohne daß das Organ vergrößert ist.

Eine **vergrößerte Leber** kann um eine Handbreite oder mehr unter dem Rippenbogen hervortreten und durch die Kapselspannung bei der Palpation schmerzhaft sein. Zunächst wird die Oberfläche der Leber beurteilt, die beim Vorliegen von Metastasen höckrig sein kann. Die Konsistenz ist normalerweise weich; bei Zirrhose, Tumoren und Stauung kann sie verhärtet sein. Der **Leberrand** ist in der Regel scharf, bei vermehrter Konsistenz eher gerundet. Ein **Leberpuls** fällt bei der Trikuspidalinsuffizenz auf.

Bei Unsicherheit über die untere Lebergrenze können Perkussion und **Kratzauskultation** weiterhelfen. Für die letztere wird das Stethoskop unter dem Rippenbogen aufgesetzt und neben dem Schalltrichter von oben nach unten horizontal mit dem Fingernagel auf der Bauchdecke gekratzt. Wenn unter dem Stethoskop die (wasserreiche) Leber liegt, wird der Schall gut geleitet. Befindet sich Luft darunter, ist die Schalleitung schlechter (Abb. 8.15). Im Zweifelsfall läßt sich die Lebergröße mit der Sonographie exakt bestimmen.

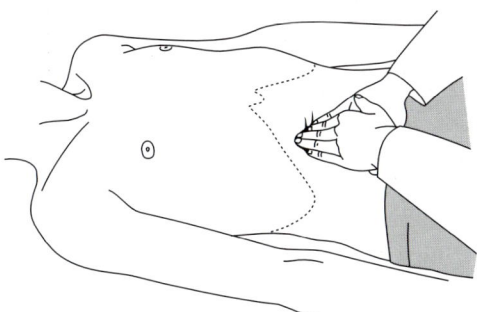

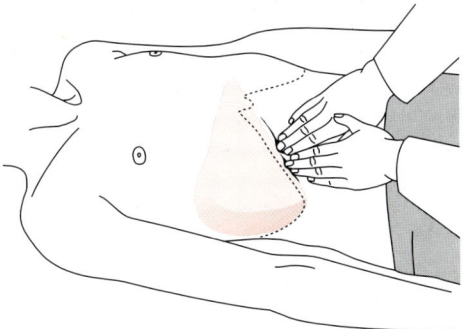

Abb. 8.12 Tiefe Palpation des Abdomens mit beiden Händen

Abb. 8.13 Palpation der Leber. Durch leichten Druck der Fingerspitzen wird der Leberrand gesucht. Bei tiefer Inspiration tritt der Leberrand unter dem Rippenbogen hervor

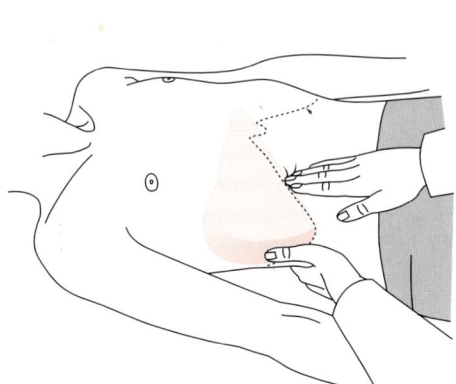

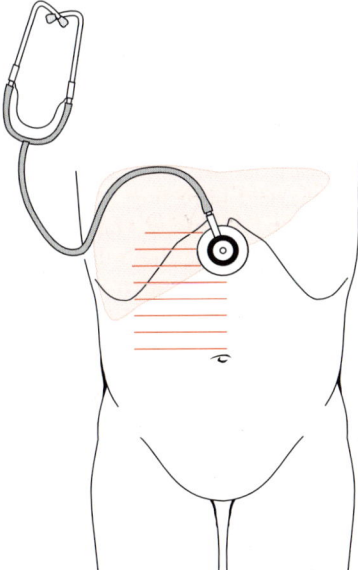

Abb. 8.14 Palpation der Leber. Durch Anheben der Flanke mit der linken Hand kann die Leber nach ventral gehoben werden

Abb. 8.15 Kratzauskultation der Leber. Das Stethoskop liegt auf der Leber. Durch leichtes Kratzen mit einem Fingernagel entlang der Linien (von oben nach unten) wird die Größe der Leber bestimmt

8.4.2.3 Palpation der Gallenblase

Normalerweise kann man die Gallenblase nicht tasten.

Ein Druckschmerz in der Medioklavikularlinie unterhalb des Leberrandes rührt möglicherweise von einer entzündeten Gallenblase her, aber auch von einer retrozökalgelegenen Appendix, einem Ulcus duodeni oder einer Pankreatitis. Entsteht bei der tiefen Palpation mit beiden Daumen in der Region der Gallenblase ein Schmerz spricht man vom **Murphy-Zeichen** (Abb. 8.16).

Schmerzen, die von der Gallenblase ausgehen, strahlen u. U. in die Region des rechten Schulterblattes aus.

Eine **Vergrößerung der Gallenblase** (Hydrops, Empyem) entsteht durch eine Abflußstörung im Ductus cysticus oder Ductus choledochus. Unter Courvoisier-Zeichen versteht man eine schmerzlose Vergrößerung der Gallenblase mit Ikterus, welche durch den Verschluß des Ductus choledochus durch Tumorwachstum verursacht wird.

Auch hier können Sonographie, Röntgenuntersuchung des Gallensystems oder CT eine definitive Klärung der Situation herbeiführen.

8.4.2.4 Palpation der Milz

Zur Untersuchung der Milz liegt der Patient auf dem Rücken oder in rechter Seitenlage. Mit der rechten bzw. linken Hand untersucht man die Region unterhalb des linken Rippenbogens, wobei die andere Hand die Milz von dorsal nach vorne drückt (Abb. 8.17).

Bei tiefer Inspiration kann eine mäßig **vergrößerte Milz** an die Fingerspitzen stoßen.

Nur eine vergrößerte Milz ist tastbar.

Bei einer erheblichen Vergrößerung (z. B. bei lymphatischen Erkrankungen) reicht die Milz bis in das kleine Becken.

Die **Konsistenz** der vergrößerten Milz ist weich bei der Sepsis und derb bei einer venösen Stauung oder einer lymphatischen Proliferation.

8.4.2.5 Palpation der Nieren

Die Nieren lassen sich meist nur bei Patienten mit dünnen Bauchdecken palpieren.

Auch hier sollte man bimanuell palpieren, indem man bei tiefer Inspiration das Organ nach ventral drückt.

Eine Vergrößerung der Nieren ist vor allem bei zystischen Erkrankungen des Kindes- und Erwachsenenalters, seltener bei Nierentumoren oder Hydronephrose zu finden.

Nephrogene Schmerzen lassen sich durch einen sanften Schlag mit der Handkante in die Flanken oder von dorsal durch Klopfen mit der Faust auf die flache Hand auslösen (Abb. 8.18). Schmerzen verursachen die Nieren bei eitrigen Entzündungen, Niereninfarkt, Steinabgang und seltener bei einer akuten Glomerulonephritis. Die bei weitem häufigsten Ursachen für Schmerzen in der Lumbalregion und in den Flanken sind allerdings vertebragene Reizungen und Myogelosen.

Bei Patienten mit **transplantierter Niere** ist diese in der rechten oder linken Leistengrube zu palpieren (Abb. 8.19).

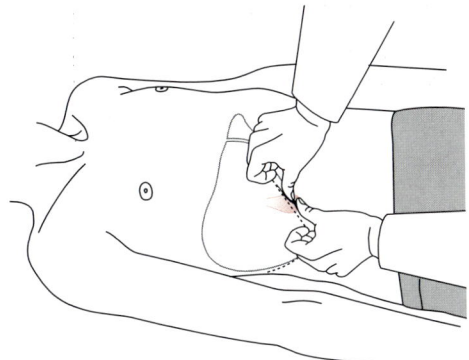

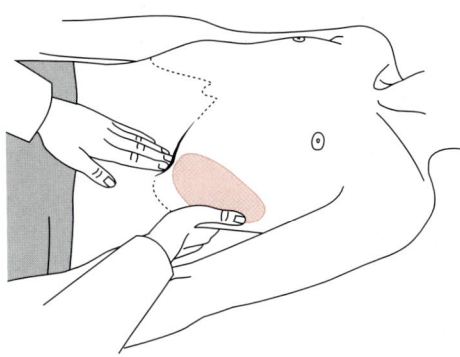

Abb. 8.16 Tiefe Palpation der Gallenblase mit beiden Daumen. Bei Auftreten von Schmerz ist das Murphy-Zeichen positiv

Abb. 8.17 Palpation der Milz. Bei tiefer Inspiration tritt eine vergrößerte Milz unter dem Rippenbogen hervor. Verstärkung des Zeichens durch rechte Seitenlage und Heben des linken Armes unter den Kopf

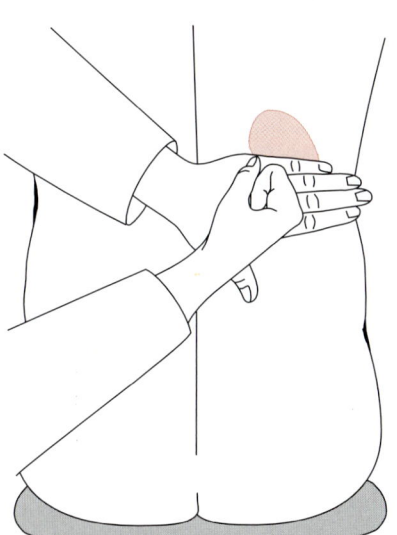

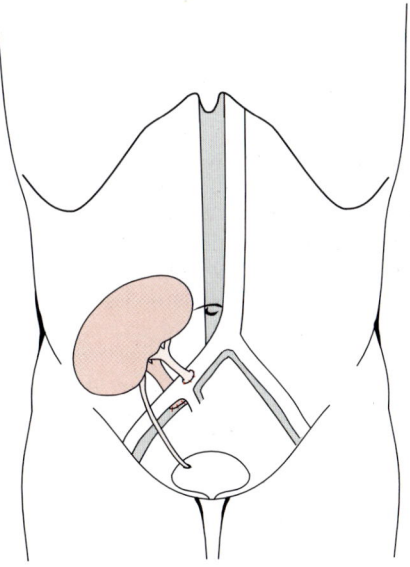

Abb. 8.18 Auslösen von Nierenschmerz durch leichtes Klopfen mit der Faust auf die aufgelegte Hand

Abb. 8.19 Position einer transplantierten Niere in der Leistengrube. Hier kann sie als weiches Organ oder im Falle der Abstoßung als derber schmerzhafter Tumor palpiert werden

8.4.2.6 Palpation der Bauchaorta

Bei nicht zu dicken Bauchdecken kann man im Epigastrium, etwas links von der Mittellinie, die Pulsation der Aorta abdominalis palpieren. Der dabei entstehende leichte Schmerz ist auf eine Reizung des Plexus solaris zurückzuführen. Starker Schmerz, die Verbreiterung der Bauchaorta oder nach lateral übertragene Pulsationen begründen den Verdacht auf ein **Aortenaneurysma** (Abb. 8.20). Durch Sonographie, CT mit Kontrastmittel oder Arteriographie kann die definitive Beurteilung erfolgen.

8.4.2.7 Palpation von Magen und Darm

Die Hohlorgane Ösophagus, Magen und Darm lassen sich im Normalzustand durch Palpation nicht ausreichend beurteilen. Im Dickdarm können gelegentlich bei einer Stuhlverhärtung Kotballen palpiert und verschoben werden.

Schmerzlose derbe **Resistenzen** im Epigastrium oder im Verlauf des Kolons sind verdächtig auf maligne Tumoren; schmerzhafte Resistenzen findet man bei entzündlichen Veränderungen z. B. bei der Divertikulitis oder dem perityphlitischen Abszeß.

Ein schmerzhafter walzenförmiger Darmabschnitt ist typisch für entzündliche Darmerkrankungen (Colitis ulcerosa, Ileitis terminalis).

Bei der akuten **Appendizitis** wird der Schmerz in die Nabelgegend oder in den rechten Unterbauch projiziert. Druckschmerz, Abwehrspannung und Loßlaßschmerz sind am ausgeprägtesten am McBurney-Punkt oder am Lanz-Punkt (Abb. 8.21).

Die Variabilität der Lage der Appendix kann jedoch zu anderen Schmerzlokalisationen führen. Weitere Hinweise auf Appendizitis sind das Rovsing-Zeichen (retrogrades Ausstreichen des Dickdarms erzeugt Schmerzen im Zökumbereich), das Blumberg-Zeichen (Druck auf den linken Unterbauch führt zu Schmerzen im rechten Unterbauch) und der gekreuzte Loslaßschmerz (schnelle Entlastung links führt zu Schmerzempfindung rechts), der Psoas- und Obtura-

toriustest (Schmerzen bei Streckung des rechten Beines, bei Anspannen des rechten Beines gegen Widerstand bzw. bei Innenrotation des gebeugten rechten Beines) oder eine lokale Hyperästhesie im rechten Unterbauch.

Eine rektale Untersuchung zur Prüfung auf Douglas-Schmerz und eine gynäkologische Untersuchung zum Ausschluß einer Adnexitis müssen beim Verdacht auf Appendizitis ebenfalls durchgeführt werden.

8.4.2.8 Aszites

Palpatorisch läßt sich Aszites durch die Fluktuation (Wellenbewegung) nachweisen.

Durch Beklopfen der Flanke wird die Flüssigkeit in der Bauchhöhle beschleunigt. Auf der gegenüberliegenden Seite kann man die entstehenden „Wellen" (Undulation) mit der aufgelegten Hand fühlen. Verstärkt wird die Fluktuation durch Eindrücken der Bauchdecken mit längsgehaltenen Handkanten eines zweiten Untersuchers (Abb. 8.22).

Dieses Zeichen kann falsch-positiv und falsch-negativ ausfallen. Durch Sonographie lassen sich indessen auch kleine Mengen von Aszites problemlos nachweisen.

8.4.2.9 Hernien

Hernien (Eingeweidebrüche) sind als weiche, z. T. schmerzhafte Vorwölbungen im Bereich des Abdomens bzw. der Leistenregion palpabel.

Bei einer Einklemmung des Bruchinhalts kann ein akutes Abdomen entstehen.

Inguinalhernien sind als permanente oder zeitweilige Vorwölbung in der Leistenregion sichtbar und palpabel.

Bei der häufigsten Form, der **indirekten erworbenen Leistenhernie**, stülpt sich Peritoneum mit einem Darmsegment durch den erweiterten inneren Leistenring (inzipiente Hernie), weiter durch den äußeren Leistenring (komplette Hernie) oder bis in das Skrotum (Skrotalhernie) (Abb. 8.23).

Bei einer kompletten Hernie versucht man

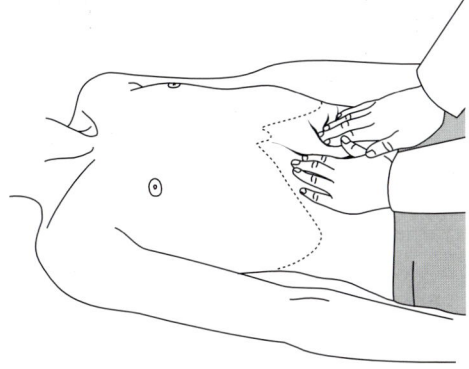

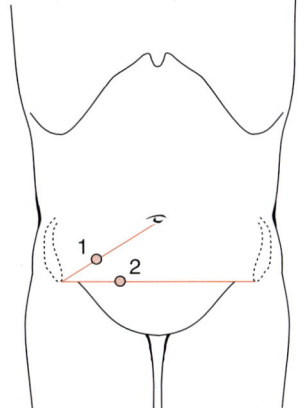

Abb. 8.20 Beidhändige Palpation der Aorta in der Tiefe des Epigastriums. Ein schmerzhafter pulsierender Tumor begründet den Verdacht auf ein Aortenaneurysma

Abb. 8.21 Typische Schmerzpunkte bei Appendizitis. 1: McBurney-Punkt am lateralen Drittel der Verbindungslinie von der rechten Spina iliaca anterior superior zum Nabel. 2: Lanz-Punkt am lateralen Drittel der Verbindungslinie von der rechten zur linken Spina iliaca anterior superior

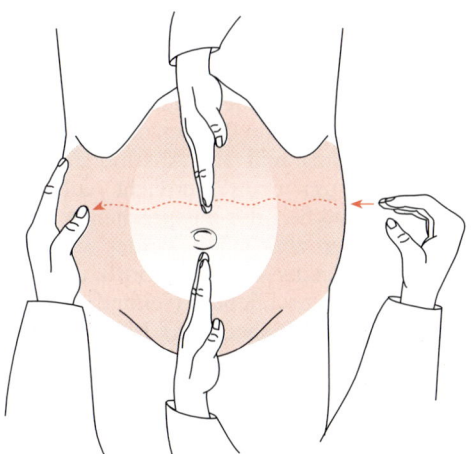

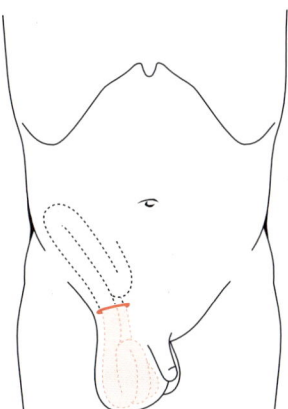

Abb. 8.22 Nachweis von Aszites durch Auslösen von Fluktuation oder Undulation. Durch Beklopfen der Flanke werden Wellen verursacht, die auf der anderen Seite gefühlt werden. Verstärkung des Zeichens durch Kompression der Bauchhöhle durch einen zweiten Untersucher

Abb. 8.23 Leistenhernie mit Eindringen von Darmschlingen in das Skrotum

während der Untersuchung im Liegen den Bruchinhalt zu reponieren.

Beim Verdacht auf eine inkomplette Hernie wird im Stehen untersucht. Dabei stülpt man mit dem Zeigefinger Skrotalhaut nach oben und versucht, durch den äußeren Leistenring in den Leistenkanal einzudringen (Abb. 8.24). Beim Pressen oder Husten prallt ein Darmsegment an den palpierenden Finger.

Bei der **direkten Leistenhernie** ist die Fossa inguinalis medialis die innere Bruchpforte. Sie tritt ebenfalls am äußeren Leistenring aus. Meist zeigt sich eine kleinere kugelige Vorwölbung oberhalb des Leistenbandes direkt neben der Symphyse. Sie ist vom Samenstrang abgegrenzt und meist leicht reponibel.

Die Femoralhernie kommt häufiger bei Frauen vor und tritt unterhalb des Leistenbandes medial der V. femoralis hervor. Im Bereich der Linea alba oberhalb des Nabels finden sich die **epigastrischen Hernien**.

Nabel-, Ischias-, Obturatorius-, Lenden- und Narbenhernien werden in den Lehrbüchern der Chirurgie beschrieben.

8.4.2.10 Weibliche Geschlechtsorgane

Bei Patientinnen mit entsprechenden Beschwerden (Blutung oder Ausfluß aus der Scheide, Entzündung der Vulva, Unterleibsschmerz, Schwangerschaftskomplikationen) wird ein Gynäkologe zur klassischen **gynäkologischen Untersuchung** mit Spekulumeinstellung zugezogen.

Allgemeinärzte, Internisten, Chirurgen, Urologen und Dermatologen sollten jedoch auch zur Beurteilung des äußeren Genitales der Frau und zur orientierenden vaginalen Untersuchung in der Lage sein. Bei der Inspektion der Vulva und ihrer Umgebung achtet man auf Rötungen, Schwellungen, Tumorwachstum oder Kratzspuren. Nach mehreren Geburten oder bei einem Descensus uteri klafft die Scheidenöffnung, u. U. sind der Muttermund oder Anteile der Scheidenwand im Introitus sichtbar. Ansonsten müssen zur Inspektion des Vestibulums, der Klitoris und der Urethraöffnung die Labien gespreizt werden.

Beim Vorhandensein von Sekreten oder **Ausfluß** sind deren Beschaffenheit, Farbe und Geruch zu beurteilen; dies gilt auch für die Beurteilung von Vorlagen. Im Zweifelsfall müssen Abstriche und weiterführende Untersuchungen veranlaßt werden.

Von außen sind die **Ovarien**, die **Tuben** und der **Uterus** normalerweise nicht zu palpieren. Ein tastbarer Befund kann bei Gravidität bzw. tumorösen oder entzündlichen Vergrößerungen dieser Organe erhoben werden.

Zur Beurteilung des inneren Genitales der Frau ist die vaginale **bimanuelle Untersuchung** notwendig. Die Patientin liegt mit angestellten Beinen auf dem Rücken. Die Harnblase sollte entleert sein. Untersucht wird mit Gummihandschuhen und Gleitgel. Zeigefinger und Mittelfinger werden in die Scheide eingeführt. Dabei beurteilt man die Scheidenwand und die Zervix uteri. Mit der zweiten Hand wird der Uterus von oben entgegengedrückt, so daß die Lage, Größe, Oberfläche und Schmerzempfindlichkeit des Uterus beurteilt werden können. Bei der seitlichen Palpation sind die Adnexe (Ovarien und Tuben) tastbar (Abb. 8.25).

Durch die kombinierte **rekto-vaginale Untersuchung** kann besonders die Hinterfläche des Uterus beurteilt werden.

8.4.2.11 Männliche Geschlechtsorgane

Bei Männern werden im Rahmen der allgemeinen Krankenuntersuchung **Penis** und **Skrotum** inspiziert. Besonders zu achten ist auf Entzündungen im Bereich der Glans und des Präputiums und auf Ausfluß aus der Harnröhre, um beim Verdacht auf Geschlechtskrankheit die entsprechende Therapie einleiten zu können. Ferner wird das Zurückstreifen der Vorhaut geprüft, um eine **Phimose** auszuschließen (sekundäre Phimose häufig bei Diabetikern). Bei einer Entzündung der Harnröhre kann durch Ausstreichen der Urethra von hinten nach vorn ein Schmerz ausgelöst oder ein Ausfluß herbeigeführt werden.

Bei der Untersuchung des Skrotums wird auch die hintere Fläche inspiziert. Durch Palpation werden die Skrotalhüllen auf Resistenzen und Knoten abgetastet. Hoden und Nebenhoden werden vorsichtig mit Daumen und Zeigefinger untersucht (Abb. 8.26).

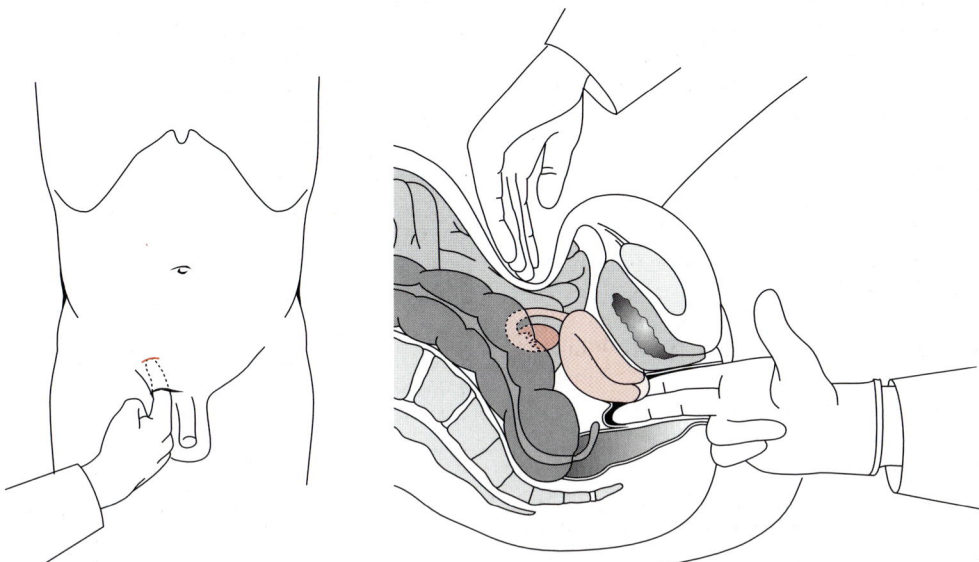

Abb. 8.24 Untersuchung der Bruchpforten. Bei indirekten Hernien dringt der Finger durch den äußeren Leistenring in den Leistenkanal evtl. bis zum inneren Leistenring vor

Abb. 8.25 Bimanuelle vaginale Untersuchung. Mit zwei Fingern werden Portio und Adnexe palpiert. Die zweite Hand drückt von oben den Uterus entgegen

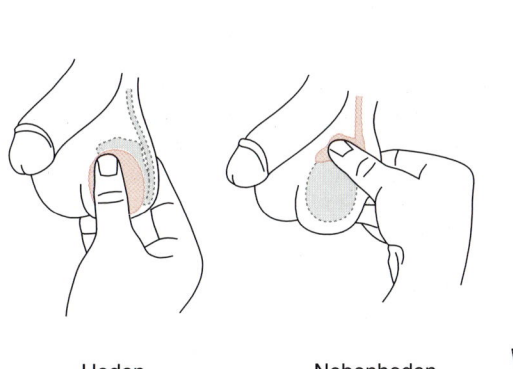

Hoden   Nebenhoden

Abb. 8.26 Palpation von Hoden und Nebenhoden

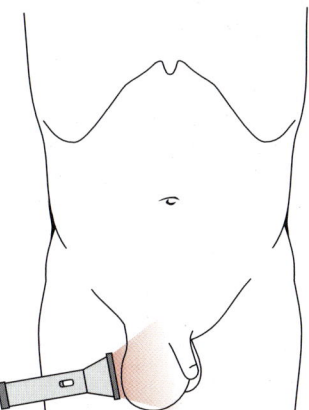

Abb. 8.27 Prüfung eines vergrößerten Skrotums auf Diaphanie. Ist die Vergrößerung durch Flüssigkeit bedingt (Hydrozele), scheint das Licht der Lampe durch

Schon bei etwas derber Palpation entsteht ein tiefer unangenehmer Schmerz.

Bei einer Vergrößerung des Skrotums wird mit einer Lampe geprüft, ob die Struktur lichtdurchlässig ist (Abb. 8.27). Die **Diaphanie** ist positiv bei einer Hydrozele und negativ bei Skrotalhernien, Tumoren und Entzündungen. Beim Verdacht auf pathologische Veränderungen im Skrotum muß eine spezielle Untersuchung durch einen Urologen veranlaßt werden.

8.4.2.12 Anorektale Untersuchung

Die anorektale Untersuchung sollte bei allen Patienten im mittleren und höheren Lebensalter zum Ausschluß eines tiefsitzenden Rektumkarzinoms bei jeder gründlichen ärztlichen Untersuchung durchgeführt werden.

Bei Männern kommt die Beurteilung der Prostata hinzu. Die rektale Untersuchung kann im Stehen bei vorgebeugtem Oberkörper, in Knie-Ellenbogen-Lage, in Steinschnitt- oder Seitenlage durchgeführt werden. Man sollte an beiden Händen Untersuchungshandschuhe tragen.

Bei der Inspektion der Analregion achtet man auf Entzündungszeichen, Kratzspuren oder tumorverdächtige Strukturen. Häufig finden sich äußere Hämorrhoiden und Marisken. Analfissuren sind längsverlaufende Einrisse der Haut des Analkanals, die zu Schmerzen, Blutungen und stenosierenden Narben führen können. Bei einem Anal- oder Rektumprolaps werden schleimhauttragende Vorwölbungen sichtbar. Im Perianalbereich können Fisteln oder Abszedierungen auftreten (Abb. 8.28).

Zur **digitalen Untersuchung des Analkanals** und des **Rektums** wird der palpierende Zeigefinger mit Gleitmittel oder Creme befeuchtet. Man sollte dem Patienten jeden Schritt der Untersuchung erklären, auch um mögliche Peinlichkeiten zu vermeiden. Beim Einführung des Fingers in Richtung zum Nabel sollte der Patient wie zum Stuhlgang pressen (Abb. 8.29). Beurteilt wird zunächst der **Sphinktertonus**, der im höheren Alter oder bei Vorliegen eines Rektumkarzinoms herabgesetzt ist. Durch Drehen des Fingers werden alle Sektoren systematisch ausgetastet. Normalerweise sollte die Ampulle leer sein; gelegentlich ist die Stuhlsäule zu tasten. Beim Vorliegen von verhärteten Kotsteinen ist u. U. eine digitale Ausräumung erforderlich.

Beim Gesunden sind alle Regionen des Analkanals und Rektums, die Prostata mit den Samenbläschen, die Zervix uteri und die erreichbare hintere Wand des Douglas-Raumes weich, verschieblich und schmerzfrei.

Weiche verschiebliche Knoten können innere Hämorrhoiden oder polypöse Adenome sein.

Derbe Knoten oder Verhärtungen der Darmwand sind verdächtig auf ein Rektumkarzinom und müssen mit dem Rektoskop oder Koloskop nachuntersucht werden.

Vorwölbungen in das Darmlumen können durch Tumoren im kleinen Becken, einen Descensus uteri oder eine volle Blase hervorgerufen sein. Schmerzen im Douglas-Raum entstehen bei einer Peritonitis, speziell bei der Appendizitis.

Die **Prostata** läßt sich durch die vordere Rektumwand hindurch gut beurteilen. Normalerweise hat die palpable Drüsenfläche eine Ausdehnung von ca. 2,5 mal 2,5 cm und sie ragt höchstens 1 cm in das Darmlumen hinein. Man fühlt zwischen den beiden Seitenlappen den medianen Sulcus. Ansonsten ist die Drüse weich, elastisch und schmerzlos, allenfalls kann das Gefühl des Harndrangs auftreten (Abb. 8.30). Durch stärkere Massage der Prostata kann Sekret aus der Harnröhre zur bakteriologischen, chemischen und zytologischen Untersuchung gewonnen werden. Vermehrte Konsistenz und Vergrößerung der Drüse weisen auf ein Adenom hin; derbe Knoten in der Prostata oder eine höckrige Oberfläche legen den Verdacht auf ein Karzinom nahe; Schmerzen entstehen bei einer Prostatitis. Im Falle von krankhaften Veränderungen der Prostata sollte auf jeden Fall eine fachärztliche Untersuchung durch einen Urologen erfolgen.

Weiterführende diagnostische Methoden zur Beurteilung der Prostata sind die trans-

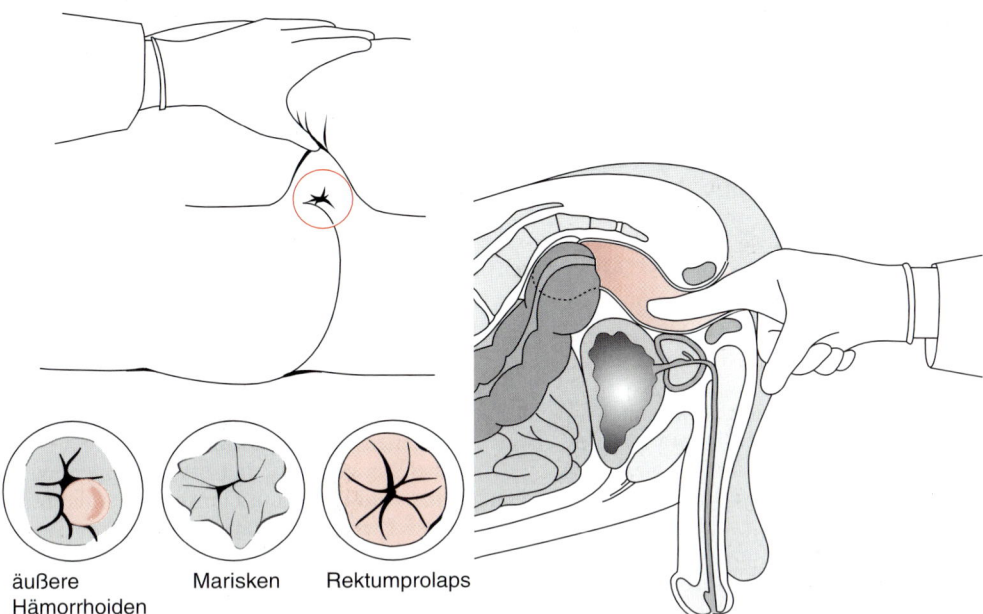

äußere   Mariske   Rektumprolaps
Hämorrhoiden

Abb. 8.28 Inspektion der Analregion zum Ausschluß von äußeren Hämorrhoiden, Mariske, Rektumprolaps, Fissuren, Fisteln, Ekzemen und Entzündungen (z. B. durch Pilze)

Abb. 8.29 Rektale Untersuchung zur Beurteilung des Analkanals, des Rektums, der Blase, (des Uterus) und des Douglas-Raumes

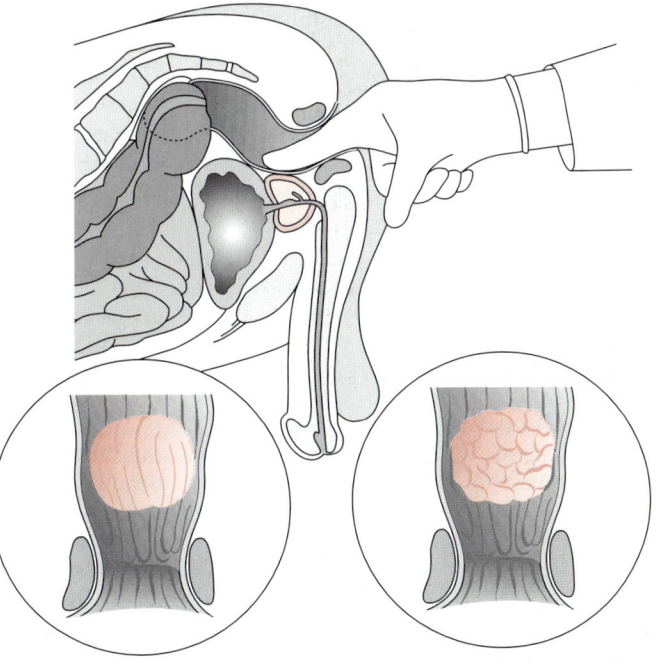

Abb. 8.30 Rektale Untersuchung zur Beurteilung der Prostata. Die normale Prostata ist klein, weich und nicht schmerzhaft. Bei einem benignen Prostataadenom ist die Drüse vergrößert und prall-elastisch; bei Prostatitis schmerzhaft; beim Karzinom derb und knotig mit höckriger Oberfläche

Prostataadenom   Prostatakarzinom

rektale Sonographie, die transrektale Fein-
nadelbiopsie sowie CT und Kernspintomographie. Am Ende der rektalen Untersuchung kann etwas Stuhl zur Inspektion und
zum Nachweis von Blut gewonnen werden.

8.5 Perkussion des Abdomens

Durch die Perkussion des Abdomens
kann man die Verteilung von Luft und
Flüssigkeit sowie die Größe von Organen
feststellen.

Die direkte Perkussion ist wegen der Weichheit der Bauchdecken wenig sinnvoll. Perkutiert wird indirekt über einen Plessimeter-
finger. Zunächst beklopft man systematisch
alle vier Quadranten; dabei zeigt sich über
dem nicht krankhaften Abdomen ein variabler **tympanitischer Klopfschall** über den
luftgefüllten Magen- oder Darmabschnitten,
während über der Leber, der gefüllten Harnblase oder dem graviden Uterus der Klopfschall gedämpft ist.

Aber auch über anderen Teilen des Abdomens, besonders lateral oder bei Adipositas,
ist der Klopfschall eher gedämpft.
(Abb. 8.31). Bei einer Ansammlung von
Luft in der Bauchhöhle durch Überblähung
der Därme (**Meteorismus**) ist der Klopfschall überwiegend tympanitisch
(Abb. 8.32). Bei vermehrter Flüssigkeit
(Aszites, Ovarialzyste, Überlaufblase) bzw.
einer erheblichen Organvergrößerung findet
sich überwiegend **Schenkelschall**
(Abb. 8.33).

Bei Vorliegen von **Aszites** schwimmen die
Darmschlingen auf der Flüssigkeit, beim
Drehen in die Seitenlage verschiebt sich die
Schallgrenze entsprechend („wandernde
Flankendämpfung") (Abb. 8.34 a,b). Im
Zweifelsfall zeigt auch hier die Sonographie
kleine Mengen freier Flüssigkeit in der
Bauchhöhle sicher an, so daß die Untersu-
chung in der Knie-Ellenbogen-Position mit
der ihr eigenen Unsicherheit nicht mehr not-
wendig ist.

Wichtig ist der perkutorische Nachweis einer Harnverhaltung mit **Überlaufblase**, wobei sich die Blase bei einem Inhalt von bis
zu 5000 ml bis zum Nabel ausdehnen kann.

Traditionell wird die **Lebergröße** mit Hilfe
der Perkussion bestimmt bzw. geschätzt. In
der rechten Medioklavikularlinie ist die Leber
durch den Rippenbogen begrenzt, d. h. bis
dorthin ist der Klopfschall über dem Abdomen tympanitisch. Nach kranial folgt die **Leberdämpfung**, die an der Leber-Lungen-
Grenze in den tympanitischen Lungenschall
übergeht (Abb. 8.35). Die Leber wölbt sich
aber weiter in die Kuppel des Zwerchfells, so
daß ihre Größe perkutorisch in der Regel zu
gering angegeben wird. Der größte Längs-
durchmesser kann je nach Körpergröße bis zu
12 cm betragen. Weiter verfälscht wird die
Beurteilung durch Lageanomalien. Bei einem
Lungenemphysem beginnt die normalgroße
Leber bis zu 3 cm unter dem Rippenbogen;
dafür wird die obere Grenze durch die über-
blähte Lunge verdeckt.

Spezielle Techniken der Perkussion zur
Feststellung der Größe der **Milz** sind sehr
unsicher und durch die Ultraschalluntersuchung überflüssig geworden.

8.6 Auskultation des Abdomens

Beim Abhören des Abdomens mit dem Stethoskop sind im Normalfall alle 3 bis 30 Sekunden kurze glucksende **Darmgeräusche**
(Borborygmen) zu hören.

Gesteigert sind die Darmgeräusche bei En-
teritis, Magen-Darm-Blutung und beginnender Darmobstruktion. Beim mechanischen Ileus sind sie spritzend, hochgestellt
und klingend.

Seltene Darmgeräusche oder das komplette Fehlen der Geräusche auch nach
Anstoßen der Bauchdecke (Totenstille)
findet man beim paralytischen Ileus. Hier
ist allenfalls ein passives Plätschern hörbar (Tab. 8.4).

Sehr selten hört man Reibegeräusche über
der Leber oder der Milz. Sie sind Zeichen
einer umschriebenen Peritonitis bei spezifi-
scher Entzündung (Tuberkulose) oder nach
Milzinfarkt.

Gelegentlich oder bei systematischem Suchen hört man systolische Strömungsgeräusche über der Bauchaorta oder den großen
Gefäßen. Bei Vorliegen von Herzgeräu-

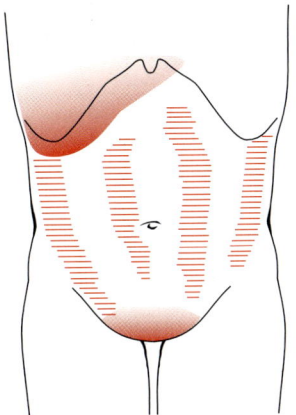

Abb. 8.31 Perkussion des Abdomens. Normale Schallverteilung (rot solide: Dämpfung, rot gestrichelt: Mischbild, weiß: tympanitisch)

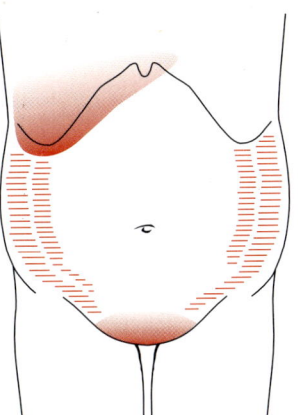

Abb. 8.32 Perkussion des Abdomens. Schallverteilung bei Meteorismus (rot solide: Dämpfung, rot gestrichelt: Mischbild, weiß: tympanitisch)

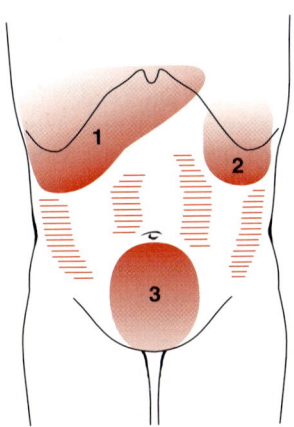

Abb. 8.33 Perkussion des Abdomens. Schallverteilung bei Organvergrößerungen 1: Hepatomegalie, 2: Splenomegalie, 3: gravider Uterus oder gefüllte Harnblase (rot solide: Dämpfung, rot gestrichelt: Mischbild, weiß: tympanitisch)

a

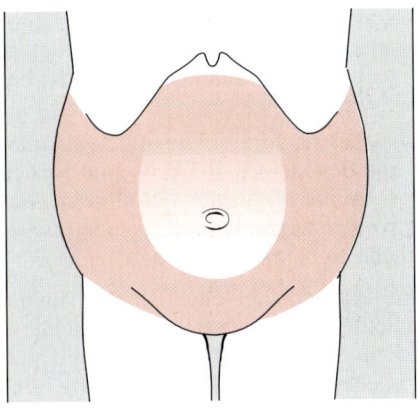

b

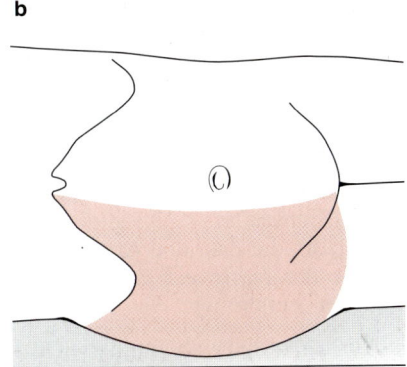

Abb. 8.34 a,b Perkussion des Abdomens. Schallverteilung bei Aszites. **a** Rückenlage, **b** Seitenlage (rot: Dämpfung, weiß: tympanitisch)

Tab. 8.4 Qualität der Darmgeräusche und Interpretation

Darmgeräusche	Beurteilung
intermittierend, glucksend	Normalbefund
häufig, spritzend	Diarrhoe, Magen-Darm-Blutung
hochgestellt, klingend	Obstruktion, mechanischer Ileus
selten, nicht auslösbar, fehlend (Totenstille), passives Plätschern	paralytischer Ileus

schen können diese fortgeleitet sein. Reine Gefäßgeräusche können durch Verwirbelung z. B. bei einem Aortenaneurysma oder bei Stenosen der Nierenarterien, der Iliakaloder Femoralarterien ausgelöst werden. (Auskultationspunkte s. Abb. 8.36.)

8.7 Zusätzliche diagnostische Methoden

Die Untersuchung des Abdomens mit den einfachsten Werkzeugen des Arztes (Sinnesorgane, Hände, Stethoskop) muß auch in einer technisierten Umgebung noch beherrscht werden.

Bei den meisten Erkrankungen des Abdomens und des kleinen Beckens sind jedoch bis zur Etablierung einer definitiven Diagnose weitere apparative, z. T. auch invasive Untersuchungen erforderlich.

• Beim Verdacht auf eine Blutung in die Bauchhöhle und bei rasch zunehmendem Aszites oder Meteorismus empfiehlt sich eine wiederholte **Umfangsmessung des Abdomens**. Die Anlage des Maßbandes erfolgt über der größten Zirkumferenz, die Linie wird markiert (Abb. 8.37).

• Beim Nachweis von Flüssigkeit in der Bauchhöhle empfiehlt sich eine **diagnostische Parazentese** mit Abziehen von 20–50 ml Flüssigkeit (Abb. 8.38). Wichtige Hinweise gibt der Aspekt der Flüssigkeit (z. B. klar, trübe, chylös, blutig), der Eiweißgehalt (Transsudat < 2,5 g/dl; Exsudat > 2,5 g/dl), die Zahl und Art von Blutzellen sowie der Nachweis von Bakterien oder malignen Zellen.

• Beim Vorliegen einer abdominellen Blutung hat sich die **Peritoneallavage** bewährt.

Hierbei wird über einen Trokar ein Kunststoffschlauch in die Bauchhöhle eingeführt. Die Spülung erfolgt mit 1000 ml physiologischer Kochsalzlösung.

• Die immer weitere Verbreitung von Sonographiegeräten hat schon jetzt dazu geführt, daß die **Ultraschalluntersuchung** zu einer gründlichen internistischen Untersuchung dazugehört. Im Bereich des Abdomens ermöglicht sie die genaue Messung der Größe der parenchymatösen Organe, die Auffindung von Lymphomen, Metastasen, Konkrementen, Aszites, Hämatomen und Abszessen. Stauungen im Nierenbecken, in der Harnblase oder im Gallensystem sowie Magenatonie werden erkannt. Die Entdeckung von Zysten in der Leber, im Pankreas, in den Nieren oder Genitalorganen ist geradezu eine Domäne der Sonographie. Aber auch Aneurysmen der Aorta und anderer großer Gefäße und Thromben in den großen Venen können gefunden, der Füllungsgrad der unteren Hohlvene kann beurteilt werden.

Im Bereich des kleinen Beckens wird die Ultraschalluntersuchung u. U. transvaginal (zur Beurteilung des Uterus und der Adnexe) oder transrektal (zur Beurteilung der Prostata) durchgeführt. Die Hohlorgane (Magen, Darm) dagegen sind der Ultraschalluntersuchung weniger zugänglich.

• Der objektive Nachweis von vermehrter Luft im Abdomen gelingt am ehesten mit einer **Röntgenübersicht des Abdomens** im Stehen. Damit können freie Luft unter dem Zwerchfell bei Magenperforation oder stehende luftgefüllte Darmschlingen mit Flüssigkeitsspiegeln bei Ileus festgestellt werden. Ferner lassen sich kalkhaltige Konkremente der Gallenblase, der Gallenwege, der Nieren oder Ureteren nachweisen.

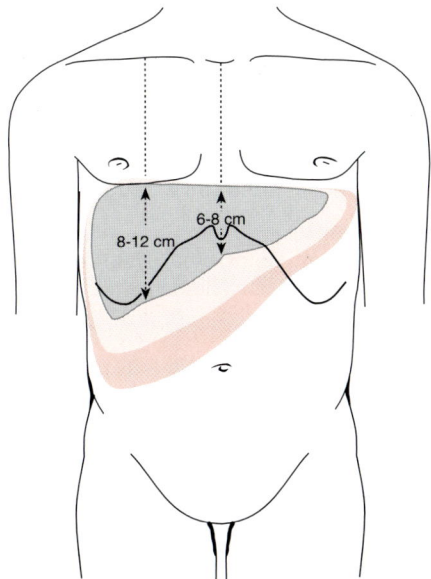

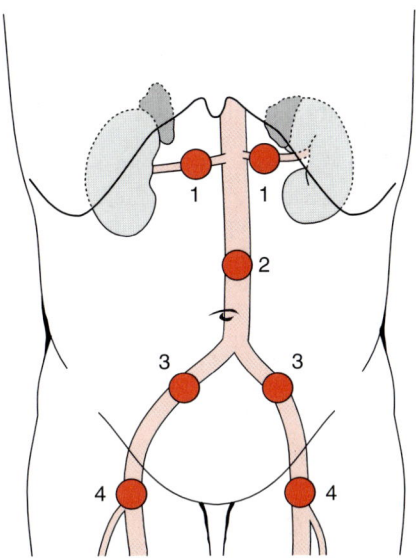

Abb. 8.35 Perkussion der Leber. Normale Leber-dämpfung in der Medioklavikularlinie 8–12 cm, in der Medianlinie 6–8 cm; bei Hepatomegalie ent-sprechend größer

Abb. 8.36 Auskultationspunkte für Strömungs-geräusche über den großen Arterien

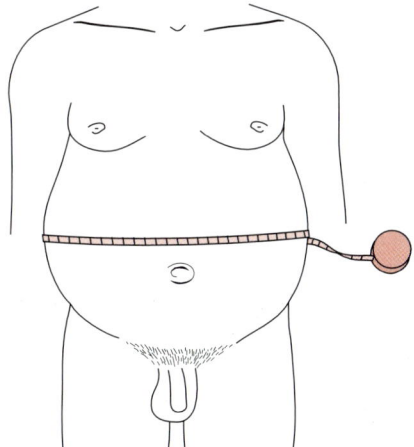

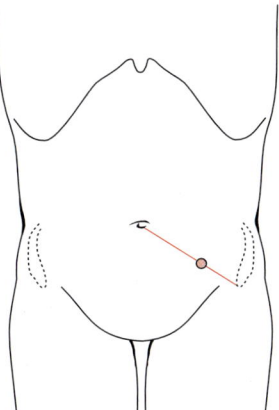

Abb. 8.37 Bestimmung des größten Leibesum-fanges mit Maßband zur Verlaufskontrolle bei As-zites oder Blutung in die Bauchhöhle

Abb. 8.38 Punktion von Aszites am Munro-Punkt (laterales Drittel der Munro-Richter-Linie von der Spina iliaca anterior superior zum Nabel)

• Weitere diagnostische Verfahren sind die **endoskopischen Techniken** zur Inspektion von Ösophagus, Magen, Duodenum und oberen Dünndarmabschnitten (Ösophagoskopie, Gastroduodenoskopie, Jejunoskopie), zur Inspektion des Enddarms (Proktoskopie, Rektoskopie), des Dickdarms (Koloskopie), der Blase (Zystoskopie), des Nierenbeckens (Pyeloskopie) oder der Leibeshöhle (Laparoskopie).

• Weitere bildgebende Verfahren sind die Röntgenuntersuchungen mit Kontrastmittelfüllung der Hohlorgane, die **Computer-tomographie**, die Kernspintomographie, die Angiographie, die Lymphographie und die Szintigraphie.

• Vielfältige **Punktionen** von Zysten und Abszessen und Biopsien von Organen (z. T. mit Lokalisation durch Sonographie oder CT) stellen heute klinische Standardverfahren dar.

• Letztlich kann sogar eine **diagnostische Laparotomie** zur entscheidenden Untersuchung werden.

9 Wirbelsäule und Extremitäten

(R. Wolff)

Die Orthopädie beschäftigt sich mit Erkrankungen des Stütz- und Bewegungsapparates. Zum Orthopäden führen Schmerzen, Funktionseinschränkungen und Deformitäten.

Ziel der klinischen Untersuchung ist es, Bewegungsdefizite und Funktionsausfälle zu erkennen, zu beschreiben und durch weitere diagnostische Maßnahmen deren Ursachen zu ergründen. Der typische Untersuchungsablauf beinhaltet also:

– Anamnese
– klinische Untersuchung
– röntgenologische Untersuchung
– spezielle Zusatzuntersuchungen.

9.1 Spezielle Anamnese

Wie in den anderen Fachrichtungen der Medizin ermöglicht die exakte Anamnese erste Hinweise auf das Krankheitsbild. Der Patient sollte auch nach besonderen körperlichen Belastungen (Beruf, Sport) und bei Verletzungen nach dem Unfallmechanismus gefragt werden.

Die **Familienanamnese** gibt Hinweise auf weniger offensichtliche Erkrankungen (z. B. Stoffwechselstörungen, Hüftdysplasie, Skoliose). Bei Säuglingen müssen die Geburtslage, die Art der Entbindung und der Zustand des Kindes nach der Geburt (Apgar-Index, Zyanose als Hinweis auf möglichen Hirnschaden) erfragt werden.

• **Schmerzen**
Der Schmerz ist eine subjektive Empfindung und auch von der psychischen Situation des Patienten abhängig. Angaben zum aktuellen Beschwerdebild umfassen folgende Fragen:

– **Lokalisation des Schmerzes**
Scharf umschrieben, diffus, läßt sich der Schmerz auf bestimmte Bereiche lokalisieren (Dermatom)?

– **Charakter des Schmerzes**
Stechend, brennend, dumpf, intermittierend?

– **Zeitpunkt des Auftretens**
Wann traten die Schmerzen erstmals auf? Sind sie nachts oder morgens stärker? Treten sie auch in Ruhe auf? Sind sie abhängig von Belastung oder von einer bestimmten Haltung? Sind sie durch Medikamente oder Wärme zu beeinflussen?

• **Funktionseinschränkungen und Deformitäten**
In ähnlicher Weise ist nach Art und Zeitpunkt des Auftretens von Funktionseinschränkungen und Deformitäten zu fragen.

9.2 Allgemeine klinische Untersuchung

Die klinische Untersuchung beginnt bereits, wenn der Patient das Untersuchungszimmer betritt:
Wie ist sein Gangbild?
Wie setzt er sich?
Wie entkleidet er sich?

9.2.1 Inspektion

Schonhaltung, Bewegungsdefizite und Ausweichbewegungen liefern erste Hinweise auf das Krankheitsbild. Es folgt die allgemeine Inspektion des entkleideten Patienten (außer Unterhose und ggf. BH). Zu beurteilen sind Hautfarbe, Hautveränderungen, Narben, Venen, Fistelbildungen, Muskelatrophien, Deformitäten, Längenunterschiede und Behaarung. Auch die Schwielenbildung an Händen und Füßen ist wichtig, weil sie ein Zeichen der Belastung ist.

9.2.2 Palpation

Durch die Palpation werden Muskelverspannungen, Myogelosen (lokale Muskelverhärtungen), Druckdolenzen, Ergüsse und Überwärmung ermittelt.

9.2.3 Bestimmung der Bewegungsausmaße eines Gelenkes

Die Bewegungsausmaße werden nach der sogenannten **Neutral-Null-Methode** angegeben. Ausgehend von der natürlichen Ruhelage werden die maximalen Bewegungsausschläge in jeweils einer Ebene gemessen und in Form von drei Winkelwerten angegeben. Läßt sich z. B. das Kniegelenk aus der Ruhelage um 120° beugen und um 10° überstrecken, lautet die korrekte Angabe: Extension/Flexion 10-0-120°.

Die Angabe besteht also immer aus drei Winkelangaben, einschließlich der Neutralstellung 0° (normalerweise die mittlere Zahl) (Abb. 9.1). Bei einem Streckdefizit von 30° lautet das entsprechende Bewegungsausmaß: Extension/Flexion 0-30-120°. Ist das Kniegelenk in 30° Beugestellung versteift, lautet die Bewegungsangabe: Extension/Flexion 0-30-30°. Das Bewegungsausmaß der kranken Seite wird jeweils mit der gesunden bzw. mit Normwerten verglichen.

9.2.4 Messung der Muskelkraft

Der Patient wird aufgefordert, einen Muskel oder eine Muskelgruppe (z. B. den M. quadriceps femoris) anzuspannen bzw. eine definierte Bewegung auszuführen. („Strecken Sie bitte das gebeugte Kniegelenk!".)

Die Kraft wird nach folgendem Schema bewertet:

0   keine aktive Muskelkontraktion möglich

1   (Spur) sichtbare bzw. fühlbare Muskelanspannung ohne Bewegung im Gelenk

2   Bewegungsmöglichkeit unter Ausschaltung der Schwerkraft, d. h. wenn die Extremität vom Untersucher gehalten wird

3   (schwach) normaler Bewegungsumfang gegen die Schwerkraft möglich (der M. quadriceps streckt das Knie beim sitzenden Patienten)

4   (gut) voller Bewegungsumfang gegen die Schwerkraft und zusätzlichen Widerstand

5   normale Muskelkraft.

Eine schmerzbedingte Bewegungseinschränkung kann eine Lähmung vortäuschen (z. B. Pseudoparalyse bei schmerzhafter Schultersteife).

9.2.5 Umfangsmessungen

Vergleichende Umfangsmessungen können Muskelatrophien und Schwellungen objektivieren. Bei Begutachtungen werden im allgemeinen folgende Messungen durchgeführt (jeweils im Seitenvergleich):

Obere Extremität
- 15 cm oberhalb des äußeren Oberarmknorrens (Epicondylus radialis)   re/li
- Ellenbogengelenk   re/li
- 10 cm unterhalb des äußeren Oberarmknorrens   re/li
- Handgelenk   re/li
- Mittelhand (ohne Daumen)   re/li

Untere Extremität
- 20 cm oberhalb des inneren Kniegelenkspaltes   re/li
- 10 cm oberhalb des inneren Kniegelenkspaltes   re/li
- Kniescheibenmitte   re/li
- 15 cm unterhalb des inneren Kniegelenkspaltes   re/li
- Unterschenkel, kleinster Umfang   re/li
- Knöchel   re/li
- Rist über Kahnbein   re/li
- Vorfußballen   re/li

9.2.6 Beinlängenbestimmung

Zur Beinlängenbestimmung wird die Distanz von der Spina iliaca anterior superior bis zur Spitze des Malleolus lateralis gemessen.

Bei Messungen im Stehen kann man durch das einseitige Unterlegen von Brettchen einen Beckengeradstand erreichen. (Genaue Längenmessungen erfolgen röntgenolo-

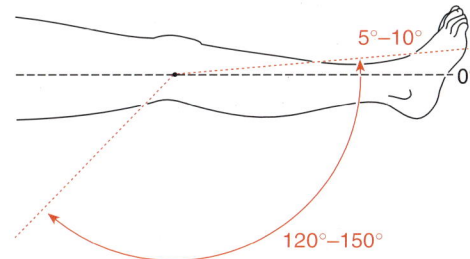

Abb. 9.1 Bestimmung des Bewegungsausmaßes nach der Neutral-Null-Methode. Korrekte Angabe: Extension/Flexion 10-0-120 °

gisch mit gleichzeitig abgebildetem Maßstab: Orthoradiographie).

9.2.7 Beurteilung des Gangbildes

Ursachen eines veränderten (pathologischen) Gangbildes sind:
- Beinlängendifferenzen
- Kontrakturen (Bewegungseinschränkungen durch muskuläre Verkürzungen, Kapsel- und Bänderschrumpfungen, intraartikuläre Verwachsungen) und Ankylosen (teilweise oder komplette knöcherne Überbrückung des Gelenkspaltes)
- Schmerzen
- Instabilität (Hüftluxation, muskuläre Insuffizienz)
- Fehlstellung (z. B. Schenkelhals, nach Frakturen)
- Neurologische Erkrankungen (zentrale oder periphere Lähmungen, extrapyramidale Krankheiten).

Geprüft werden jeweils der normale Barfußgang sowie der Gang auf Zehenspitzen und auf den Fersen.

Typische Gangbilder sind:

• Verkürzungshinken
Geringe Beinverkürzungen werden durch die vermehrte Kippung des Beckens ausgeglichen. Beinlängendifferenzen können ferner durch eine Spitzfußstellung auf der verkürzten Seite bzw. eine inkomplette Streckung im Kniegelenk auf der gesunden Gegenseite kompensiert werden.
Beim Verkürzungshinken ist die Bewegungsamplitude des Körperschwerpunktes

vergrößert (Extremform des Verkürzungshinken: Kotauhinken oder Verbeugungshinken).

• Insuffizienzhinken
Ist ein Hüftgelenk instabil (z. B. bei hoher Hüftluxation), kann das Becken während der Stützphase nicht stabilisiert werden, es sinkt zur Gegenseite ab. Daraus resultiert ein „watschelndes" Gangbild mit positivem **Trendelenburg-Phänomen**: Eine schwache Glutealmuskulatur kann das Becken nicht stabilisieren. Das Becken sinkt zur gesunden Seite ab (Ursache: Trochanterhochstand, Lähmungen, Überforderung der Abduktoren bei Hüftdysplasie).

Beim **Duchenne-Hinken** wird der Oberkörper jeweils auf die Standbeinseite verlagert. Dadurch vermindert sich die Druckbelastung des erkrankten Hüftgelenkes (Entlastungshinken).

• Schmerzhinken
Charakteristisch ist eine verkürzte Belastungsphase des betroffenen Beines (verminderte Stützphase bzw. Bodenkontaktzeit). Auch der Abrollvorgang des Fußes ist gestört. Beim Gehen werden erst die Zehen aufgesetzt, der Abdruck vom Boden ist schwächer.

• Versteifungshinken
Bei einer Ankylose oder Kontraktur im Hüftgelenk kommt es kompensatorisch zu einer vermehrten Bewegung der Lendenwirbelsäule und der gesunden Hüfte. Das Vorschwingen des erkrankten Beines erfolgt durch eine Drehung des gesamten Beckens.

9.2.8 Untersuchung im Stehen

Wirbelsäulenform

Zunächst wird die Form der einzelnen Abschnitte beschrieben (Abb. 9.2): normale s-förmige Schwingung, hohlrunder Rücken, Rundrücken oder Flachrücken.

Unter **Gibbusbildung** versteht man eine spitzwinklige Kyphose oder Knickbildung, z. B. nach einem keilförmigen Wirbelkörperzusammenbruch. Wird der Verlauf der Dornfortsätze abgefahren, lassen sich **Seitenausbiegungen** der Wirbelsäule erkennen (weitere Hinweise auf eine Skoliose s. Seite 142).

Schulter- und Beckengeradstand

Markierungspunkt am Becken ist die Spina iliaca anterior superior (Abb. 9.3). Ein Beckenschiefstand bei Beinlängendifferenzen bewirkt einen kompensatorischen Gegenschwung der Lendenwirbelsäule (asymmetrische Taillendreiecke). Die Seitausbiegung läßt sich durch Brettchenunterlage beim kürzeren Bein ausgleichen.

Beinachsen

Hier sind Genua vara bzw. valga (O- bzw. X-Beine) abzugrenzen. Das Ausmaß der Achsabweichung wird anhand einer Achsenaufnahme des ganzen Beines bestimmt. Die Tragachse (Mikulicz-Linie) verläuft normalerweise durch die Mitte des Hüftkopfes, des Kniegelenkes und des oberen Sprunggelenkes. Die Ausprägung eines O- oder X-Beines läßt sich durch Ausmessen des Condylen- bzw. Knöchelabstandes angeben.

Auch auf Torsionsfehler ist zu achten. Eine vermehrte Innendrehung des Unterschenkels gegenüber dem Oberschenkel bedingt einen Innenrotationsgang. (Bei Kleinkindern wird ein Innenrotationsgang häufig durch die vermehrte Antetorsion des Schenkelhalses verursacht. Sie ist in diesem Alter physiologisch und normalisiert sich bis zum 8. Lebensjahr. Das Gangbild normalisiert sich dann ebenfalls.)

Thoraxform

Man achtet auf eine mögliche Kiel- oder Trichterform des Brustkorbs.

Muskelatrophien

Neben der neurogenen Atrophie kommt es auch bei Inaktivität zur Muskelatrophie, z. B. findet man eine Atrophie des M. vastus medialis bei länger bestehenden Knieverletzungen.

Fußform

Mögliche Deformitäten s. S. 156.

Summarische Funktionsprüfung im Stehen

• Der Patient wird zum Schürzen- und Nackengriff aufgefordert. Der Nackengriff (Abb. 9.4) erfordert freie Abduktion. Beim Schürzengriff werden eher Adduktion und Innenrotation überprüft.

• Es folgt die pauschale Bewegungsprüfung der Wirbelsäule (s. Abb. 9.5, 9.6). Angegeben wird der **Finger-Boden-Abstand** bei maximaler Neigung des Oberkörpers (hier geht jedoch die Beweglichkeit in den Hüftgelenken mit ein, sie kann Bewegungseinschränkungen in der Lendenwirbelsäule kompensieren). Eine Rotationsfehlstellung der Wirbelkörper führt bei der Vorneigung zu einer vermehrten Lendenwulst bzw. einem Rippenbuckel. Beides sind typische Zeichen für eine Skoliose.

Nervenwurzelirritationen durch Bandscheibenvorfall führen zu Ausweichbewegungen.

• **Trendelenburg-Zeichen***: Bei einer Insuffizienz der Glutealmuskulatur sinkt das Becken beim Stand auf dem erkrankten Bein zur gesunden Seite ab.

• Die **Körperhaltung** hängt von konditionellen Faktoren und von der aktuellen Leistungsfähigkeit der Muskulatur ab. Sie wird durch ein Zusammenspiel der Rücken-, Bauch- und Beckenmuskulatur reguliert. Schwach ausgebildete Bauchmuskeln und ein verkürzter M. iliopsoas führen z. B. zu einer vermehrten Beckenkippung mit einer vermehrten kompensatorischen Lendenlordose und daraus resultierend zu einer unphysiologischen Belastung der Wirbelgelenke.

---

* Cave: nicht verwechseln mit dem Trendelenburg-Zeichen in der Phlebologie (s. S. 111).

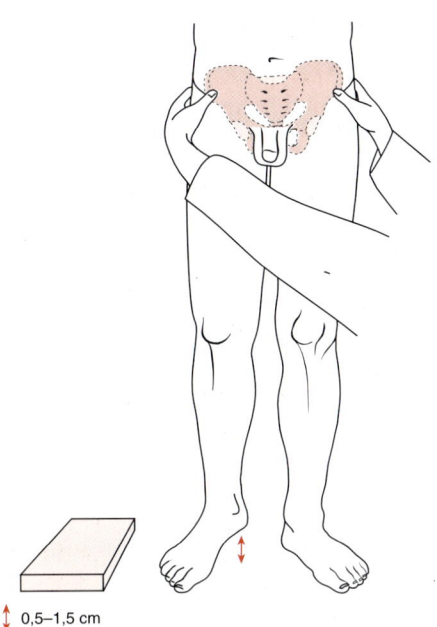

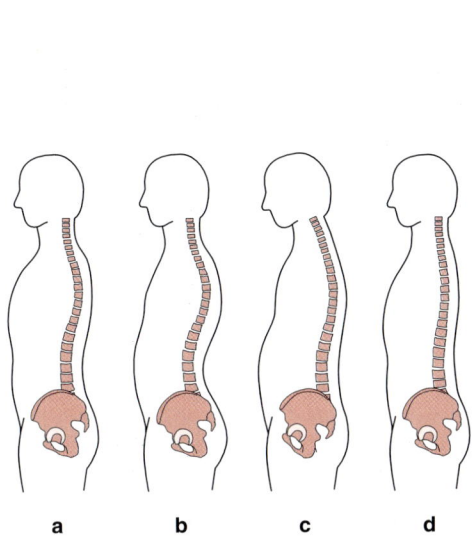

a	b	c	d

↕ 0,5–1,5 cm

Abb. 9.2 a–d Haltungsformen nach *Staffel*: **a** Normalrücken, **b** hohlrunder Rücken, **c** totaler Rundrücken, **d** Flachrücken

Abb. 9.3 Überprüfung des Beckengeradstandes. Die Spina iliaca anterior superior wird markiert und durch Unterlage von Brettchen ein Geradstand eingestellt. Angabe: z. B. Beckentiefstand links 1,0 cm

Die Haltung des Menschen wird beeinflußt:
- **funktionell** durch den Tonus der Muskulatur (Schmerzen können zu Haltungsänderungen führen, z. B. Steilstellung der Lendenwirbelsäule oder Seitausbiegung bei Bandscheibenvorfall)
- durch **strukturelle** (anatomische) Veränderungen wie Achsenfehler, Längendifferenzen, Kontrakturen.

Eine verminderte Leistungsfähigkeit der Rücken- und Rumpfmuskulatur läßt sich mit dem **Halte- und Leistungstest nach** *Mathiass* erkennen: Der Patient wird aufgefordert, in aufgerichteter Haltung mit vorgehobenen Armen zu verharren. Bei einer Haltungsschwäche kann diese Stellung keine 30 Sekunden eingehalten werden.

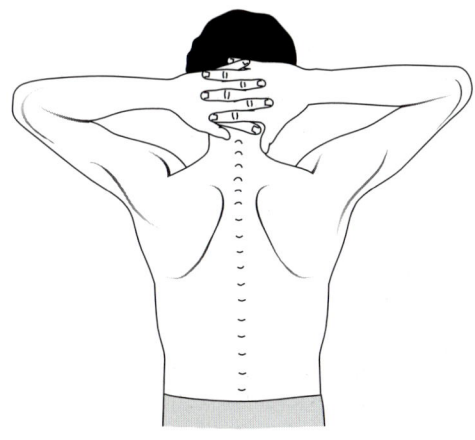

Abb. 9.4 Nackengriff

9.3 Untersuchung der Wirbelsäule

9.3.1 Untersuchungstechnik

Die Beurteilung der **Form** wurde bereits beschrieben (s. oben). Geprüft werden Inklination (Vorneigung), Reklination (Rückneigung), Seitwärtsbewegung, Rotation, Druck- und Klopfschmerz, Fingerbodenabstand und Schober-Index (Abb. 9.5–9.7).

Untersuchung der Halswirbelsäule

Normwerte:
Seitneigung je 45°, Rotation je 60–80°, Vorneigen/Rückneigen je 35–45°.

Bewegungsprüfung der Wirbelsäule

Merke: Zum Vorneigen ist die Bewegung in den Hüftgelenken mitbeteiligt!

Schober-Zeichen: Eine 30 cm lange Meßstrecke über der Brustwirbelsäule, beginnend am Dornfortsatz vom 7. Halswirbelkörper, entfaltet sich beim Vorneigen auf 33–34 cm (Angabe *Schober* 30–34 cm).

Im Bereich der Lendenwirbelsäule wird Dornfortsatz S1 und eine Hautmarke 10 cm kranial angegeben. Entfaltung um 4–6 cm (Angabe *Schober* 10–15 cm).

Beim Vorneigen wird die Entfaltung der Wirbelkörper (Dornfortsätze) betrachtet und evtl. ausgemessen (Zunahme des Abstandes zweier Hautmarkierungen am Dornfortsatz des 7. Halswirbels und 30 cm kaudal bzw. über dem Dornfortsatz S1 und 10 cm kranial beim Vorneigen (normal 4–6 cm). Skoliosen (s. S. 136) werden beim Vorneigen besonders deutlich: Die Rotation der Wirbelkörper bewirkt einen Rippenbuckel oder einen vermehrten Lendenwulst.

Schonhaltung und Ausweichbewegung sind zu registrieren (bei Lumbalgien), ferner die Ausbildung der Rücken- und Bauchmuskulatur sowie die Beckenkippung. Die Reklination kann zu schmerzhaften Berührungen der Dornfortsätze führen. In der sich anschließenden neurologischen Untersuchung sucht man speziell nach motorischen und sensiblen radikulären Defiziten (s. Tab. 10.4 u. Abb. 10.29).

Hinweise auf einen raumfordernden Prozeß in der Lumbalregion geben die Tests von

• **Lasègue und Bragard:** Beim liegenden Patienten wird ein Bein gestreckt angehoben. Dabei werden der Ischiasnerv und die ihn bildenden Nervenwurzeln gedehnt. Der Test ist positiv, wenn Schmerzen bei einer Hüftbewegung von 70° bis 80° auftreten. Durch eine plötzliche Dorsalextension des Fußes wird der Schmerz verstärkt (*Bragard*).

Erscheinen Beschwerden nicht glaubhaft, so bittet man den mit gestreckten Beinen liegenden Patienten, sich aufzurichten: Bei organischen Veränderungen ist dies nur möglich, wenn die Knie jetzt gebeugt werden.

• **Gekreuzter (kontralateraler) Lasègue:** Die Hüftbewegung der schmerzfreien Gliedmaße bewirkt einen ins Bein ausstrahlenden Schmerz auf der Gegenseite (bei massiven Fällen).

• **Umgekehrter Lasègue:** Der Patient liegt auf dem Bauch, das Knie wird gebeugt. Es kommt zur Schmerzverstärkung bei der Hüftüberstreckung (kann auch in Seitenlage geprüft werden). Bei diesem Test werden der N. femoralis bzw. die ihn bildenden Wurzeln (L2–L4) gedehnt.

• **Pseudo-Lasègue:** Ziehende Schmerzen im Bereich des dorsalen Oberschenkels beim Heben des gestreckten Beines als Folge einer verkürzten ischiokruralen Muskulatur.

Das Lasèguesche Zeichen wird im allgemeinen zu oft diagnostiziert. Es ist nur bei der Auslösung eines radikulär interpretierbaren (d. h. weit ins Bein ausstrahlenden) Schmerzes positiv. Häufig handelt es sich nur um die Verstärkung eines vorbestehenden Rückenschmerzes.

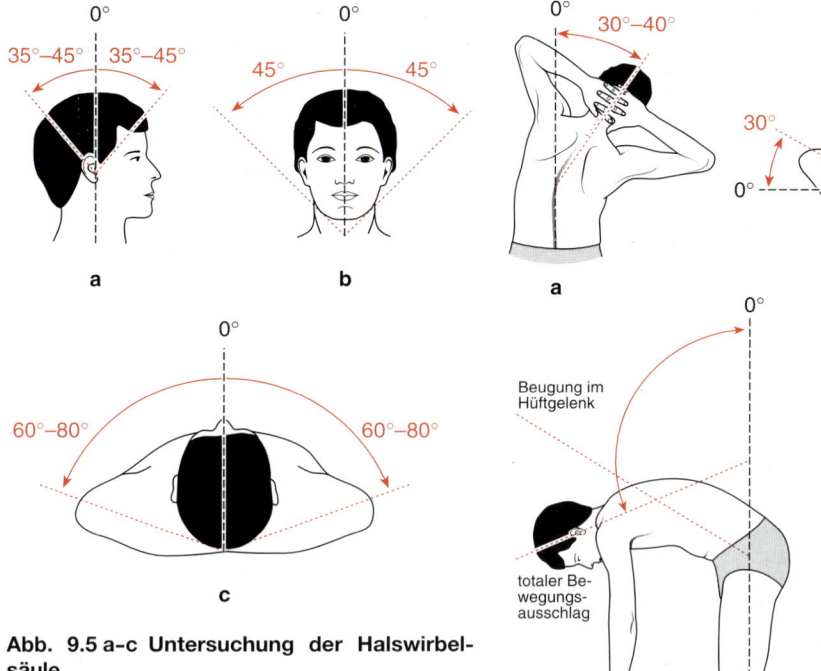

Abb. 9.5 a–c Untersuchung der Halswirbelsäule

Normwerte:
Seitneigung je 45°, Rotation je 60–80°, Vorneigen/Rückneigen je 35–45°

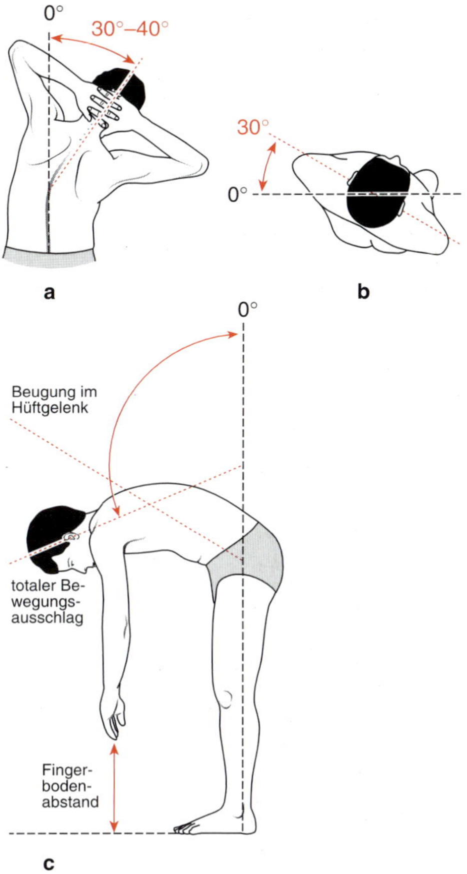

Abb. 9.6 a–c Bewegungsprüfung der Wirbelsäule

a Seitneigung
b Rotation des Rumpfes im Stehen
c Gesamtwirbelsäule

Merke: Beim Vorneigen ist die Bewegung in den Hüftgelenken mitbeteiligt!

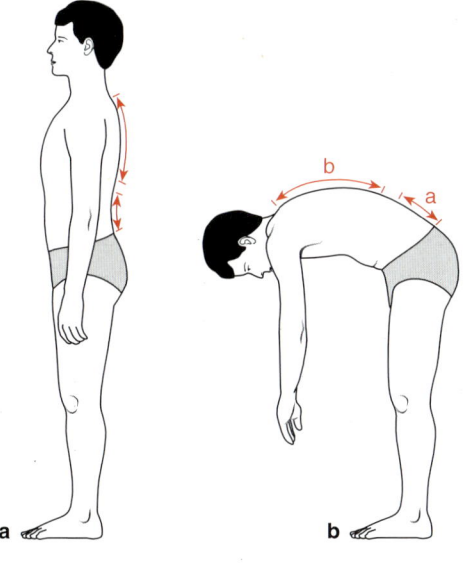

Abstand von zwei Hautmarkierungen über der BWS bzw. LWS

Abb. 9.7 a, b Schober-Zeichen: Eine 30 cm lange Meßstrecke über der Brustwirbelsäule, beginnend am Dornfortsatz vom 7. Halswirbel, entfaltet sich beim Vorneigen auf 33–34 cm (Angabe *Schober* 30–34 cm).

Im Bereich der Lendenwirbelsäule wird Dornfortsatz S1 und eine Hautmarke 10 cm kranial angegeben. Entfaltung um 4–6 cm (Angabe *Schober* 10–15 cm)
a Abstand der Hautmarken an der LWS
b Abstand der Hautmarken an der BWS

9.3.2 Häufige Krankheitsbilder

Bei Wirbelsäulenbeschwerden kann man die folgenden Syndrome abgrenzen:

9.3.2.1 Vertebralsyndrom

Unter dem Begriff Vertebralsyndrom werden Wirbelsäulenbeschwerden ohne neurologische Symptomatik zusammen-gefaßt.

Ursachen können Veränderungen der Wirbelgelenke oder die zentrale Vorwölbung einer Bandscheibe mit Rückwirkung auf den Muskel- und Bandapparat sein. Die schmerzhafte Verspannung der paravertebralen Muskulatur im Lendenbereich wird als **Lumbalgie** bezeichnet.

9.3.2.2 Radikuläres Syndrom

Ein Druck auf die entsprechende Spinalwurzel (knöcherne Einengung, Bandscheibenvorfall) bewirkt ausstrahlende – aber auf den entsprechenden neuralen Versorgungsbereich begrenzte – Schmerzen, Sensibilitätsstörungen im Sinne von Hypästhesie, Hyperalgesie und Parästhesie sowie eine Schwäche der segmentalen Kennmuskeln und Reflexstörungen.

9.3.2.3 Pseudoradikuläre Syndrome

Äste der Spinalnerven versorgen Bandscheiben, Gelenke, Bänder und Rückenmuskulatur. Diese Nerven ziehen gemeinsam mit den eigentlichen afferenten Fasern der Spinalnerven auf derselben Höhe ins Rückenmark und aktivieren das gleiche Schmerzprojektionssystem, das bei der Kompression der eigentlichen Nervenwurzel angeregt wird. Die Schmerzen sind im Vergleich zu radikulären Schmerzen weniger umschrieben und nicht scharf abgrenzbar.

9.3.2.4 Iliosakralgelenksyndrom

Eine sogenannte „Blockierung" oder eine Instabilität im Ilioskralgelenk führt zu Druckschmerzen und Klopfschmerzen im Iliosakralgelenk, zu Bewegungsschmerz und teilweise zu ischialgieformen Beschwerden.

9.3.2.5 Kaudasyndrom

Wird die Cauda equina durch einen Bandscheibenvorfall komprimiert, kommt es zu Blasen-Mastdarmstörungen (Stuhlabgang, Harninkontinenz) mit Hypästhesie oder Anästhesie in der Perinealgegend und an der Innenseite der Oberschenkel (Reithosenanästhesie) sowie zum Ausfall des Achillessehnenreflexes beidseits (OP-Indikation!).

9.3.2.6 Skoliose

Skoliose nennt man eine (strukturelle) Verkrümmung der Wirbelsäule in der Frontalebene, die mit einer Torsion der Wirbelkörper und einer Teilversteifung der betroffenen Segmente verbunden ist. Ätiologie: Neben der idiopathischen Skoliose (Ursache nicht bekannt, 80 %) gibt es z. B. die osteopathische Skoliose, die Lähmungsskoliose.

Nach der Lokalisation unterscheidet man eine

– thorakale Skoliose
– lumbale Skoliose
– thorakolumbale Skoliose sowie
– kombinierte Skolioseformen.

Untersuchungsbefunde

Typische Untersuchungsbefunde bei einer Skoliose sind die **Asymmetrie** von Schulterstand, Thorax und Taillendreieck. Beurteilt werden also die Taillendreiecke (z. B. Taillendreieck rechts verstrichen) und der Überhang (Abb. 9.8). Gemessen wird der Abstand eines Lotes von der Vertebra prominens zur Rima ani.

Durch die Verdrehung der Wirbelkörper gegeneinander entsteht beim Vorneigen ein **Rippenbuckel** oder ein Lendenwulst (Abb. 9.9).

9.4 Untersuchung des Schultergürtels

9.4.1 Untersuchungstechnik

Schulter
Bewegungsstörungen fallen bereits beim Auskleiden auf. Es folgt eine vergleichende Betrachtung der Schulterkulisse rechts und links. Beim Abstützen gegen eine Wand

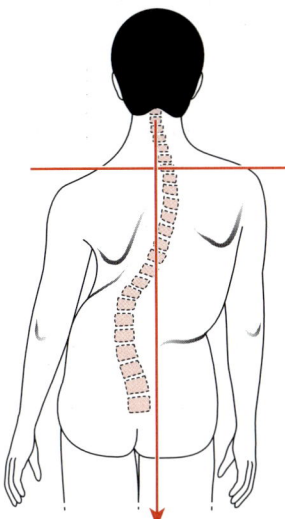

Abb. 9.8 Überhang. Vom Dornfortsatz des 7. Halswirbels wird ein Lot gefällt und der Abstand zur Rima ani gemessen

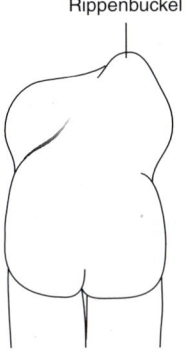

Rippenbuckel

Abb. 9.9 Rippenbuckel

kann es zum Abstehen des Schulterblattes kommen (Scapula alata), wenn die Verankerung der Skapula am knöchernen Brustkorb durch den M. serratus anterior behindert ist (Abb. 9.10). Anschließend werden die Beweglichkeit geprüft, das Schultergelenk, Korakoid, Tuberculum majus und Sulcus intertubercularis mit der langen Bizepssehne palpiert und auf Druckschmerz untersucht.

Die freie Beweglichkeit der Schulter setzt das ungestörte Bewegungsspiel in folgenden Gelenken voraus:
- Glenohumeralgelenk
- Akromioklavikulargelenk
- Sternoklavikulargelenk
- Skapulothorakalgelenk (funktionelles Gelenk)
- Subakromialgelenk (funktionelles Gelenk)

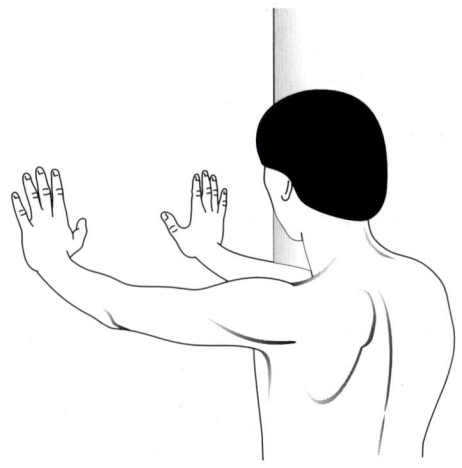

Abb. 9.10 Funktionsprüfung des M. serratus anterior (N. thoracicus longus). Beim Drücken mit ausgestreckten Armen gegen eine Wand steht das Schulterblatt als Scapula alata vom Thorax ab (beim Ausfall der Muskelfunktion)

Im **Glenohumeralgelenk** artikuliert nur etwa ein Drittel der Oberfläche des Humeruskopfes mit der relativ kleinen Pfanne. Das Gelenk wird im wesentlichen muskulär stabilisiert. Ein Heben des Armes über die Horizontale ist nur durch eine Schrägstellung der Gelenkpfanne (durch eine Rotation der Skapula auf dem Brustkorb) möglich. Gleichzeitig dreht sich die Klavikula bis zu 50° im Akromio- und Sternoklavikulargelenk.

Die Überprüfung der Beweglichkeit im eigentlichen Glenohumeralgelenk erfordert die Fixierung des Schulterblattes. Bei der aktiven und passiven Bewegungsprüfung muß man auf Schmerzangaben und Schnapp-Phänomene sowie Krepitation achten. Die aktive Beweglichkeit läßt sich orientierend in Form von Kombinationsbewegungen überprüfen. Nackengriff: die Hände werden hinter dem Nacken verschränkt (s. Abb. 9.4); Schürzengriff: der Patient führt die Hände hinter dem Rücken zusammen wie beim Zubinden einer Schürze.

Durch **Verletzungen der Rotatorenmanschette** (gebildet aus M. subscapularis, M. supraspinatus, M. infraspinatus und M. teres minor) ist die passive Beweglichkeit meist frei, die aktive jedoch vor allem bei der Abduktion und Außenrotation schmerzhaft eingeschränkt.

Bei der Überprüfung der Beweglichkeit steht der Untersucher hinter dem Patienten, legt eine Hand auf die Schulter und ergreift mit der anderen Hand den Arm des Patienten im Bereich des Ellenbogens. Dann werden die orientierenden Bewegungen ausgeführt. Die Bewegungsüberprüfung erfolgt entsprechend Abb. 9.11.

Bewegungsprüfungen (Normwert):

Abduktion/Adduktion	170–0–40°
Anteversion/Retroversion	170–0–40°
Außenrotation/Innenrotation	
Arm anliegend	70–0–70°
Arm 90° abduziert	70–0–70°

Abgrenzung der Beweglichkeit im eigentlichen Glenohumeralgelenk durch Fixation der Skapula.

Bei der sogenannten **Schultersteife** (Frozen shoulder) erfolgt nur eine skapulothorakale

Bewegung. Wird das Schulterblatt vom Untersucher fixiert, ist keine Bewegung möglich.

9.4.2 Häufige Krankheitsbilder

9.4.2.1 Impingementsyndrom (Engpaß-Syndrom) (Abb. 9.12)

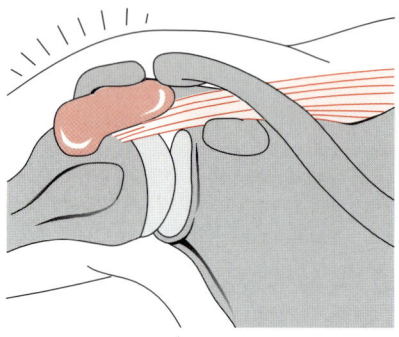

Abb. 9.12 Impingementsyndrom. „Einquetschung" von Schleimbeutel und Supraspinatussehne zwischen Schulterdach und Tuberculum majus (und Ligamentum coracoacromiale)

Zwischen Oberarmkopf, Akromion und Ligamentum acromioclaviculare besteht ein anatomischer Engpaß, der noch verstärkt wird, wenn bei der Abduktion des Armes das Tuberculum majus unter das Akromion tritt. Die Folge ist eine Kompression des Schleimbeutels und der Rotatorenmanschette (speziell des sehnigen Anteils des M. supraspinatus). Der Patient gibt Schmerzen bei der Abduktion des Armes im Bereich von 60° bis 120° an (painful arc, schmerzhafter Bogen).

Spezielle Funktionstests

• **Impingementzeichen nach** *Neer*: Der Untersucher fixiert die Skapula mit einer Hand, mit der anderen wird der Arm des Patienten gebeugt und ein schmerzhaftes Anstoßen des Tuberculum majus am Schulterdach überprüft (Abb. 9.13).

• **Impingementtest nach** *Jobe*: Das Anheben des abduzierten und innenrotierten Armes provoziert Schmerzen (Abb. 9.14).

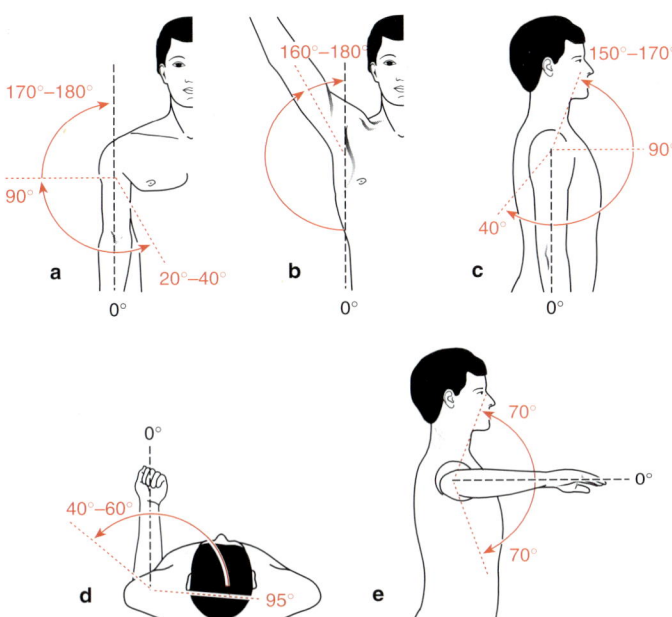

Abb. 9.11 a–e a und **b** Abduktion und Adduktion des Armes im Schultergelenk, **c** Vorheben und Rückheben des Armes im Schultergelenk, **d** Außen- und Innenrotation im Schultergelenk bei hängendem Arm, **e** Außen- und Innenrotation bei abduziertem Arm

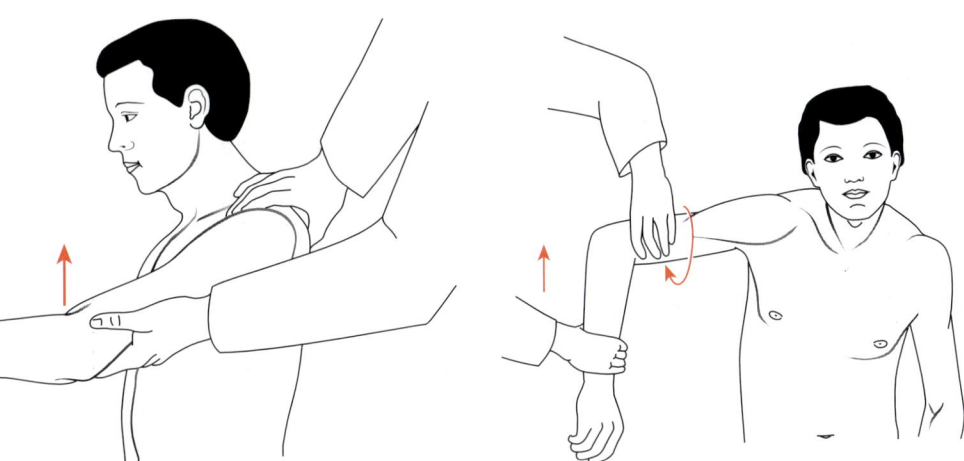

Abb. 9.13 Impingementzeichen nach *Neer*. Durch Vorheben des Armes wird ein schmerzhaftes Anstoßen des Tuberculum majus am Schulterdach provoziert

Abb. 9.14 Impingementtest nach *Jobe* (Prüfung des Impingement II). Anhebung des abduzierten Armes bei gleichzeitiger Innenrotation

Nachweis von Schäden und Rupturen im Bereich der Rotatorenmanschette

Durch isometrisches Anspannen des entsprechenden Muskels gegen Widerstand werden Schmerzen provoziert:

Abduktion des herabhängenden Armes gegen Widerstand (Provokation der Sehne des M. supraspinatus).

90°-Supraspinatustest: Der Patient wird aufgefordert, den 90° abduzierten, 30° horizontalflektierten und innenrotierten Arm gegen den Widerstand, d. h. den Druck des Untersuchers auf die Arme, zu halten (bei einer Ruptur der Rotatorenmanschette kann der Patient den Arm nicht gegen die Schwerkraft halten, der Arm fällt herab: drop-arm-sign) (Abb. 9.15).

Außenrotationstest: Der 90° abduzierte und 30° horizontalflektierte Arm wird gegen Widerstand außenrotiert (Provokation des M. infraspinatus, M. teres minor) (Abb. 9.16).

Innenrotationstest: Es erfolgt die Rotation des rechtwinklig gebeugten herabhängenden Armes gegen Widerstand des Untersuchers zum Abdomen (M. subscapularis).

Veränderungen im Bereich der langen Bizepssehne werden durch den **Yergason-Test** überprüft (Abb. 9.17): Der Patient wird aufgefordert, den im Ellenbogengelenk rechtwinklig gebeugten Arm gegen den Widerstand des Untersuchers zu supinieren. Dabei spannt sich die lange Bizepssehne an. Der Provokationsschmerz im Verlauf des Sulcus intertubercularis kann durch Palpation verstärkt werden.

9.4.2.2 Schulterluxation und Subluxation

Bei jüngeren Patienten führen häufig Instabilitäten (inkomplette Subluxationen) zum Schulterschmerz.

Diagnostik der vorderen und hinteren Subluxation

Apprehensionstest: Der Arm des Patienten wird durch den Untersucher abduziert und außenrotiert bei gleichzeitigem Druck von hinten oben gegen den Humeruskopf, um die Subluxation zu provozieren. Der subluxierte Oberarmkopf kann in dieser Position auf den Plexus drücken. Die Folge ist ein plötzlich einschießender Schmerz oder eine lähmende Schwäche (dead-arm-sign) (Abb. 9.18).

Am liegenden Patienten kann ferner versucht werden, eine **vordere** bzw. **hintere Schublade** auszulösen. Eine Hand des Untersuchers fixiert dabei jeweils die Skapula, die andere provoziert am Oberarm eine Schubladenbewegung nach dorsal oder ventral (Abb. 9.19). Gelingt eine derartige Verschiebung, spricht sie für eine hintere bzw. vordere Subluxation.

Bei der Luxation des Oberarmkopfes nach vorn unten – der häufigsten Luxation – ist die Schulterkulisse unterhalb des Akromions auf der betroffenen Seite eingezogen, jeder Bewegungsprüfung wird ein federnder Widerstand entgegengesetzt. Der Patient hält den Arm an den Körper gepreßt. Die Diagnose wird durch das Röntgenbild gesichert. Die eher seltene **hintere** Luxation muß durch die Röntgenaufnahmen in **zwei** Ebenen nachgewiesen werden. Auf der a.-p. Aufnahme wird sie häufig übersehen.

Die Stabilität des Schultereckgelenkes wird über das **Klaviertastenphänomen** geprüft. Bei einer Instabilität des Gelenkes zieht das Gewicht des Armes das Schulterblatt nach kaudal, das Schlüsselbein wird durch die Halsmuskulatur nach kranial angehoben. Der Druck auf die distale Klavikula beseitigt eine eventuelle Stufenbildung im Akromioklavikulargelenk, beim Loslassen federt das Schlüsselbein – wie eine Klaviertaste – kopfwärts zurück.

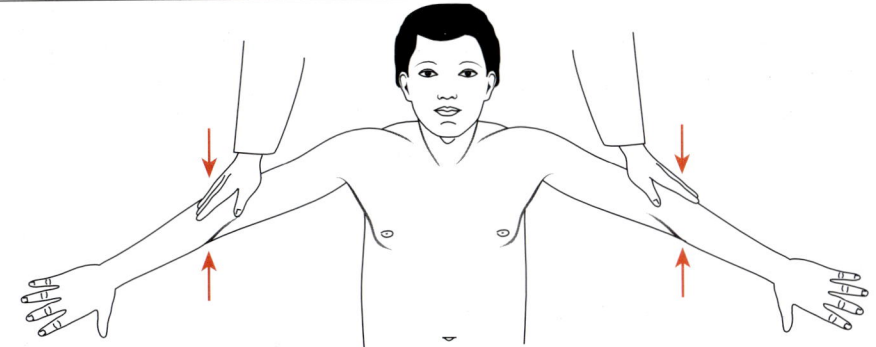

Abb. 9.15 90°-Supraspinatustest. Halten des 90° abduzierten, 30° horizontalflektierten und innenrotierten Armes gegen Druck von oben; Schmerzangabe?

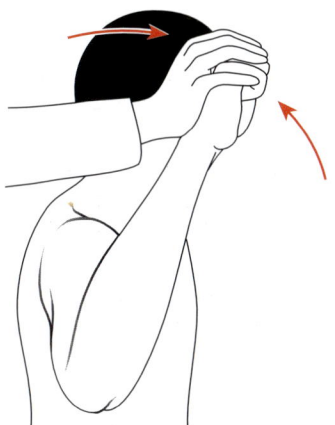

Abb. 9.16 Außenrotationstest. Außenrotation des abduzierten Armes gegen Widerstand; Schmerzangabe?

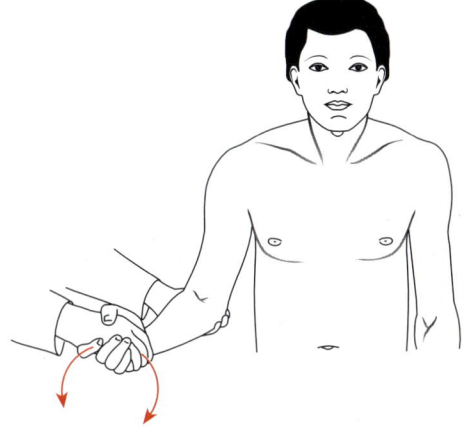

Abb. 9.17 Yergason-Test. Der Unterarm wird gegen Widerstand supiniert – Provokationsschmerz der Bizepssehne

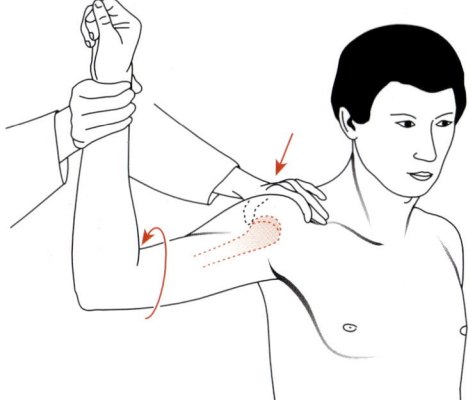

Abb. 9.18 Apprehensionstest. Der Arm wird abduziert und außenrotiert. Gleichzeitiger Druck von hinten gegen den Humeruskopf provoziert Subluxation

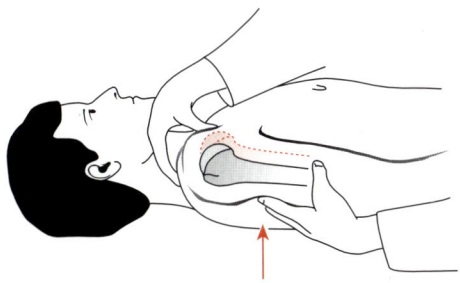

Abb. 9.19 Vordere Schublade. Die Skapula wird fixiert und der Oberarm angehoben

9.5 Untersuchung des Ellenbogengelenkes

9.5.1 Untersuchungstechnik

Inspektion: Bei einer Inspektion fallen eine Schwellung (Bursitis olecrani) des Ellenbogengelenks sowie eine O- oder X-Stellung (Cubitus varus, Cubitus valgus) auf.

Palpation: Ein Druckschmerz am Epicondylus humeri radialis oder ulnaris spricht für eine Insertionstendopathie (s. unten).

Bewegungsprüfung (Abb. 9.20 a, b):
Extension/Flexion   5 bis 10–0–145°
Pronation/Supination   80–0– 80°

Bei der Streckung des Armes ist ein Valgusstellung bis zu 5° bei Männern, bis 10° bei Frauen physiologisch (erst bei größeren Winkeln spricht man von Cubitus valgus).

9.5.2 Insertionstendopathien

Insertionstendopathien entwickeln sich am ulnaren Epikondylus (Ursprung der Flexoren: Speerwerferellenbogen, Golferellenbogen) sowie am radialen Epikondylus (Ursprung der Extensoren: Tennisellenbogen). Der Ansatzbereich ist druckschmerzhaft. Der Schmerzpunkt läßt sich meist gut lokalisieren und durch Anspannen der betroffenen Muskeln verstärken (Thomsen-Handgriff: Drückt der Untersucher die dorsalextendierte Hand des Patienten herab, verstärken sich die Schmerzen am radialen Epikondylus). Differentialdiagnostisch sind Engpaßsyndrome und Veränderungen im Bereich der Halswirbelsäule abzugrenzen.

9.6 Untersuchung der Hand

9.6.1 Untersuchungstechnik

Inspektion: Zu achten ist insbesondere auf Schwielen, Schwellungen, Glanzhaut am Handrücken, knotenförmige Verdickungen in der Hohlhand, Fehlstellungen (nach Frakturen) sowie Muskelverschmächtigungen im Bereich von Daumenballen und Kleinfingerballen.

Palpation: Ein Druckschmerz im Bereich der Sehnenscheiden weist auf deren Entzündung hin.

Bewegungsprüfung:
Dorsalextension/Volarflexion   80–0–80°
Radialabduktion/Ulnarabduktion 20–0–30°
Pronation/Supination   80–0–80°

Pauschale Funktionsprüfungen sind der Faustschluß (angegeben wird der Abstand der Fingerkuppe von der Hohlhand), der Spitzgriff und der Schlüsselgriff.

Ein exakter **Spitzgriff** (Zeigefinger und Daumen bilden ein „O") ist nur bei der ungestörten Funktion der Lumbrikalmuskeln, der Mm. interossei sowie der langen Fingerbeuger und Fingerstrecker möglich.

Eine Verdickung der Palmaraponeurose mit (beginnenden) Beugekontrakturen der Finger sind Zeichen des Morbus Dupuytren. Knötchenförmige Verdickungen im Bereich der proximalen (Bouchard-) und distalen (Heberden-) Interphalangealgelenke deuten auf degenerative Veränderungen hin (Differentialdiagnose: evt. Gichtknoten).

Funktionsprüfung der tiefen und oberflächlichen Fingerbeuger

Die Finger werden gestreckt – mit Ausnahme des zu prüfenden. Die Sehne des M. flexor digitorum superficialis ist intakt, wenn die Beugung im proximalen Interphalangealgelenk möglich ist (Abb. 9.21a).

Zur Überprüfung des M. flexor digitorum profundus werden die Finger im Grund- und Mittelgelenk in Streckstellung stabilisiert. Sehne und Muskel sind intakt, wenn eine Beugung im **Endgelenk** möglich ist (Abb. 9.21 b).

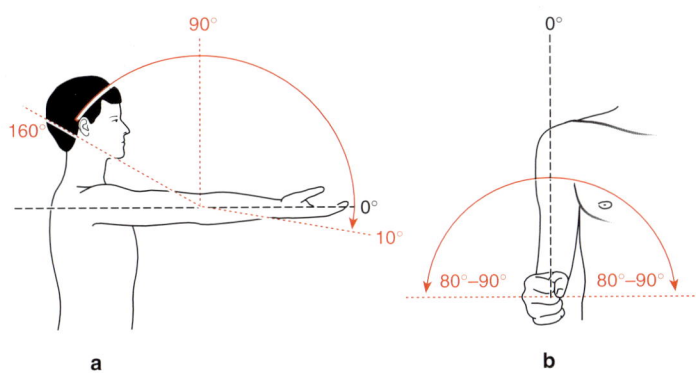

Abb. 9.20 a, b Beugen und Strecken im Ellenbogengelenk **(a)** sowie Pro- und Supination **(b)**

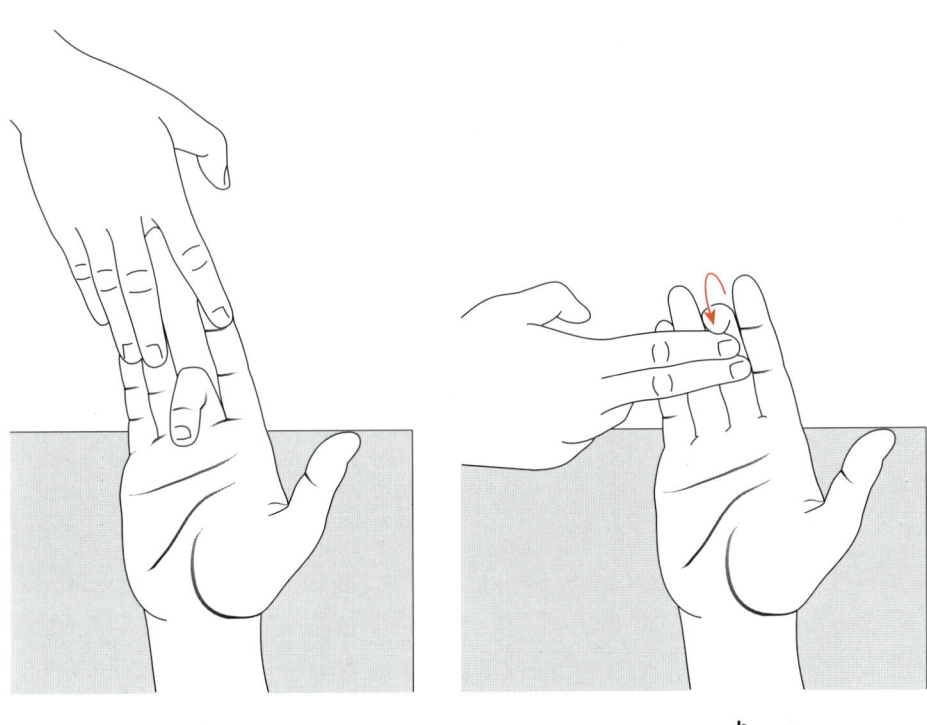

Abb. 9.21 a, b Prüfung der Funktion der **a** oberflächlichen und **b** tiefen Beugesehnen

9.6.2 Typische Fehlstellungen der Finger

• **Ulnardeviation** der Finger im Grundgelenk bei rheumatischer Arthritis.

• **Schwanenhalsdeformität**: Hyperextension im proximalen und Beugung im distalen Interphalangealgelenk, z. B. bei rheumatischer Arthritis (Abb. 9.22).

• **Knopflochdeformität**: Beugung im proximalen und Streckung im distalen Interphalangealgelenk, (Verletzung der Streckaponeurose über der Mittelphalanx) (Abb. 9.23).

• **Mallet-Finger** (Hammerfinger): Aktives Streckdefizit im Bereich der Endphalanx nach Strecksehnenausriß (Abb. 9.24).

9.7 Untersuchung der Hüfte

9.7.1 Untersuchungstechnik

Inspektion: Zu achten ist insbesondere auf das Gangbild, eine Beckenkippung und einen möglichen Beckenschiefstand (s. auch S. 139).

Palpation: Gesucht werden schmerzhafte Insertionspunkte (Muskelansatzpunkte), vor allem im Bereich des Tuber ischiadicum, des Adduktorenansatzes und Trochanter major.

Bewegungsprüfung (Normwerte):
Extension/Flexion	120–0– 5°
Abduktion/Adduktion	40–0–20°
Innenrotation/Außenrotation	30–0–40°

Die Abspreiz- und Drehbeweglichkeit wird bei gestrecktem Hüftgelenk überprüft, die Drehbeweglichkeit zusätzlich bei gebeugtem Hüftgelenk sowie in Bauchlage (Abb. 9.25 a–c, 9.26 a, b).

Thomas-Handgriff: Bei der Beugung im Hüftgelenk gleicht sich normalerweise die Lendenlordose aus, bei einem Streckdefizit (bzw. Beugekontraktur) hebt sich der Oberschenkel der Gegenseite von der Unterlage.

Nach einer **Epiphyseolysis capitis femoris** ist durch die relative Retrotorsion (Abrutschen des Kopfes nach hinten unten) die Außenrotation vermehrt – bei aufgehobener Innenrotation (Drehmannsches Zeichen: bei Bauchlage des Patienten und gebeugtem Kniegelenk zeigt der Unterschenkel durch die vermehrte Außenrotation zur gesunden Gegenseite).

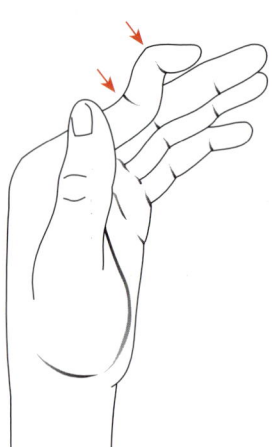

Abb. 9.22 Schwanenhalsdeformität

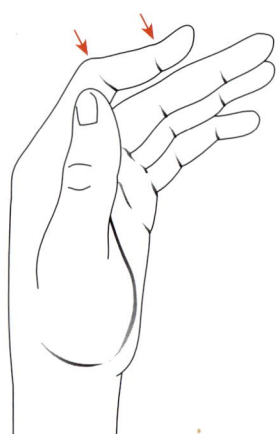

Abb. 9.23 Knopflochdeformität

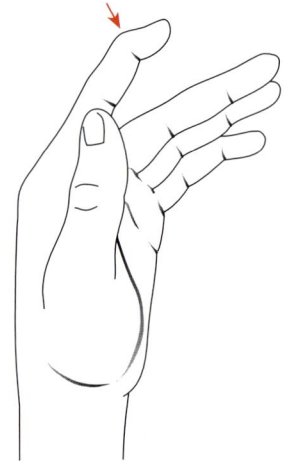

Abb. 9.24 Strecksehnenausriß am Endglied (Mallet-Finger, Hammerfinger)

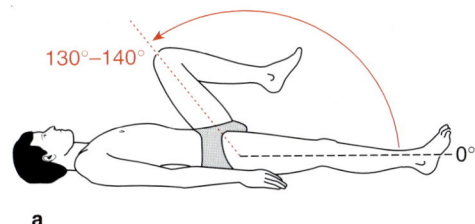

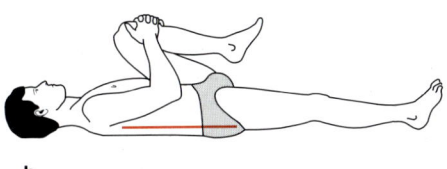

Abb. **9.25 a–c** Bewegungsprüfung im Hüftgelenk. **a** Thomas-Handgriff: Ausgleich der Lendenlordose durch Anziehen des Oberschenkels. **b** Bei einer Beugekontraktion im Hüftgelenk der Gegenseite hebt sich **c** der Oberschenkel von der Unterlage

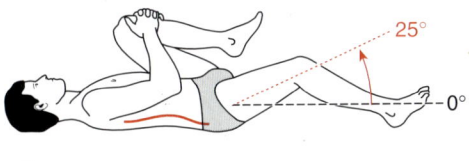

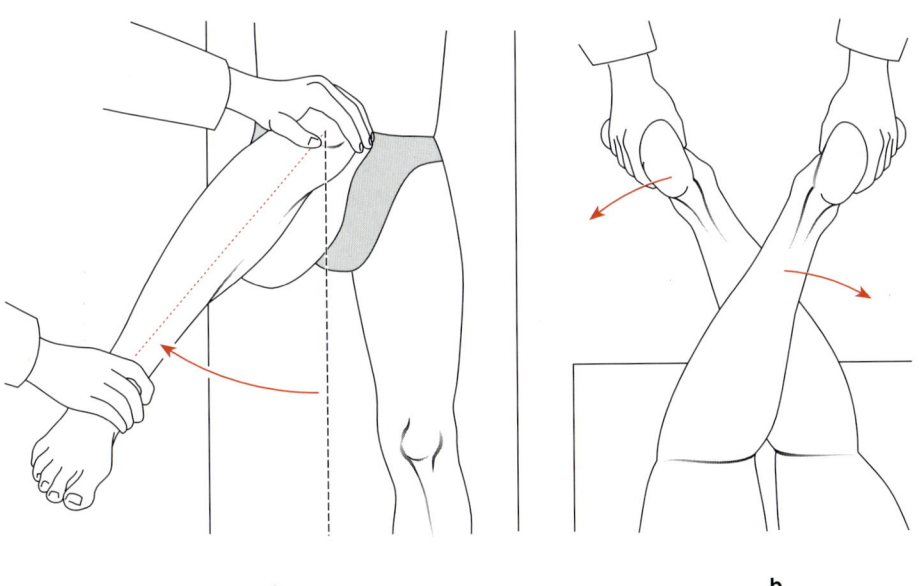

Abb. **9.26 a, b** **a** Prüfung der **Innen**rotation in Rückenlage. Der Unterschenkel wird nach **außen** gedreht. **b** Prüfung der Außenrotation (in Bauchlage). Der Unterschenkel wird nach innen gedreht (leichter meßbar)

9.7.2 Häufige Krankheitsbilder

9.7.2.1 Koxarthrose

Für degenerative Veränderungen des Hüftgelenkes (Koxarthrose) ist der **Leistenschmerz** typisch.

Schmerzen im Bereich des Trochanter major sprechen eher für eine Tendopathie, eine Bursitis oder eine schnappende Hüfte. Patienten mit einer beginnenden Koxarthrose klagen über einen „Anlaufschmerz" zu Beginn der Belastung, erst im späteren Stadium nehmen die Beschwerden mit der Belastungsdauer zu. Klagen des Patienten, er habe jetzt Schwierigkeiten, sich Strümpfe und Schuhe anzuziehen, deuten auf eine eingeschränkte Beweglichkeit der Hüfte hin. Klinisch ist die Drehbeweglichkeit frühzeitig eingeschränkt bzw. aufgehoben. Die Diagnose wird durch das Röntgenbild gesichert: bei einer ausgeprägten Koxarthrose ist der Gelenkspalt verschmälert oder aufgehoben, der Hüftkopf entrundet, das Pfannendach vermehrt sklerosiert, mit Zysten durchsetzt und mit exophytären Anbauten versehen.

9.7.2.2 Hüftdysplasie

Eine Hüftdysplasie findet man bei etwa 2 % der Neugeborenen. Die Subluxation und Luxation des Hüftgelenks tritt in der Regel erst nach der Geburt bei Säuglingen mit dysplastischer Hüfte auf. Verdachtsmomente ergeben sich aus der familiären Belastung, der Vorgeschichte (häufig Geburt in Steißlage), aus der Kombination mit anderen Mißbildungen (Klumpfuß, Schiefhals, Skoliose) sowie einer Asymmetrie der Hüftregion, z. B. der Asymmetrie der Gesäßfalte (**Cave!** doppelseitige Hüftluxation), Trochanterhochstand, Unterschied der Beinlänge.

Untersuchungsbefunde:
Die Abspreizung im Hüftgelenk von weniger als 60° bei gleichzeitiger Beugung von 90° weist häufig auf eine Veränderung im Hüftgelenk im Sinne einer Dysplasie oder Luxation hin (bei einer spastischen Lähmung kann allerdings eine ähnliche Einschränkung der Beweglichkeit entstehen!).

Schnapp-Phänomen nach *Ortolani*: Das Phänomen ist während der ersten zehn Lebenstage auslösbar. Bei Rückenlage des Kindes wird das eine Bein im Hüftgelenk stark gebeugt und das Becken damit fixiert. Die andere Hand faßt Knie und Oberschenkel der zu untersuchenden Seite, so daß die Finger auf dem Trochanter liegen, der Daumen unterhalb der Inguinalfalte. Durch Daumendruck und axialen Druck versucht man nun, das Gelenk über den hinteren Rand zu luxieren und wieder durch Abduktion zu reponieren (Abb. 9.27). Springt der Kopf über den hinteren Pfannenrand, fühlt und hört man einen deutlichen Klick, das Ortolani-Phänomen ist positiv.

Eine vorhandene Luxationsbereitschaft der Säuglingshüfte ist durchaus typisch für die ersten Lebenstage, evtl. auch -wochen.

Zur Früherkennung der Hüftdysplasie und -luxation werden heute standardisierte **Sonographieuntersuchungen** durchgeführt.

Röntgenbilder sind erst ab dem 3. Lebensmonat sinnvoll. (Beim Erwachsenen ist die Hüftdysplasie meist mit einer Coxa valga verbunden. Die Glutealmuskulatur wird vermehrt für die Stabilisierung des Beckens beansprucht und ist frühzeitig überfordert: Beim Einbeinstand sinkt das Becken zur gesunden Seite ab (positiver Trendelenburg-Test, s. auch S. 137), eine Luxation führt zum „watschelnden" Gangbild.

9.8 Untersuchung des Kniegelenkes

Das Kniegelenk ist ein modifiziertes Scharniergelenk (Drehwinkelgelenk), das durch seine Seiten- und Kreuzbänder, Gelenkkapsel und Muskulatur in jeder Beugestellung stabilisiert wird.

9.8.1 Untersuchungstechnik

Inspektion: Schwellung? Erguß? Ganglion (Baker-Zyste)? Muskelrelief? (Atrophie des M. vastus medialis).

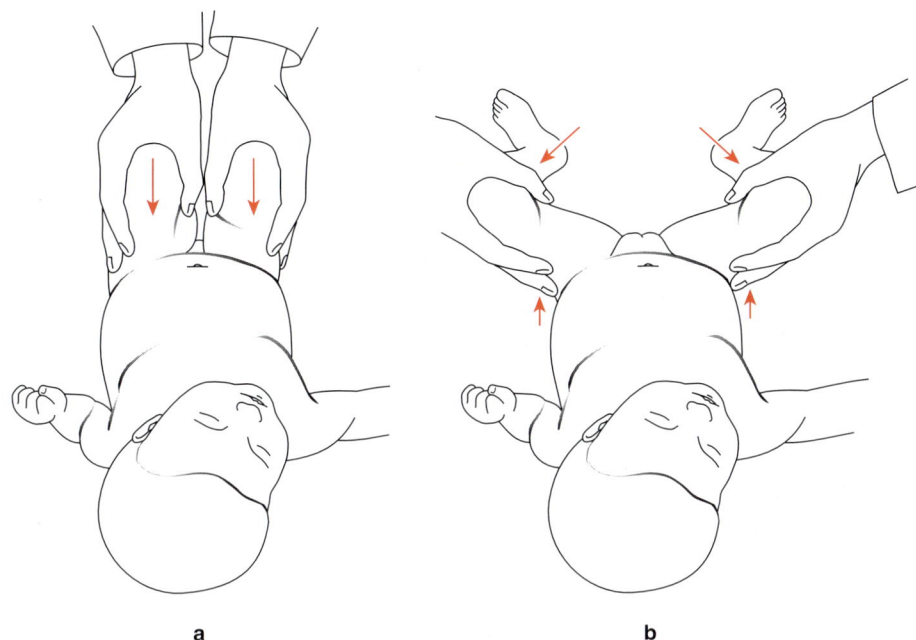

a   b

Abb. 9.27 a, b Prüfung des Ortolani-Klicks bei Gelenkinstabilität. **a** Abdrängen des Hüftkopfes an den dorsalen Pfannenrand, **b** Zurückspringen des Hüftkopfes ins Pfannenzentrum beim Abspreizen

Palpation:
- Tanzende Patella?
- Resistenz in der Kniekehle? (Baker-Zyste)
- Meniskusganglion? (meist lateral)
- Delle im Bereich des Streckapparates? (Riß der Quadrizepssehne)
- Retropatellarer Kompressionsschmerz?
- Druckschmerz im Bereich der Tuberositas tibiae? (Morbus Osgood-Schlatter)
- Insertionstendopathien? (oberer/unterer Patellapol)
- Bursitis?

Bewegungsprüfung:
Flexion/Extension   140–0–5°

Streckdefizit bei Seitenbandverletzungen (Einklemmung, Gleitbahn der Patella?) (Abb. 9.28).

Funktionstests:
Seitenband: Aufklappbarkeit?
Kreuzbänder: vordere/hintere Schublade (< 5 mm), Lachmann-Test, Pivot-Shift.

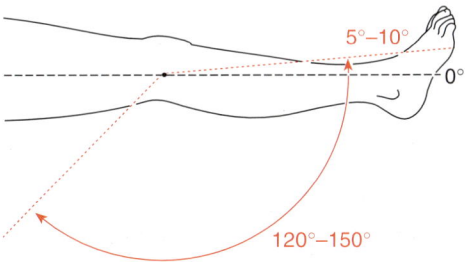

Abb. 9.28 Flexion/Extension des Kniegelenkes

Durch äußeren Zug (Bandapparat) oder Druck (Meniskus) werden Schmerzen der verletzten Struktur provoziert. Sind Bänder überdehnt oder rupturiert, bestehen Instabilitäten, die durch entsprechende Belastung erkennbar sind.

Eine **Seitenbandruptur** läßt sich z. B. durch Varus- bzw. Valgusstreß (s. Abb. 9.33) des Kniegelenkes in Streckung und geringer Beugung (die dorsale Kapsel ist jetzt entspannt und trägt nicht zur Stabilisierung bei) nachweisen.

9.8.1.1 Meniskusverletzungen

Zeichen für eine Meniskusverletzung sind der lokale Druckschmerz über dem entsprechenden Gelenkspalt, Überstreckschmerz, Kompressionsschmerz (Schmerzen im medialen Kniebereich bei Varusstreß, wenn der mediale Meniskus verletzt ist – Schmerzen im lateralen Bereich bei Varusstreß sprechen für eine Außenbandverletzung: Dehnungsschmerz). Typisch für eine Meniskusverletzung sind Einklemmungserscheinungen in der Anamnese sowie ein Streckdefizit (ein solcher kann allerdings auch bei Bandverletzungen auftreten).

Spezielle Meniskuszeichen

- **Steinmann I**:
Bei gebeugtem Kniegelenk und entspannter Muskulatur wird der Fuß plötzlich kräftig außenrotiert. Ein stechender Schmerz in der Gegend des medialen Gelenkspaltes spricht für eine Läsion des Innenmeniskus (Abb. 9.29 a).

- **Steinmann II**:
Ein in Streckstellung über dem vorderen Gelenkspalt nachweisbarer schmerzhafter Druckpunkt wandert bei zunehmender Beugung nach dorsal.

- **Böhler-Zeichen**:
Bei einer Läsion des Innenmeniskus wird durch Adduktion des Unterschenkels ein Schmerz im Bereich des medialen Gelenkspaltes ausgelöst.

- **Payr-Zeichen**:
Im sogenannten „Türkensitz" werden bei einer Läsion im Hinterhorn des medialen Meniskus Schmerzen ausgelöst (Druck auf die Knie nach unten).

- **Apley-Test**
Bauchlagerung des Patienten, das Knie wird gebeugt. Schmerzen und Schnappen im Kniegelenk bei der Rotation des Fußes unter Druck sprechen für eine Meniskusläsion (Abb. 9.29 b).

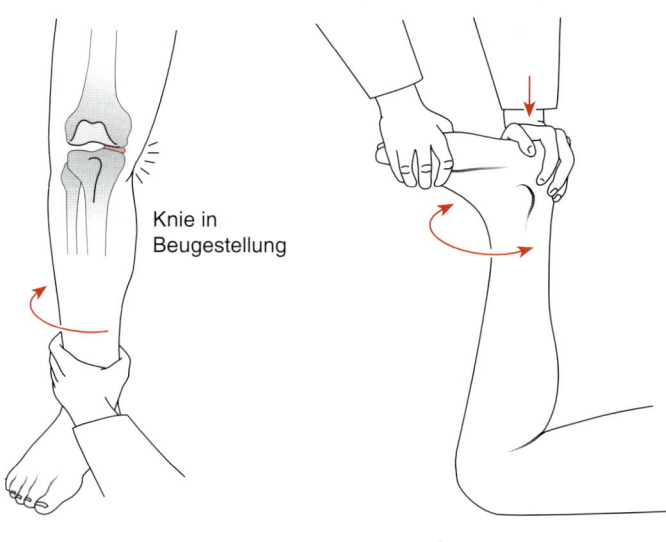

Knie in
Beugestellung

a

b

Abb. 9.29 a, b Meniskuszeichen. **a** Steinmann I (Kniegelenk leicht gebeugt), **b** Apley-Test

9.8.1.2 Bandverletzungen

Bei einer **Ruptur des Kreuzbandes** kann der Unterschenkel gegen den Oberschenkel – bei rechtwinklig gebeugtem Knie – nach vorn gezogen werden (positive vordere Schublade, Abb. 9.30).

Die Stabilisierung des Knies durch Muskelanspannungen kann teilweise ausgeschaltet werden, wenn die Schubladenbewegung bei 20° Beugung im Kniegelenk geprüft wird (**Lachmann-Test**) (Abb. 9.31 a, b).

Bei einer **Ruptur des hinteren Kreuzbandes** ist eine hintere Schublade auslösbar. Die Tests sind in Außen- und Innenrotationsstellung des Knies zu wiederholen: Die Außenrotation führt zu einer Anspannung des posterior-medialen Anteils der Gelenkkapsel, die Schubladenbewegung sollte reduziert sein – anderenfalls ist der hintere Kapselanteil zerrissen. Um tatsächliche Dehnungen und Rupturen von angeborenen Bandlaxitäten zu unterscheiden, muß die gesunde Gegenseite entsprechend untersucht werden.

Weiteres Zeichen für eine Kreuzbandläsion: **Pivot-Shift** (Sicherung der Diagnose durch Kernspintomographie bzw. Arthroskopie):

Das gestreckt entspannte Bein wird am innenrotierten Fuß angehoben, valgisiert und gebeugt. Die in der Anfangsphase lateral nach vorne luxierende Tibia reponiert sich bei zunehmender Beugung ruckartig (Abb. 9.32).

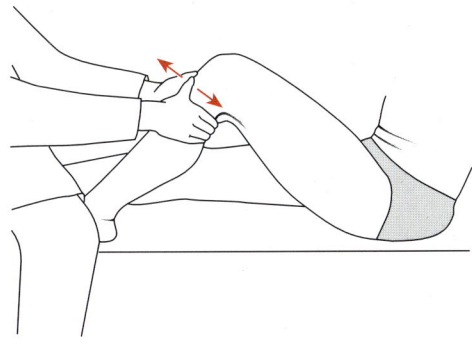

Abb. 9.30 Überprüfung des vorderen Kreuzbandes

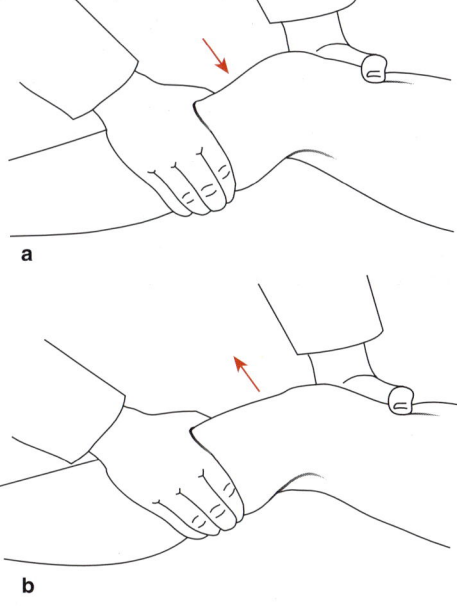

a

b

Abb. 9.31 Lachmann-Test (Überprüfung des vorderen Kreuzbandes)

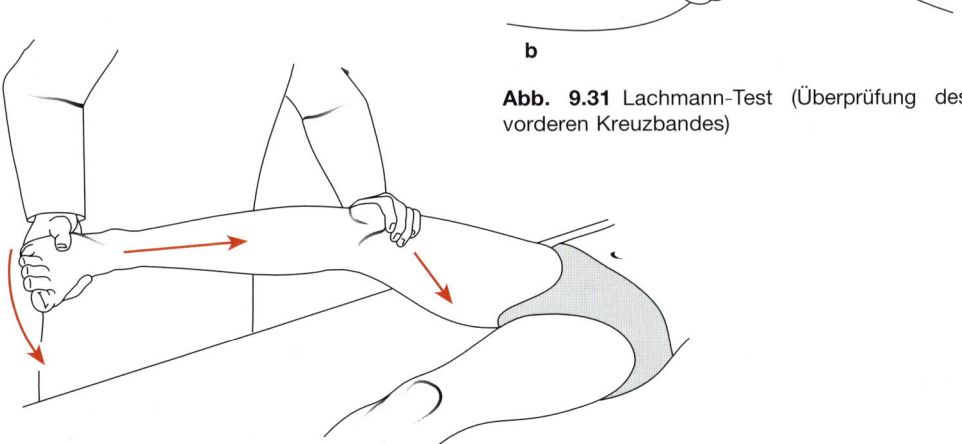

Abb. 9.32 Pivot-Shift (Ausführung s. Text)

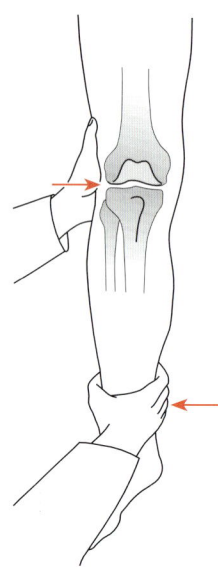

Abb. 9.33 Valgusstreß zur Überprüfung der Stabilität des Innenbandes

Ist das Innenband gerissen, läßt sich der leicht gebeugte Unterschenkel gegen den Oberschenkel nach außen aufklappen (Valgusstreß; Abb. 9.33).

Bei Ruptur der hinteren Kniegelenkkapsel ist der Test auch bei gestrecktem Kniegelenk positiv. Der Befund läßt sich im Röntgenbild dokumentieren.

Bei einer Ruptur des lateralen Seitenbandes läßt sich der äußere Gelenkspalt durch einen entsprechenden Varusstreß erweitern.

9.9 Untersuchung des Fußes

9.9.1 Untersuchungstechnik

Inspektion:
Gangbild
Fußform (Klumpfuß, Sichelfuß, Senkfuß, Spreizfuß, Plattfuß, Knickfuß, Hohlfuß, Zehendeformität)
Beurteilung des Längs- und Quergewölbes bei Be- und Entlastung
Eingewachsene Nägel?
Fußsohle: Beschwielung? Ulzerationen? Rötung und Schuppung?
Durchblutung?
Schwellung und Rötung der Großzehe?

Palpation:
A. tibialis posterior, A. dorsalis pedis? Druckschmerz im Bereich der Ferse, der Achillessehne, der Plantaraponeurose, der Seitenbänder?

Bewegungsprüfung: Beweglichkeit im oberen und unteren Sprunggelenk und in den Zehengelenken (Hallux rigidus?)

Funktionstests: Bandinstabilität des oberen Sprunggelenks, vordere Schublade? Aufklappbarkeit?

„Kneiftest": Der Patient liegt entspannt auf dem Bauch, die Füße hängen frei. Bei der Ruptur der Achillessehne führt ein Zusammenpressen der Wadenmuskulatur nicht zu einer Plantarflexion des Fußes.

Am **stehenden Patienten** beurteilt man die Ausrichtung des Vor- und Rückfußes, den Zustand des Längs- und Quergewölbes bei Be- und Entlastung sowie die Form der Zehen.

Am **sitzenden Patienten** werden Rötungen, Hühneraugen (Clavi) sowie plantare Kallusbildungen beschrieben. Die Schuhe des Patienten sind auf Verformungen und ein unregelmäßiges Abtragen der Sohle zu untersuchen.

Anschließend werden die **Beweglichkeit im oberen und unteren Sprunggelenk** sowie die **Bandstabilität** (Aufklappversuch, Schubladenbewegung) überprüft. Bei einer Überdehnung oder Ruptur des Lig. fibulotalare anterius läßt sich der Rückfuß gegen den Unterschenkel nach vorne schieben (vordere Schublade).

Bei einer Ruptur des Lig. fibulocalcaneare kann der Fuß nach medial aufgeklappt werden. Die Instabilität läßt sich durch eine gehaltene Röntgenaufnahme dokumentieren.

Die **Achillessehne** ist auf Druckschmerz und evtl. Krepitation zu untersuchen. Zwischen Sehne und Kalkaneus kann sich ein schmerzhafter Schleimbeutel entwickeln, besonders bei knöchernen Vorwölbungen am Fersenbein (Haglund-Exostose).

Die **Beschwielung des Fußes** gibt Aufschluß über die Lastenverteilung. **Schmerzen** im Bereich der Sohle können durch einen Fersensporn oder eine Neurombildung zwischen den Köpfchen der Ossa metatarsalia III und IV (Mortonsche Neuralgie; Kompressionsschmerz ist charakteristisch) hervorgerufen werden.

9.9.2 Häufige Deformitäten

• Bei der dorsalen Betrachtung steht die **Achse des Fersenbeins** senkrecht oder in Valgusstellung bis 6°. Eine Valgusstellung über 6° nennt man **Pes valgus** (Knickfuß), eine Varusstellung unter 0° **Pes varus** (Klumpfuß).

• Bei einem unauffälligen Fuß bleibt die **Längswölbung** bei Belastung in etwa bestehen, wobei die Kompression der Weichteile eine Abflachung (besonders bei Kindern) vortäuschen kann.

Sinkt die Längswölbung bei Belastung stark ab, spricht man von einem **Senkfuß**. Bei einem **Plattfuß** fehlt ein Längsgewölbe auch bei Entlastung. Beim **Hohlfuß** (Pes cavus) ist das Längsgewölbe erhöht.

• Bei einer Abflachung des **Quergewölbes** mit vermehrter Belastung der Metatarsalköpfchen II bis IV – erkennbar an einer vermehrten Verschwielung – spricht man von einem **Spreizfuß**.

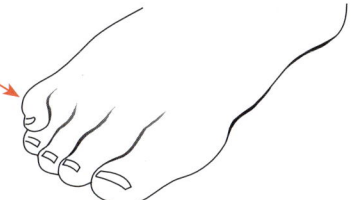

Abb. 9.34 Digitus quintus varus superductus

> Die einzelnen Fußformen geben einen **typischen Sohlenabdruck** beim sogenannten Podogramm.
> Die Absenkung des Längsgewölbes kann durch Röntgenaufnahme des Fußes unter Belastung objektiviert werden.

• Eine Abweichung der Großzehenachse nach lateral kennzeichnet den **Hallux valgus**, ein Abweichen der Kleinzehenachse nach medial den **Digitus quintus varus**. Ist die Kleinzehe über die 4. Zehe geschlagen, spricht man vom **Digitus quintus varus superductus** (Abb. 9.34).

• Häufige **Zehendeformitäten** sind: **Hallux valgus**, **Krallenzehe** (Überstreckung im Zehengrundgelenk mit Subluxation oder Luxation, Beugung im proximalen und distalen Interphalangealgelenk) und **Hammerzehe** (Überstreckung im Zehengrundgelenk und -endgelenk, Beugung im Mittelgelenk – oder Beugekontraktur im Endgelenk) (Abb. 9.35).

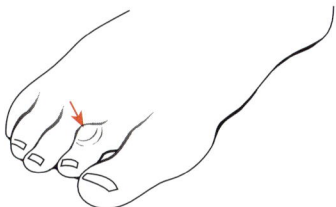

Abb. 9.35 Hammerzehe (Beugung der Zehe im proximalen Interphalangealgelenk. Häufig Hornhautschwiele über dem vorstehenden Interphalangealgelenk durch Schuhdruck)

Der sogenannte **Krallen-Hohlfuß** ist Zeichen einer neurologischen Störung (gestörtes Innervationsgleichgewicht, insbesondere im Bereich der kleinen Fußmuskeln).

• Der **kindliche Klumpfuß** ist gekennzeichnet durch eine Varusstellung des Rückfußes und eine Adduktion des Vorfußes. Ferner liegt eine Verkürzung der Achillessehne vor (Spitzfußstellung) (Abb. 9.36).

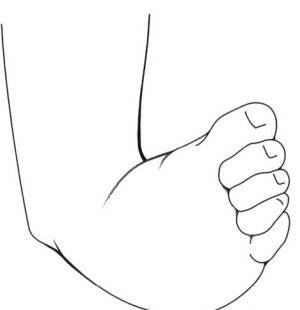

Abb. 9.36 Klumpfuß (Pes equinovarus adductus) Varusstellung der Ferse, Supination und Adduktion des Vorfußes, evtl. Spitzfuß)

9.10 Untersuchung des verletzten Patienten

(Verletzungen im Bereich des Bewegungsapparates)

Anamnese

Zu erfragen ist, wie und wodurch der Unfall entstand. Bei Stich- und Schußverletzungen gibt die Verletzungsrichtung Auskunft über eine mögliche Schädigung tiefer gelegener Strukturen (Sehnen, Nerven, Gefäße). Bei der Befragung des Patienten muß stets auch nach dem Tetanus-Impfschutz gefragt werden.

Inspektion

Fehlstellungen müssen beschrieben werden. Bei offenen Verletzungen sind Lage, Form und Länge der Wunde anzugeben, ebenso das Ausmaß der Verschmutzung. Bestehen Schwellungen, Rötungen, Blasenbildungen?

In der Peripherie der verletzten Extremität sind Motorik (Finger bzw. Zehen bewegen lassen), Durchblutung (Farbe der Haut, Temperatur, Arterienpulse) und Sensibilität (Nadelstiche bzw. Berühren der Fingerkuppe oder des Fußes mit einer aufgebogenen Heftklammer) zu überprüfen.

Untersuchung des Bewegungspparates

Die Gelenke werden vorsichtig passiv durchbewegt. Beim Verdacht auf Bandverletzungen wird die Stabilität durch Aufklappbewegungen (Seitenbandapparat am Kniegelenk, am Daumengrundgelenk, am oberen Sprunggelenk) bzw. sogenannte Schubladenbewegungen (Überprüfung der Kreuzbänder am Kniegelenk, Überprüfung des Ligamentum fibulotalare anterius am oberen Sprunggelenk) überprüft.

Der Verletzte kann durch muskuläre Anspannung das Untersuchungsergebnis verfälschen, so daß die Untersuchung eventuell nach einigen Tagen bzw. unter Narkose oder Regionalanästhesie wiederholt werden muß.

9.10.1 Frakturen (Knochenbrüche)

Sichere Zeichen einer Fraktur sind: Fehlstellung, abnorme Beweglichkeit und Krepitation (Knochenreiben, wenn die Bruchenden gegeneinander bewegt werden).

Grobe Achsenfehlstellungen sollten möglichst sofort unter Zug- und Gegenzug reponiert werden, um Folgeschäden durch Nerven und Gefäßüberdehnung oder Gefäßabquetschungen zu vermeiden. Vor und nach der Reposition müssen der periphere Puls und neurologische Auffälligkeiten (Beweglichkeit der Finger, Zehen, Sensibilität) dokumentiert werden.

Offene Frakturen werden unterteilt in:

1. Grad: Der Knochen hat die Haut von innen nach außen durchspießt.

2. Grad: Die Weichteildurchtrennung ist von außen nach innen erfolgt.

3. Grad: Hier liegen zusätzliche Schäden tiefer Weichteilstrukturen (Muskeln, Gefäße, Nerven) vor.

(Bei neueren Klassifikationen werden die Weichteilschäden stärker berücksichtigt.)

9.10.2 Luxationen (Verrenkungen)

Klinisch auffallend ist auch hier die Fehlstellung und Deformierung im Bereich des betroffenen Gelenkes. Die Beweglichkeit ist aufgehoben, das Gelenk setzt jedem Bewegungsversuch einen federnden Widerstand entgegen.

Auch bei dieser Verletzung muß eine umgehende Reposition angestrebt werden, um Folgeschäden zu vermeiden (Gefahr der Hüftkopfnekrose bei Luxation des Hüfgelenkes).

9.10.3 Stichverletzungen im Bereich der Hand

Hier ist besonders sorgfältig eine Verletzung der sensiblen Fingernerven auszuschließen. Mit einer Nadel oder einer aufgebogenen Heftklammer werden die jeweiligen Versorgungsareale abgetastet.

Bei Stichverletzungen im Bereich der Hohlhand muß die Funktion der tiefen und der oberflächlichen Beugesehne überprüft werden (s. auch Abschnitt 9.6.1).

10 Nervensystem

(H.-P. Vogel)

10.1 Störungsformen und ihre topische Zuordnung

Das Nervensystem hat zwei Möglichkeiten, auf Schädigungen zu reagieren, nämlich mit Reiz- oder Ausfallserscheinungen. Diese Reiz- oder Ausfallserscheinungen können verschiedene Systeme betreffen, wie vereinfacht Tab. 10.1 zeigt.

Motorische Reizerscheinungen treten fast nur episodisch auf (z. B. epileptische Anfälle) und müssen daher meist anamnestisch erfragt werden. Ähnliches gilt wegen des subjektiven Charakters für die sensiblen Reizerscheinungen.

Worin die Reiz- oder Ausfallserscheinung besteht, hängt allein vom **Ort der Schädigung** ab, nicht von der Art der Schädigung. Daraus folgt, daß das Ergebnis der neurologischen Untersuchung im Hinblick auf die **Art** der Schädigung unspezifisch ist. So kann eine Lähmung (motorische Ausfallserscheinung) sowohl durch eine Blutung, einen Tumor, eine Ischämie oder eine Entzündung bedingt sein. Die anamnestisch zu erhebende **Verlaufsdynamik** der Störung gibt aber Hinweise auf die Ursache (z. B. langsam progredienter Verlauf: Tumor; abrupter Beginn: vaskuläre Läsion).

Die **Zusatzuntersuchungen** werden eingesetzt, um ätiologische Sicherheit zu bekommen (so kann die kraniale Computertomographie einen Tumor oder ein durch die Lumbalpunktion gewonnener Liquor Entzündungszeichen zeigen).

Die neurologische Untersuchung führt zu einer topischen Diagnose, aber nicht zu einer Artdiagnose der Schädigung.

Die topische Diagnose kann häufig sehr exakt sein. Man unterscheidet **vertikale** und **horizontale Zeichen**. Großhirn, Hirnstamm und Rückenmark werden von sog. „langen Bahnen" durchzogen. Untersuchungsergebnisse, die auf die Schädigung einer solchen Bahn hinweisen, geben einen lokalisatorischen Hinweis auf eine Schädigung irgendwo im Verlauf dieses Bahnsystems (**vertikales Zeichen**).

Beispiel: Bei einem Patienten mit einer rechtsseitigen Lähmung, rechtsseitig gesteigerten Muskeleigenreflexen und einem rechtsseitig positiven Babinski-Zeichen ist von einer zentralen Lähmung (s. S. 182 f.) auszugehen. Die Schädigung liegt im linken motorischen Kortex, der linken inneren Kapsel, dem linken Hirnstamm oder in rechtsseitigen Anteilen des Rückenmarks entsprechend dem Verlauf des Tractus corti-

Tab. 10.1 Reiz- oder Ausfallserscheinungen des geschädigten Nervensystems

System	Ausfallserscheinung	Reizerscheinung
Motorik	Lähmung	Muskelkrampf
Sensibilität	Sensibilitätsminderung	Parästhesie Schmerz
Vegetativum	Anhidrosis enge Pupille (Miosis)	Hyperhidrosis weite Pupille (Mydriasis)
	Lähmung von glatter Muskulatur (insbesondere Blase und After, Sexualorgane)	Verkrampfung von glatter Muskulatur

cospinalis vom Großhirn zum Rückenmark. (Die Annahme einer Rückenmarksschädigung ist allerdings nur möglich, wenn die Lähmung das Gesicht ausspart!)

Die klinisch wichtigsten „langen Bahnen" sind:

• Tractus spinobulbaris und bulbothalamicus (**Hinterstrangsystem**): Schädigungen führen (vereinfacht) zu Störungen des Vibrationsempfindens und des Lagesinns.

Dieses aszendierende System verläuft im Rückenmark ipsilateral und kreuzt erst im Lemniscus lateralis (Hirnstamm) zur anderen Seite, d. h. kontralateral zur sensibel versorgten Körperhälfte.

• **Tractus spinothalamicus**: Schädigungen führen zu Störungen der Schmerz- und Temperaturempfindung. Dieses aszendierende System kreuzt bereits in Segmenthöhe und verläuft dann im Rückenmark, Hirnstamm und Großhirn kontralateral zur sensibel versorgten Körperhälfte.

• **Deszendierende motorische Bahnen** (in erster Linie Tractus corticospinalis oder Pyramidenbahn): Schädigungen führen zu Lähmungen vom zentralen Typ. Der größte Teil der Pyramidenbahn kreuzt in der Medulla oblongata (Decussatio pyramidum) zur kontralateralen Seite.

• **(Absteigende) zentrale Sympathikusbahn**: Schädigungen führen zum Horner-Syndrom (s. S. 190) und zu einer einseitigen Herabsetzung der Schweißsekretion. Die Bahn kommt aus dem Hypothalamus und läuft durch den Hirnstamm, ohne auf die andere Seite zu kreuzen, zu den sympathischen Ursprungszellen ins Seitenhorn des Rückenmarks (in der Medulla oblongata liegt die Bahn dorsolateral).

Horizontale Zeichen markieren die Höhe, in der das Nervensystem geschädigt ist (z. B. Sprachstörungen als Großhirnzeichen, Augenbewegungsstörungen als Hirnstammzeichen, segmentale Störungen als höhenlokalisierende Zeichen im Spinalkanal).

Beispiel: Eine leichte Lähmung des M. deltoideus und des M. biceps brachii in Kombination mit einer streifenförmigen Sensibilitätsminderung im Bereich des radialen Unterarmes und Daumens weist auf eine motorische und sensible Störung im 6. Zervikalsegment hin.

Die Kombination von horizontalen und vertikalen Zeichen führt (häufig) zu einer exakten topischen Diagnose.

Drei (auch praktisch wichtige) Beispiele:

Beispiel 1: Die Lähmung des rechten Beines vom zentralen Typ (vertikales Zeichen) in Kombination mit einer schlaffen Lähmung des rechten Musculus biceps und einer Sensibilitätsminderung am rechten radialen Unterarm und Daumen (horizontales Zeichen) führt zur Diagnose einer rückenmarksnahen Schädigung in Höhe C_6. Sowohl eine Schädigung im Rückenmark als auch eine kompressive Läsion von außen (Tumor oder Bandscheibenvorfall) wäre denkbar (s. S. 177 und S. 182; Abb. 10.1).

Beispiel 2: Die Lähmung des rechten Beines vom zentralen Typ (vertikales Zeichen) in Kombination mit psychischen Veränderungen und Sprachstörungen (horizontales Zeichen) führt zur Diagnose einer Schädigung des linken Stirnhirns (s. S. 165; Abb. 10.2).

Beispiel 3: Schluck-, Artikulations- und Phonationsstörungen (Schädigung des IX. und X. Hirnnervs links; horizontales Zeichen) in Kombination mit einer Pupillen- und Lidspaltenverengung links (Horner-Syndrom, Schädigung der absteigenden Sympathikusbahn; vertikales Zeichen) und einer Störung der Schmerz- und Temperaturempfindung im rechten Bein (sog. dissoziierte Empfindungsstörung; Tractus spinothalamicus; vertikales Zeichen) führen zur Diagnose einer Läsion in der dorsolateralen Medulla oblongata (Wallenberg-Syndrom, Beispiel des häufigsten Hirnstamminfarktes).

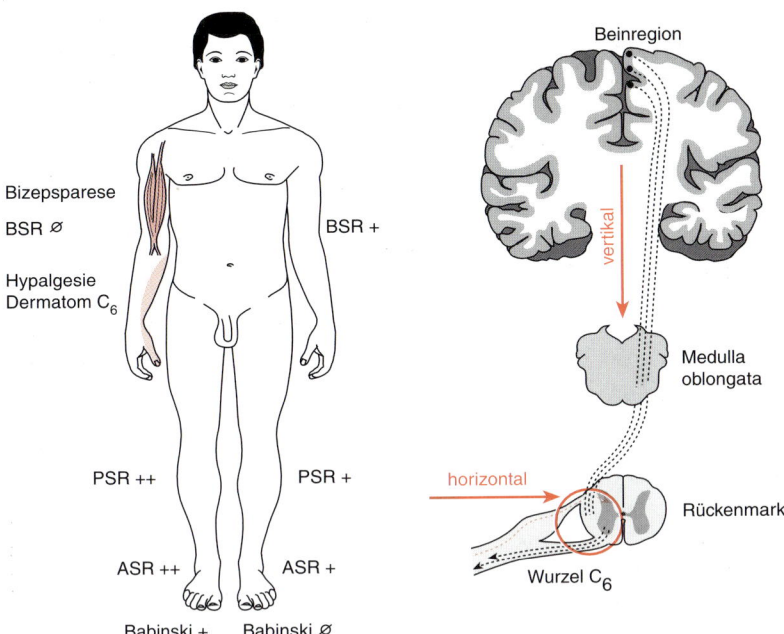

Abb. 10.1 Beispielhafte Darstellung dafür, wie eine Konstellation aus sog. horizontalen und vertikalen Symptomen zur Diagnose einer rechtsseitigen zervikalmarknahen Schädigung führt

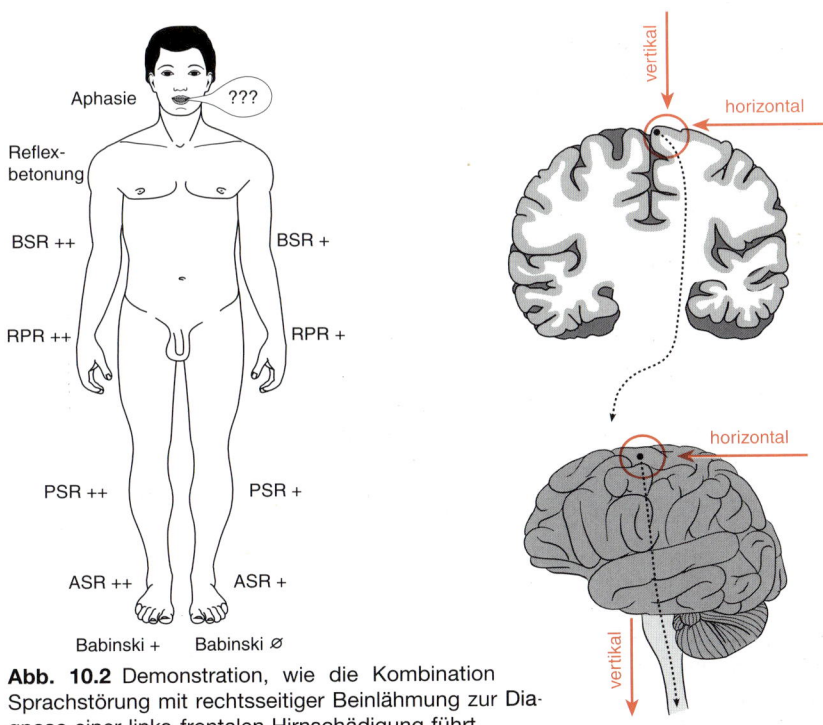

Abb. 10.2 Demonstration, wie die Kombination Sprachstörung mit rechtsseitiger Beinlähmung zur Diagnose einer links-frontalen Hirnschädigung führt

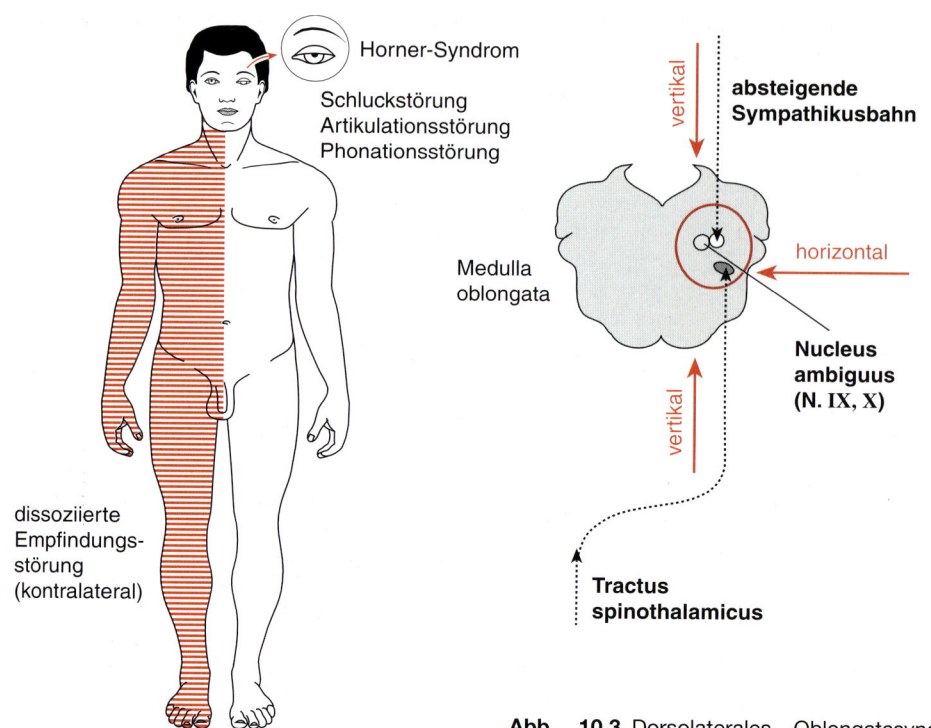

Horner-Syndrom

Schluckstörung
Artikulationsstörung
Phonationsstörung

dissoziierte
Empfindungs-
störung
(kontralateral)

vertikal

absteigende
Sympathikusbahn

Medulla
oblongata

horizontal

Nucleus
ambiguus
(N. IX, X)

vertikal

Tractus
spinothalamicus

Abb.   10.3 Dorsolaterales   Oblongatasyndrom (Wallenberg-Syndrom)

10.2 Aufbau der neurologischen Untersuchung

Die neurologische Untersuchung sollte möglichst gründlich und komplett durchgeführt werden. Es ist riskant, nur „problemorientiert" zu untersuchen. Eine komplette neurologische Untersuchung kann bis zu einer Stunde dauern. Die **Anamnese** entscheidet, welche Bereiche besonders gründlich zu untersuchen sind und in welchen Bereichen eine kursorische Untersuchung ausreicht.

Die Untersuchung nach einem **festgelegten Untersuchungsgang** ist – insbesondere für Anfänger – nahezu zwingend.

Untersuchungsablauf
• Orientierender physischer Befund
• Neuropsychologische Untersuchung (Schrift- und Lautsprache)
• Untersuchung der Hirnnerven
• Untersuchung des motorischen Systems

• Untersuchung der Sensibilität
• Untersuchung des vegetativen Systems

Je nach Fragestellung muß sich eine detaillierte Untersuchung auch des peripheren Nervensystems anschließen sowie die Frage nach der mechanischen Auslösbarkeit von Schmerzen, ggf. auch eine detaillierte Untersuchung des Herzens und der hirnzuführenden Arterien, um mögliche Ursachen für zerebrale Durchblutungsstörungen zu erkennen.

10.3 Psychischer Befund

Die neurologische Untersuchung beginnt prinzipiell mit der (zumindest orientierenden) Erfassung des psychischen Befundes, wobei das Anamnesegespräch bereits wesentliche Eindrücke vermittelt. Rückschlüsse auf die Seele eines anderen Menschen – was immer man unter „Seele" auch verstehen mag – bekommt man prinzipiell aus zwei Quellen:

– Bericht des anderen über sein Erleben
– Verhaltensbeobachtung.

Vom **inneren Erleben des Patienten** (seinen Gefühlen, Gedanken, Einstellungen) erhält man Kenntnis, indem der Patient davon berichtet. Man ist also auf die Kooperation des Patienten angewiesen. Wenn der Patient kein Vertrauen zum Untersucher hat (was am Untersucher bzw. der Untersuchungssituation liegen kann oder auch krankheitsbedingt, z. B. im Rahmen paranoider Psychosen, vorkommen kann), so müssen diesbezügliche Fragen offen bleiben. Man sollte den Patienten nach Stimmung, Antrieb und Ängsten befragen. Bei psychiatrischen Patienten im engeren Sinne des Wortes muß aber auch nach möglichen Ichstörungen (z. B. Gedankenentzug), inhaltlichen Denkstörungen (überwertige Ideen, Wahn) und nach Störungen der Wahrnehmung (illusionäre Verkennung, Halluzination) geforscht werden (s. S. 165).

Bei der **Verhaltensbeobachtung** sollte man insbesondere auf folgende Zeichen achten:
• **Mimik** und **Gestik, Weinen** und **Lachen** sind als Indikatoren für Stimmung, Antrieb und eine eventuell vorhandene Ängstlichkeit. Auch die Reaktion dieser beobachtbaren Parameter auf bestimmte Gedankeninhalte (traurige, fröhliche oder ängstigende Informationen) sollte registriert werden (Affektivität).

Affektinkontinenz ist ein häufiges Symptom des Altersabbaues; so kommen dem Patienten die Tränen leichter als früher und zwar bei Anlässen, die ihm selbst im Grunde gar nicht der Tränen wert sind. Er ist nicht in der Lage, willentlich die Tränen zurückzuhalten.
• **Zeichen innerer Unruhe** (nicht stillsitzen können, Händereiben, Zittrigkeit).
• **Hinweise auf mögliches Halluzinieren** (plötzliches, nicht ohne weiteres verständliches Innehalten im Gespräch, reden mit imaginären Gesprächspartnern, Handlungen mit für den Untersucher nicht erkennbaren Gegenständen).

Beide Komponenten (Bericht über inneres Erleben und Verhaltensbeobachtung) ergeben komplementäre Informationen. Auf Diskrepanzen (z. B. Bericht über furchtbare

Schmerzen oder Traurigkeit bei lächelndem Gesicht) ist besonders zu achten.

Der komplette psychopathologische Befund beinhaltet Aussagen zu folgenden Bereichen:
Wachheit
Orientierung und Gedächtnis
Konzentrationsfähigkeit,
Denken (formal und inhaltlich)
Intelligenz
Stimmung, Antrieb, Affektivität
Wahrnehmung

10.3.1 Wachheit

Schwere Störungen der Wachheit führen in das Problem der Beurteilung von Bewußtseinsgestörten (s. Kap. 10.9). Eine leicht herabgesetzte Wachheit im Sinne einer abnormen Müdigkeit oder Somnolenz zeigt sich durch häufiges Gähnen sowie die Tendenz, im Gespräch oder bei der Untersuchung einzuschlafen. In diesem Zusammenhang ist in erster Linie an eine Intoxikation mit sedierenden Medikamenten, auch Alkohol, zu denken. Gelegentlich hilft hier die Beachtung des Geruchs der Atemluft weiter.

Ein Patient kann aber auch „überwach" sein. Dies zeigt sich durch Hektik, Unruhe sowie häufig auch durch vermehrte Ablenkbarkeit und Gereiztheit. Hier muß ebenfalls an eine Intoxikation (z. B. mit Amphetaminen) gedacht werden.

10.3.2 Orientierung und Gedächtnis

Wenn der Patient eine klare Beschwerdeschilderung, auch hinsichtlich des zeitlichen Verlaufes seiner Symptome gegeben hat, so kann eine detaillierte Testung von Orientierung und Gedächtnis entbehrlich sein. Wichtig ist eine derartige Untersuchung aber, wenn der Patient vage bleibt und sich an manche Details nicht erinnern kann oder sich im Gespräch selbst widerspricht. Zur Bewußtseinslage s. S. 192.

Orientierung
Es gilt zu überprüfen, ob der Patient zu Ort, Zeit, Person und Situation orientiert ist. Hat er bei der exakten Beantwortung Schwierigkeiten, so helfen allgemeinere Fragen wei-

ter, deren Beantwortung dann dokumentiert werden muß:

- Sind wir hier im Krankenhaus oder in einem Hotel?
- Sind wir in Berlin oder Hamburg?
- Haben wir Frühling oder Herbst?
- Ist jetzt 1985 oder 1995?

Gedächtnis

Hirnatrophische Prozesse beginnen häufig zunächst mit nur leichten Gedächtnisstörungen, so daß deren Erfassung wichtig ist.

Man unterscheidet:
Ultrakurzzeitgedächtnis
Kurzzeitgedächtnis oder Merkfähigkeit
Langzeitgedächtnis

Das **Ultrakurzzeitgedächtnis** wird mit dem Zahlennachsprechtest geprüft. Der Patient soll eine Serie von Zahlen nachsprechen. Wichtig ist, daß die Zahlen nicht in Paaren oder in auf- bzw. absteigender Reihe genannt werden. Normalerweise können fünf Ziffern ohne Schwierigkeiten wiederholt werden (drei Ziffern auch rückwärts).

Kurzzeitgedächtnis: Der Patient wird aufgefordert, sich drei oder vier Worte (davon eine Zahl) über wenige Minuten hin zu merken (Oslo, Aschenbecher, 375). Um sicherzustellen, daß er die Worte verstanden hat, läßt man den Patienten diese wiederholen. Danach fährt man mit dem Gespräch fort, um nach ca. 5 Minuten erneut nach den Begriffen zu fragen. Normalerweise sollte sich der Patient an vier derartige Begriffe erinnern.

Langzeitgedächtnis: Die Fragen können sich auf die biographische Anamnese beziehen (z. B. Heirat, Ausbildung, Berufswechsel). Auch die Frage nach der Zusammensetzung des letzten Mittagessens bietet sich an. Problematisch bei diesen Fragen ist es, daß der Untersucher die Richtigkeit der Antwort häufig nicht überprüfen kann.

Chronische Schädigungen des Gehirns (vornehmlich im Rahmen des normalen oder pathologischen Altersabbaues) führen zum sog. **hirnorganischen Psychosyndrom**, das durch folgende Befunde charakterisiert ist (bzw. sein soll):

- Störung von Gedächtnisfunktionen (besonders Kurzzeitgedächtnis) und Orientierung.
- Karikierung der Primärpersönlichkeit (z. B. aus Sparsamkeit wird Geiz).
- Affektinkontinenz.

Die erstgenannten Störungen gelten als Leitsymptom. Der Begriff des hirnorganischen Psychosyndroms ist weit verbreitet, stellt im Grunde aber eine zu Recht angegriffene Vereinfachung dar, denn die Einzelsymptome kommen gleichfalls getrennt bei lokalisierbaren Hirnläsionen vor. Auch das Konzept – unteschiedliche diffuse oder aber multifokale Hirnschädigungen würden letztlich zu einem gleichartigen „Psychosyndrom" führen – ist weder plausibel noch belegt.

10.3.1 Konzentrationsfähigkeit, Denken und Intelligenz

Unter Konzentrationsstörungen versteht man die Unfähigkeit, „bei der Sache" zu bleiben, seine Aufmerksamkeit ausdauernd einer Tätigkeit oder einem Gedankengang zuzuwenden.

Gravierende Störungen fallen bereits im üblichen Anamnesegespräch auf. Ein einfacher Test, der auch die Konzentrationsfähigkeit prüft, ist das repetitive Subtrahieren ($100-7 = 93$; $93-7 = 86$; $86-7 = 79$ etc.).

Störungen des Denkens werden in formale und inhaltliche Denkstörungen eingeteilt.

Bei der **formalen Beurteilung** des Denkens achtet man zunächst auf das Tempo. Das Denken kann verlangsamt oder auch beschleunigt sein. Eine Verlangsamung findet man bei depressiven Erkrankungen sowie bei hirnorganisch bedingten Leistungseinschränkungen (z. B. bei der primären Minderbegabung und der senilen Demenz). Eine Beschleunigung ist in erster Linie typisch für eine Manie.

Das Denken kann umständlich sein, es kann durch einen Verlust der Zielvorstellung charakterisiert oder auch inkohärent sein. Beim inkohärenten Denken treten so viele, für den Zuhörer nicht ohne weiteres verständliche Denkabbrüche auf, daß die Kommunikation erheblich erschwert ist (charakteristische Denkstörung bei der Schizophrenie).

Bei **inhaltlichen Denkstörungen** unterscheidet man zwischen überwertigen Ideen, die das Denken unangemessen beherrschen können, und der Wahnbildung, worunter ein krankhaftes, nicht korrigierbares Fehlurteil verstanden wird.

Die exakte **Beurteilung der Intelligenz** erfolgt durch eine testpsychologische Untersuchung (u. a. Hamburg-Wechsler Intelligenztest). Aufgrund des schulisch-beruflichen Werdeganges sowie des sprachlichen Ausdrucksvermögens ist ebenfalls eine grobe Abschätzung möglich.

10.3.4 Stimmung, Antrieb, Affektivität

Bei der **Stimmung** unterscheidet man eine traurige, eine ausgeglichene, eine fröhliche sowie eine gereizte (dysphorische) Stimmung.

Der **Antrieb** kann herabgesetzt (so bei der Depression) oder gesteigert (bei der Manie) sein.

Unter **Affektivität** versteht man die Beziehung zwischen der gefühlsmäßigen Reaktion und den Denkinhalten; z. B. kann die Stimmung in Relation zum Denkinhalt adäquat sein (Bericht über den Tod eines Angehörigen führt zu trauriger Verstimmung), oder auch inadäquat (Bericht über den Tod eines Angehörigen führt zu einem schallenden Gelächter). Gleichfalls ist zu prüfen, inwieweit die Stimmung dadurch, daß der Gesprächspartner freudige oder traurige Ereignisse anspricht, modulierbar ist. Hierbei kann der Affekt starr sein, sich angemessen verändern oder auffallend labil sein.

Affektlabilität und **Affektinkontinenz** werden gelegentlich synonym verwandt. Streng genommen ist mit Affektinkontinenz aber eine Affektlabilität gemeint, die sich zusätzlich durch mangelnde Kontrollfähigkeit auszeichnet.

10.3.5 Wahrnehmung

Unter Störungen der Wahrnehmung werden in diesem Zusammenhang keine Erkrankungen der Sinnesorgane verstanden (wie Blindheit). Die Wahrnehmung erscheint ganz allgemein besonders intensiv, wie in Zuständen erhöhten Wohlbefindens oder auch bei Intoxikationen (z. B. mit Cannabis). Die Wahrnehmung kann insgesamt weniger intensiv sein (etwa bei der Depression; „alles wirkt so grau").

Im Rahmen von schwereren Wahrnehmungsstörungen unterscheidet man illusionäre Erkennungen und Halluzinationen.

Bei **illusionären Verkennungen** ist ein Sinnesobjekt vorhanden, das aber fehlgedeutet wird, wie z. B. die Fehldeutung von verschiedenen Sinneseindrücken als das Wirken von Geistern bei einem einsamen Spaziergang im Dunkeln (vgl. Goethes Erlkönig).

Bei **Halluzinationen** handelt es sich um Sinneswahrnehmungen ohne Objekt. Die Halluzinationen werden nach der betroffenen Sinnesmodalität (optische, akustische, osmische, taktile) eingeteilt.

Anfallsweise Geruchshalluzinationen treten z. B. bei **Temporallappenepilepsien** auf, optische und taktile Halluzinationen sind für das Alkoholentzugsdelir charakteristisch.

10.4 Sprache und andere sog. höhere Hirnfunktionen (Neuropsychologische Untersuchung)

Sprache, Ausführung erlernter Handlungen und das Erkennen der Bedeutung von Sinneseindrücken ist an eine intakte Großhirnfunktion gebunden. Störungen auf den genannten Gebieten werden als Aphasie, Apraxie und Agnosie bezeichnet.

Die Überprüfung der sprachlichen Leistungsfähigkeit ist aus praktischen Gründen die wichtigste. Nur auf sie wird deshalb detailliert eingegangen.

Sprache ist ein Kommunikationssystem unter Verwendung von Symbolen (akustische Symbole = Lautsprache; optische Symbole = Schriftsprache). Erst der Nachweis lexikalischer oder grammatikalischer Störungen beweist die **Sprachstörung** (Aphasie) als Hinweis auf eine Schädigung der sprachdominanten, meist linken Hirnhälfte.

Davon abzutrennen sind Störungen der **Artikulation**, also Störungen der Konsonanten- und Vokalbildung (z. B. „wie betrunken") und der **Phonation**, der Stimmbildung (z. B. Heiserkeit).

Beurteilt wird zunächst die **Spontansprache**, dabei ist auf folgendes zu achten:

- Ist die Sprache flüssig oder stockend?
- Zeigt der Patient mimische oder gestische Sprachanstrengung?
- Läßt er grammatikalisch wichtige Worte oder Endungen weg? (Telegrammstil, Agrammatismus)
- Benutzt er falsche Worte?
- Kommt es zu semantischen Paraphasien? (z. B. Haus statt Wohnung)
- Kommt es zu phonematischen Paraphasien? (z. B. Kosenhopf statt Hosenknopf).

Im Anschluß daran ist die **Nachsprechleistung** zu überprüfen. Hierbei muß beachtet werden, daß ein korrektes Nachsprechen noch nicht zwangsläufig bedeutet, daß der Patient das Nachgesprochene auch verstanden hat.

Das **Sprachverständnis** wird überprüft durch entsprechende Aufforderungen, z. B.: Zeigen Sie mir die Tür! Gehen Sie mit dem rechten Zeigefinger zum linken Ohrläppchen und dann zum Kinn!

Benennen: Dem Patienten werden verschiedene Gegenstände (z. B. Kugelschreiber, Lampe) gezeigt, die von ihm benannt werden sollen. Hat der Patient Schwierigkeiten, so kommt es typischerweise zu Ausweichstrategien, er sagt z. B. für Kugelschreiber „Ding zum Schreiben".

10.5 Untersuchung der Hirnnerven

Bei jedem Patienten, auch wenn es keinen Hinweis auf eine mögliche Schädigung von Hirnnerven gibt, sollten folgende Funktionen routinemäßig überprüft werden:

1. Lichtreaktionen der Pupille
2. Prüfung der Okulomotorik
3. Orientierende Überprüfung der Sensibilität, seitenvergleichend im Bereich von Stirn und Wange
4. Beurteilung zumindest der spontanen mimischen Motorik, mögliche Asymmetrien betreffend
5. Blick in den Mund und Beurteilung der Hebung des Gaumensegels bei Phonation und Beurteilung der Zunge in Bezug auf Atrophie und Beweglichkeit

10.5.1 Nervus olfactorius (I)

Als einzige Sinnesqualität erreicht der Geruchssinn **ungekreuzt** und ohne Umschaltung im Thalamus das Großhirn.

Einseitige Geruchsstörungen (Hyp- bzw. Anosmie) fallen dem Patienten nicht auf, beidseitige Störungen hingegen machen sich auch subjektiv als „Geschmacksstörung" bemerkbar.

Beim begründeten Verdacht auf eine Schädigung des N. olfactorius muß deshalb seitengetrennt geprüft werden. Ein subjektiv normales Schmecken schließt eine beidseitige Anosmie aus.

Technik: Bei geschlossenen Augen werden dem Patienten verschiedene aromatische Geruchsproben (z. B. Teer, Zimt, Vanille) getrennt vor jedes Nasenloch gehalten. Der Patient wird aufgefordert, zu „schnüffeln". Er kann dann entweder die korrekte Antwort geben oder sagen, daß er „irgend etwas" riecht, ohne es benennen zu können, oder er wird sagen, er rieche überhaupt nichts. Wenn er angibt, „irgend etwas" zu riechen, so muß mit einer Leerprobe (d. h. mit etwas nicht riechendem) nachgetestet werden, um zwischen „irgend etwas" und „nichts" zu differenzieren.

Mit Substanzen wie Ammoniak wird die Nasenschleimhaut (vom N. trigeminus versorgt) gereizt, nicht jedoch das eigentliche Geruchsorgan.

10.5.2 Nervus opticus (II)

Die detaillierte Untersuchung des Auges mit Visusprüfung, Gesichtsfeldprüfung, Überprüfung der Pupillenreflexe und Fundoskopie wird in Kap. 4 beschrieben.

10.5.3 Nervus oculomotorius (III), Nervus trochlearis (IV) und Nervus abducens (VI)

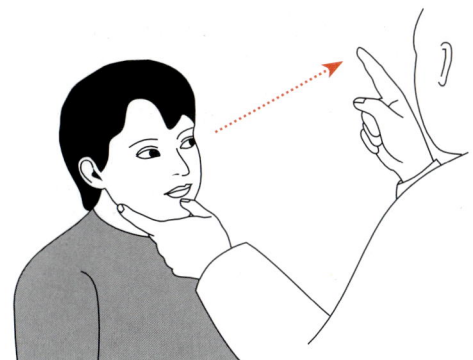

Abb. 10.4 Prüfung der Blickmotorik

Die subjektive Angabe von **Doppelbildern** ist der feinste Indikator für eine neu aufgetretene Augenbewegungsstörung.

Doppelbilder treten bereits auf, wenn der Beobachter noch keine Achsendivergenz der Bulbi (Augäpfel) erkennen kann. Die Beachtung der entsprechenden Angaben des Patienten sind daher von hoher Wichtigkeit. Zeigt ein Patient eindeutig eine Achsendivergenz der Bulbi, ohne über Doppelbilder zu klagen, so handelt es sich in der Regel um eine bereits sehr lange bestehende Störung, wie das Schielen seit der Kindheit mit zentraler Suppression des Seheindrucks auf dem schlechteren Auge.

Technik: Die Prüfung der II., IV. und VI. Hirnnerven erfolgt zunächst, indem der Patient bei fixiertem Kopf dem Finger des Arztes nachblickt. Man läßt den Patienten bis in die Extremstellung nach links, rechts, oben und unten schauen, achtet dabei auf eine Achsendivergenz der Bulbi und fragt den Patienten nach Doppelbildern (Abb. 10.4). Geringe Achsendivergenzen lassen sich leichter erkennen, wenn man den Patienten statt auf den Finger auf eine punktförmige Lichtquelle schauen läßt. Die Position des Hornhautspiegelbildchens wird dann im Hinblick auf seine Lage zum Zentrum der Pupille beurteilt.

Augenbewegungsstörungen können durch unterschiedlichste Prozesse bedingt sein (Tab. 10.2). So kann die isolierte Abduktionseinschränkung eines Auges nicht nur durch eine Läsion des N. abducens, sondern auch durch myogene oder andere lokale Schädigungen in der Orbita hervorgerufen sein.

Schädigungen der Augenmuskelnerven führen zu folgenden Ausfallsmustern: Durch Überwiegen der gesunden Antagonisten kommt es (bei ausgeprägten Lähmungen) bereits in Primärposition (d. h. beim Blick geradeaus) zu Fehlstellungen des Bulbus. Der Abstand der Doppelbilder nimmt beim Blick in Richtung des gelähmten Muskels zu.

Tab. 10.2 Mögliche Ursachen von Augenbewegungsstörungen

Ursachen	Beispiele
Mechanische Veränderungen in der Orbita	Tumor in der Orbita Orbitabodenfraktur
Augenmuskelschädigung	Myositis
Schädigung der motorischen Endplatte	Myasthenis gravis
Schädigung eines Augenmuskelnerven	N. oculomotorius N. trochlearis N. abducens
Zentralnervöse Schädigung	Blickparese internukleäre Ophthalmoplegie konkomitierendes Schielen

- **Nervus abducens**: Abduktionsparese
- **Nervus oculomotorius**: Einschränkung in alle Blickrichtungen außer Abduktion, zusätzlich Mydriasis und Ptose
- **Nervus trochlearis**: (Oft schwer erkennbar, subjektiv schräg versetzte Doppelbilder beim Blick nach unten). Leichte Senkerschwäche in Abduktionsstellung des Bulbus, kompensatorische Schiefhaltung des Kopfes zur anderen Seite.

Blickparesen sind Störungen der konjugierten Augenbewegung in horizontaler oder vertikaler Richtung. Sie sind Ausdruck einer Schädigung oberhalb des Niveaus der einzelnen Hirnnervenkerne (supranukleäre Läsion), sie beweisen das Vorliegen einer zentralen Läsion. Eine Dissoziation zwischen Willkürmotorik und reflektorischer Motorik ist möglich. So kann bei einer kortikalen Blicklähmung der Blick mit beiden Augen nicht in eine Richtung geführt werden, wohl aber durch abrupte Bewegungen des Kopfes in die der Blicklähmung entgegengesetzten Richtung (okulozephaler Reflex).

Bei der Prüfung der Augenbewegungen muß man auch auf einen **Nystagmus** achten:

Nystagmus ist eine (fast immer) unwillkürliche Augenbewegung, welche meist in Form von sich wiederholenden Ruckbewegungen mit einer schnellen und langsamen Komponente (Rucknystagmus) abläuft.

Die Richtung des Rucknystagmus wird nach seiner schnellen Komponente bezeichnet. (Der gleichmäßige Pendelnystagmus ist sehr selten und meistens angeboren.) Ein Nystagmus kann spontan, d. h. beim Blick geradeaus, auftreten oder nur (bzw. verstärkt) bei bestimmten Blickrichtungen.* Spontan- und Blickrichtungsnystagmus sind pathologisch, abgesehen von einem geringen Endstellnystagmus beim Blick zur Seite, der dadurch bedingt ist, daß wegen der Nase nur noch monokulär fixiert werden kann.

_____
* Es gibt auch weitergefaßte Definitionen des Spontannystagmus. Vergleiche Kap. 3!

Ein Nystagmus wird als **konjugiert** bezeichnet, wenn er bezüglich der Amplitude und Frequenz an beiden Augen gleichartig ist. Als **dissoziiert** wird er bezeichnet, wenn beide Augen unterschiedlich schlagen. Von diesen pathologischen Nystagmen sind die **physiologischen Nystagmen** durch thermische Reizung oder Rotation abzutrennen.

Nystagmus bei peripher-vestibulären Läsionen sowie bei zerebellären Krankheiten s. S. 38 u. 185.

10.5.4 Nervus trigeminus (V)

Der N. trigeminus versorgt sensibel das Gesicht und wesentliche Teile der Schleimhäute im Kopfbereich wie auch motorisch die Kaumuskulatur. Aus einer Sensibilitätsstörung im Gesicht darf noch nicht geschlossen werden, daß eine Läsion des Nervus trigeminus selbst vorliegt. Es kann sich auch um eine Schädigung im Hirnstamm, in den Verbindungen zum Gyrus postcentralis oder in der Großhirnrinde selbst handeln. Lediglich eine Läsion des Nervus trigeminus selbst (oder seiner Äste) hinterläßt eine **scharf begrenzte Sensibilitätsminderung** für alle Qualitäten in typischer Lokalisation. Abb. 10.5 zeigt das Versorgungsgebiet der drei Äste.

Diagnostisch wichtig sind folgende Tatsachen:

- Das Gebiet des ersten Astes (N. frontalis) reicht weit in den (üblicherweise) behaarten Kopfanteil. Eine isolierte Sensibilitätsstörung im Stirnbereich ist neuro-anatomisch nicht plausibel.
- Der dritte Ast (N. mandibularis) erreicht nicht ganz den Kieferwinkel.
- Das Versorgungsgebiet des N. trigeminus grenzt vorn an das Segment C_3 (N. transversus colli), hinten an das Segment C_2 (N. occipitalis major et minor). Das Segment C_1 hat keine sichere Repräsentation an der Haut.

Die Afferenzen aus dem N. trigeminus werden in drei ipsilateralen Hirnstammkernen umgeschaltet:

- Nucleus mesencephalicus
- Nucleus principalis
- Nucleus tractus spinalis

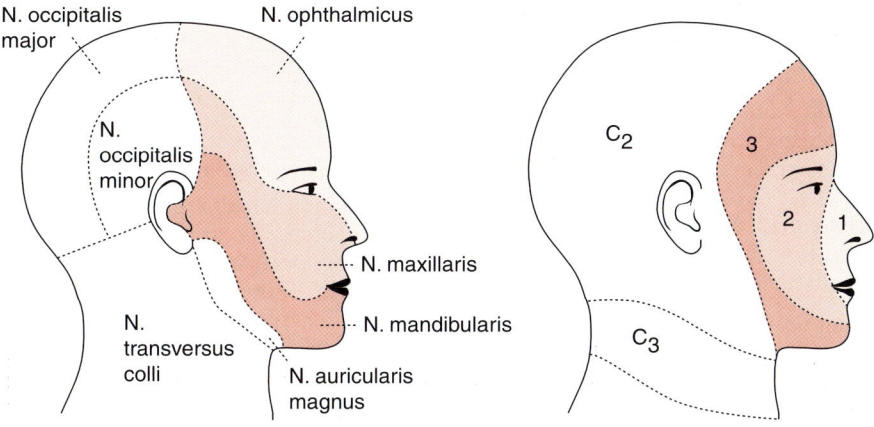

a   **b**

Der Nucleus tractus spinalis ist somatotopisch so angeordnet, daß mundnahe Areale weiter oben repräsentiert sind (Merke: oral = oral, d. h. Mundregion ist oral, also oben in der Kernsäule des Nervus trigeminus vertreten). Die Sensibilitätsstörung ist bei Läsionen dieses Kerngebietes dissoziiert (s. S. 189) und **zwiebelschalenförmig** angeordnet.

Die Technik der Sensibilitätsprüfung ist in Kap. 10.7 beschrieben. Für den N. trigeminus werden Schmerz- und Berührungsreize seitenvergleichend im Bereich des 1., 2. und 3. Astes gesetzt.

Abb. 10.5 a Versorgungsgrenzen der drei Äste des Nervus trigeminus. **b** Zwiebelschalenförmige Anordnung der Innervationsgebiete in Relation zum Tractus spinalis nervi trigemini. 1 entspricht dem oberen, 2 entspricht dem mittleren, 3 dem unteren Teil des Nucleus tractus spinalis in der Medulla oblongata

Korneareflex

Der Korneareflex ist ein Schutz- (Fremd-) Reflex. Afferent läuft er über die Hornhaut (vom ersten Trigeminusast versorgt), efferent über den M. orbicularis oculi (vom N. facialis versorgt). Eine einseitige Stimulation führt zum beidseitigen Lidschluß. Daher kann auch bei einer einseitigen Fazialisparese die Intaktheit des afferenten Schenkels am kontralateralen Lidschluß überprüft werden.

Technik: Die Hornhaut wird kurz mit einem kleinen Wattebausch berührt. Am besten blickt der Patient nach oben, und der Untersucher nähert sich von unten, um so einen optischen Drohreflex oder eine allgemeine Schreckreaktion zu vermeiden (Abb. 10.6). Bei Asymmetrien der Reflexantwort muß der Patient befragt werden, ob er den Reiz auch seitendifferent wahrgenommen hat.

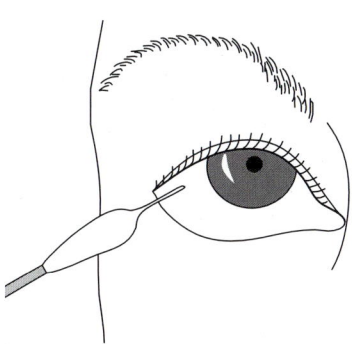

Abb. 10.6 Auslösung des Korneareflexes

Masseterreflex

Der Masseterreflex ist der Muskeleigenreflex des M. masseter.

Technik: Man nimmt den Unterkiefer des Patienten zwischen Zeige- und Mittelfinger und schlägt dann mit dem Hammer auf den Zeigefinger (Abb. 10.7). Es kommt zu einer spürbaren (im Normalfall meistens nur geringen) Kontraktion. Der Reflex hat diagnostische Bedeutung in folgenden Situationen:

• Wenn bei Artikulationsstörungen der Reflex sehr lebhaft ist, muß in erster Linie von einer supranukleären Läsion ausgegangen werden (z. B. Pseudobulbärparalyse).

• Bei auffallend lebhaften Muskeleigenreflexen an den Extremitäten spricht ein lebhafter Masseterreflex für ein allgemein sehr lebhaftes (vermutlich aber nicht pathologisches) Reflexniveau. Ist der Masseterreflex aber nicht auslösbar, so besteht der Verdacht auf eine Schädigung zwischen Hirnstamm und oberem Zervikalmark.

Funktionsprüfung der Kaumuskulatur

Man bittet den Patienten zuzubeißen und palpiert seitenvergleichend den M. temporalis und den M. masseter. Bei einer einseitigen Läsion ist eine geringere Kontraktion zu fühlen. Beim Öffnen des Mundes weicht der Unterkiefer zur kranken Seite hin ab (wegen der kräftigeren Mm. pterygoidei der anderen Seite).

10.5.5 Nervus facialis (VII)

Der Nervus facialis versorgt die mimische Muskulatur, das Platysma und den M. stapedius. Der mit ihm laufende N. intermedius hat ein kleines variables somatosensibles Areal am Ohr, leitet die Geschmacksafferenzen aus den vorderen zwei Dritteln der Zunge sowie efferent die vegetative Innervation der Tränen- und Speicheldrüsen (außer Glandula parotis).

Bei der **Inspektion** achtet man auf Asymmetrien der Lidspalten und Nasolabialfalten, man läßt den Patienten folgende Bewegungen ausführen (Beurteilung der **mimischen Muskulatur**):

– Stirn runzeln
– Augen schließen
– Nase rümpfen
– Zähne zeigen
– Mund spitzen
– Mund fest schließen.

Eine Funktionsstörung des **M. stapedius** führt zu einer Verzerrung des Hörens (klirrend, Hyperakusis).

Von einer Schädigung des N. facialis (vom Kerngebiet bis zu seinen Verzweigungen), der sog. **peripheren Fazialisparese**, ist die **Gesichtslähmung vom zentralen Typ** (unglücklicherweise oft zentrale Fazialisparese genannt) durch Schädigung des Tractus corticopontinus vom motorischen Kortex zum Fazialiskerngebiet abzugrenzen. Da der Teil des Fazialiskerngebietes, welcher die oberen Gesichtsanteile (insbesondere die Stirn) versorgt, nicht nur von kontralateral, sondern auch von ipsilateral her versorgt wird, sind bei einer einseitigen Schädigung der kortikopontinen Bahnen (z. B. durch eine Blutung in der inneren Kapsel), Bewegungen der Stirn und der Lidschluß nicht oder zumindest wesentlich weniger als Bewegungen der übrigen Gesichtsmuskulatur gelähmt (Abb. 10.8). Das gleiche gilt auch für die sog. unteren Hirnnervengruppe (IX. bis XII. Gehirnnerv). Auch hier führt eine einseitige Schädigung der zentralen Bahnen zu keiner gravierenden kontralateralen Funktionsstörung.

Zur Untersuchung des **Geschmacks** werden Lösungen der Qualitäten süß, sauer, bitter, salzig mit einem Watteträger auf die Zunge gebracht (seitengetrennt, vorn und hinten). Die Zunge soll herausgestreckt bleiben, damit die Lösung nicht mit Rezeptoren der anderen Zungenhälfte in Kontakt kommt. Der Patient muß dann mit dem Finger auf ein Blatt Papier zeigen, auf dem die vier Qualitäten benannt sind.

10.5.6 Nervus statoacusticus (VIII)

Die Untersuchung des Gehörs und des peripheren Gleichgewichtsorgans wird in Kap. 3 abgehandelt.

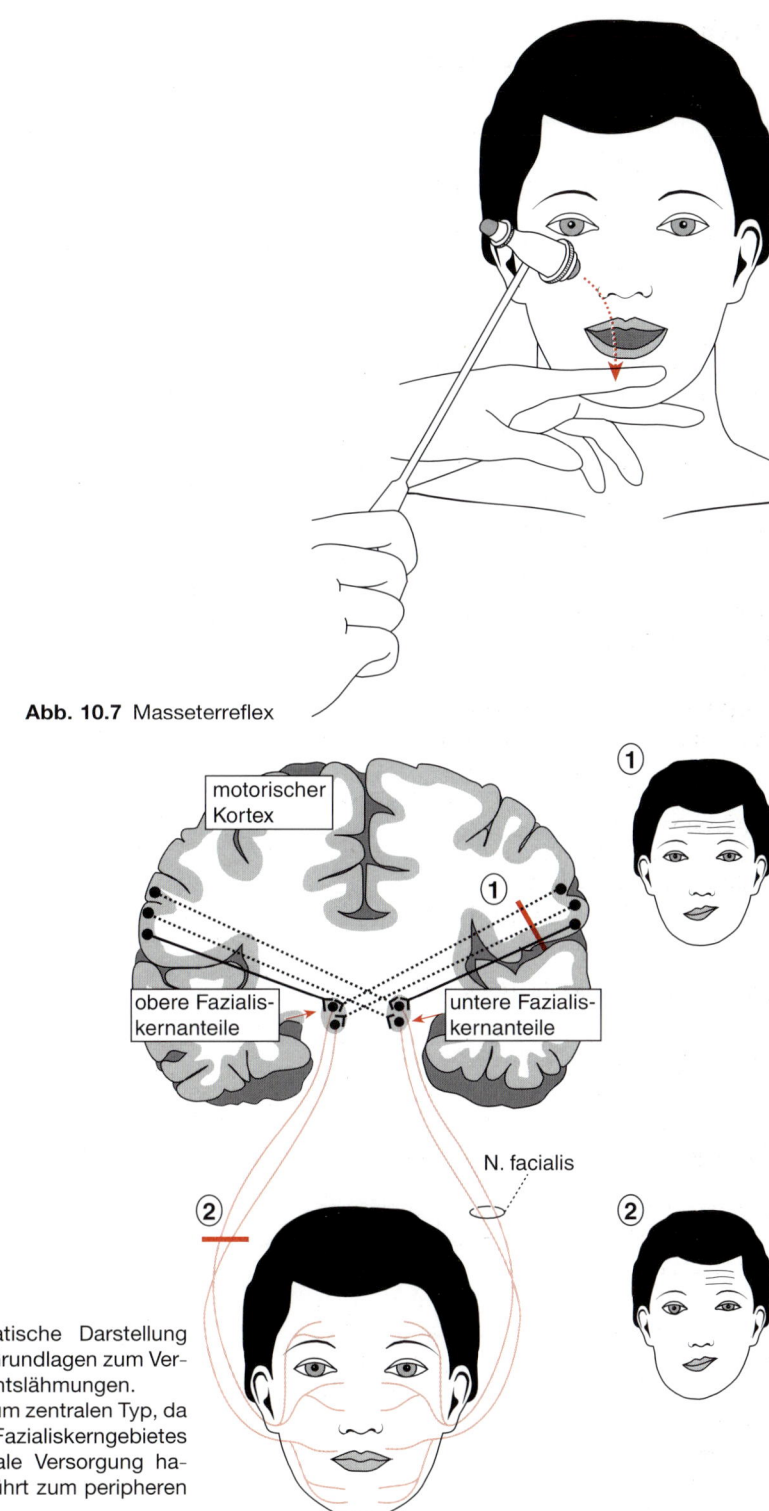

Abb. 10.7 Masseterreflex

Abb. 10.8 Schematische Darstellung der anatomischen Grundlagen zum Verständnis von Gesichtslähmungen. Läsionsort 1 führt zum zentralen Typ, da obere Anteile des Fazialiskerngebietes noch eine ipsilaterale Versorgung haben. Läsionsort 2 führt zum peripheren Typ

10.5.7 Nervus glossopharyngeus (IX) und Nervus vagus (X)

Der gemeinsame Ursprung in der Medulla oblongata und ein z. T. überlappendes Innervationsgebiet erlauben die gemeinsame Darstellung beider Nerven. Sie versorgen motorisch und sensibel im wesentlichen den Rachen und Kehlkopf. Der N. glossopharyngeus ist schwerpunktmäßig sensibel (Sensibilität von Gaumensegel und Rachenhinterwand, Geschmack im hinteren Drittel von Zunge und Gaumen), der N. vagus ist vorwiegend motorisch (abgesehen von seiner biologisch sehr wichtigen, aber diagnostisch weniger gut verwertbaren vegetativen Funktion). Er versorgt motorisch das Gaumensegel, die Rachenhinterwand und den Kehlkopf.

Bei einer **Gaumensegellähmung** kommt es zur Regurgitation von Flüssigkeit aus der Nase, die Stimme klingt nasal (fehlender Abschluß des Nasopharynx), das Husten ist erschwert. Bei einer einseitigen Läsion hängt das Gaumensegel, es wird bei der Phonation und beim Würgreflex nicht (oder nur unvollständig) gehoben, dabei werden Gaumensegel und Rachenhinterwand zur gesunden Seite herübergezogen. Die Seitbewegung der Rachenhinterwand beim Innervationsversuch nennt man auch „**Kulissenphänomen**" (Abb. 10.9).

Zu **Heiserkeit** s. Kap. 3.4.

Der **Würgreflex** (afferent: Nervus IX, efferent: Nervus X) wird durch eine kurze Berührung der Rachenhinterwand oder des weichen Gaumens mit einem Holzspatel ausgelöst. Die Antwort ist in ihrer Intensität individuell sehr variabel. Nur eindeutige Seitendifferenzen sind verwertbar. Der Patient muß nach seiner Empfindung bei der Schlundberührung gefragt werden.

10.5.8 Nervus accessorius (XI)

Dieser Nerv versorgt den M. sternocleidomastoideus und die oberen Anteile des M. trapezius. Auf eine Atrophie der betroffenen Muskeln ist zu achten. Die Funktion des M. trapezius wird durch Anheben der Schultern überprüft. Eine **Trapeziusparese** zeigt sich auch an der tieferen Ausbuchtung der Hals-

Nacken-Linie und an einem Absinken der Schulter. Der gleichseitige Arm erscheint länger (Abb. 10.10.).

Zur Kraftprüfung des **M. sternocleidomastoideus** soll der Patient den Kopf gegen Widerstand zur Seite wenden. Der kontralateral hervorstehende M. sternocleidomastoideus läßt sich seitenvergleichend palpieren (Abb. 10.11).

10.5.9 Nervus hypoglossus (XII)

Der N. hypoglossus (N. XII) innerviert die Zungen- und Teile der Mundbodenmuskulatur. Er hat kein sensibles Areal. Bei der **Inspektion** muß man auf eine Atrophie der Zunge (Buchtenbildung) und auf Fibrillationen bzw. Faszikulationen achten.

Zur Überprüfung der **Funktion** sollte der Patient die Zunge herausstrecken, die Lippen belecken und die Zunge beidseits in die Backentasche drücken. Bei einer einseitigen Lähmung weicht die Zunge beim Herausstrecken zur kranken Seite ab, weil der gesunde Zungenstrecker (M. genioglossus) das Übergewicht hat. Eine beidseitig gelähmte Zunge kann nicht über die Zahnreihe hinausgestreckt werden.

Faszikulationen sind kurze spontan in irregulären Intervallen auftretende Zuckungen ohne Bewegungseffekt. Sie sind Ausdruck einer abnormen Erregbarkeit des zweiten motorischen Neurons und weisen auf eine kernnahe (entsprechend im Spinalbereich auf eine vorderhornnahe) Läsion hin.

Der Ausdruck „**Fibrillieren**" ist doppeldeutig. Er wird einerseits für besonders feines Faszikulieren verwandt (wie an der Zunge), aber auch für eine nur elektromyographisch erkennbare pathologische Spontanaktivität der Muskelmembran.

Für die Beurteilung von Faszikulationen muß die Zunge entspannt im Mund liegenbleiben, denn bei leichter Anspannung kann auch der Gesunde ähnliche Zuckungen haben.

10.6 Untersuchung der Motorik

10.6.1 Körperhaltung und Spontanmotorik

Zunächst beobachtet man Körperhaltung und Spontanmotorik (Gangbild, Mitschwingen der beiden Arme, Geschicklichkeit beim Entkleiden). Zur Spontanmotorik gehören aber auch extrapyramidal-motorische Symptome wie Tremor, Tics und Zuckungen (s. S. 184).

Nachfolgend werden Trophik, Tonus, Kraft, Muskeleigenreflexe und Fremdreflexe (incl. Pyramidenbahnzeichen) überprüft.

10.6.2 Trophik

Unter Trophik versteht man den Ernährungszustand der Muskulatur, der sich in der vorhandenen Menge an Muskelgewebe äußert.

Diese kann normal (eutropher Muskel), vermehrt (hypertropher Muskel) oder vermindert (hypo- bzw. atropher Muskel) sein. **Muskelatrophien** können generalisiert auftreten (z. B. Kachexie oder Alter). Generalisierte peripher-nervale Erkrankungen (z. B. Polyneuropathien) führen häufig zu distal betonten Atrophien. Thenar, Hypothenar sowie die kleine Fußmuskulatur sind besonders betroffen.

10.6.3 Muskeltonus

Als Muskeltonus wird der Widerstand bezeichnet, den die Muskulatur der passiven Bewegung entgegensetzt.

Er kann herabgesetzt sein (muskuläre Hypotonie bei peripher-nervalen und zerebellären Erkrankungen) oder auch heraufgesetzt (muskuläre Hypertonie, nicht zu verwechseln mit arterieller Hypertonie). Muskuläre Hypertonie kommt in zwei Formen vor:
- **Spastik** (federnder Widerstand, geschwindigkeitsabhängig)
- **Rigor** (zäher Widerstand, auch bei langsamen Bewegungen).

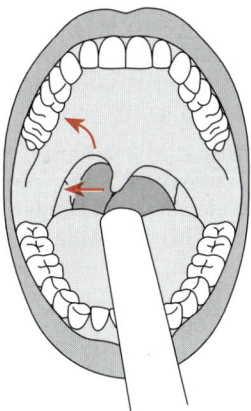

Abb. 10.9 Linksseitige Vaguslähmung. Gaumensegel und hintere Rachenwand werden bei Phonation und Auslösung des Würgreflexes zur gesunden Seite herübergezogen (Kulissenphänomen)

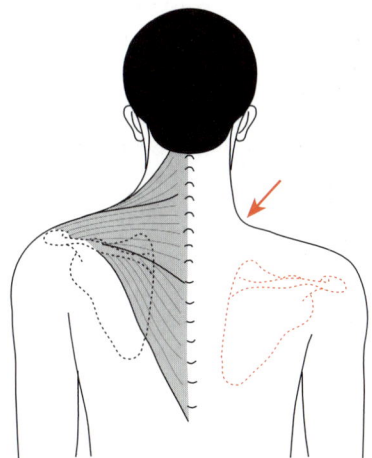

Abb. 10.10 Atrophie und Parese der vorwiegend vom N. accessorius innervierten oberen Portion des rechten M. trapezius

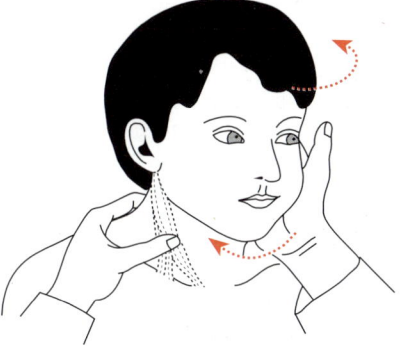

Abb. 10.11 Funktionsprüfung des M. sternocleidomastoideus (N. accessorius)

Der Rigor kann (beim Morbus Parkinson) von dem sog. **Zahnradphänomen** – rhythmisch überlagernde Änderungen des Tonus – begleitet sein (Abb. 10.12).

Technik: Geprüft wird der Muskeltonus in erster Linie durch passive Beuge- und Streckbewegungen in den Extremitätengelenken. Dabei ist zusätzlich auf Bewegungseinschränkungen zu achten, die durch Gelenkerkrankungen bedingt sein können. Der Muskeltonus der Arme läßt sich seitenvergleichend auch durch Schütteln der Schultern überprüfen. Der Arm mit dem geringeren Tonus macht weiter ausfahrende Bewegungen.

10.6.4 Muskelkraft

> Eine Kraftminderung wird als **Parese**, eine komplette Lähmung als **Plegie** oder **Paralyse** bezeichnet.

Bei der Beurteilung von Kraftverhältnissen sind Alter, Geschlecht und Kooperation des Patienten mitzuberücksichtigen. Eine eingeschränkte Kooperation (psychogen oder z. B. auch schmerzbedingt) kann sich darin zeigen, daß die verlangte Bewegung ruckartig ausgeführt wird, d. h. der Patient spannt an, läßt los und spannt wieder an.

Bei der Frage nach einer **peripher-nervalen Läsion** (also einer Läsion von Nervenwurzel, Plexus oder Stammnerv) müssen **einzelne Muskeln** bzw. Muskelgruppen möglichst isoliert überprüft werden.

Beispiel: Typische **Radialisparese**. Die Streckung im Ellenbogengelenk ist intakt, nur bei einem hohen Läsionsort ist der M. triceps brachii mitbetroffen. Bei der Beugung im Ellenbogengelenk ist der M. biceps brachii funktionsfähig, der M. brachioradialis ist schwach. Die Streckung im Handgelenk und im Fingergrundgelenk ist beeinträchtigt. Nach Ausgleich der Fallhand wird nun die vom N. medianus und N. ulnaris versorgte Muskulatur getestet, sie ist bei einer isolierten Radialisparese intakt.

Eine **grobe Lähmungseinteilung** kann nach einer 6-Punkte-Skala erfolgen:

0 Völlige Lähmung, d. h. auch keine sichtbare Muskelkontraktion
1 Sichtbare Kontraktion ohne motorischen Effekt
2 Bewegung bei Ausschaltung der Schwerkraft möglich, d. h. wenn die Extremität vom Untersucher gehalten wird
3 Bewegung gegen die Schwerkraft möglich
4 Bewegung gegen Widerstand, jedoch kraftgemindert möglich
5 Normal

Beim Verdacht auf **zentrale Paresen** werden **Halteversuche** durchgeführt:

Armhalteversuch: Der Patient streckt mit geschlossenen Augen die Arme in Supinationsstellung (Handflächen nach oben) vor. Bei leichter zentraler Parese des Armes kommt es zur Beugung im Ellenbogen, zur Pronation des Unterarms und zur Hohlhandbildung (Abb. 10.13).

Beinhalteversuch: Der Patient liegt auf dem Rücken und hält die in Hüfte und Knie gebeugten Beine hoch. Eine leichte einseitige Parese zeigt sich im vorzeitigen Absinken des betroffenen Beines (Abb. 10.14).

Beachte: Beim Beinhalteversuch fällt in erster Linie eine proximale Schwäche auf. Die distale Muskulatur läßt sich bei steh- und gehfähigen Patienten besser durch das Hüpfen auf einem Bein (monopedales Hüpfen) überprüfen. Eine leichte Lähmung zeigt sich dann im mangelnden Abfedern, dem „Aufplatschen".

10.6.5 Muskeleigenreflexe

Beim Muskeleigenreflex ist der Reiz die **abrupte Dehnung des Muskels** mit Aktivierung der Muskelspindeln. Der Erfolg besteht in einer kurzen Zuckung desselben Muskels. Diese kann mehr oder weniger intensiv sein, bei sehr lebhaften Reflexen kommt es zu mehreren Zuckungen (Klonus). Der Reflexbogen ist monosynaptisch (genauer: hat auch eine monosynaptische Komponente).

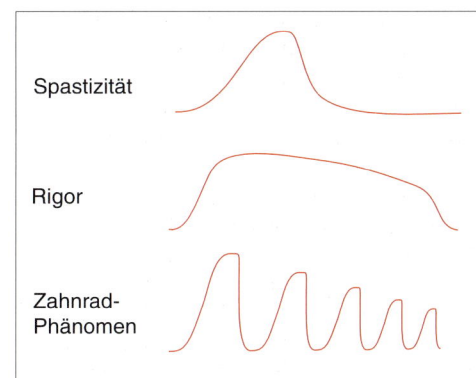

Abb. 10.12 Schematische Darstellung unterschiedlicher Formen der Muskeltonuserhöhung

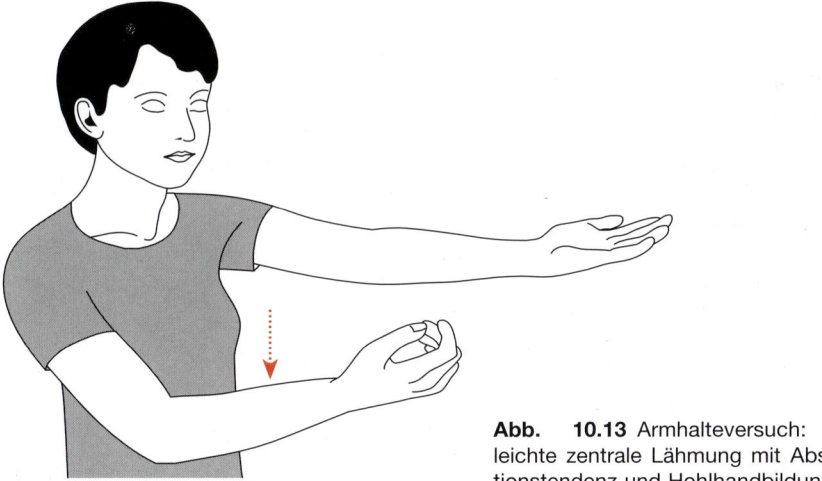

Abb.   10.13 Armhalteversuch: rechtsseitige leichte zentrale Lähmung mit Absinken, Pronationstendenz und Hohlhandbildung

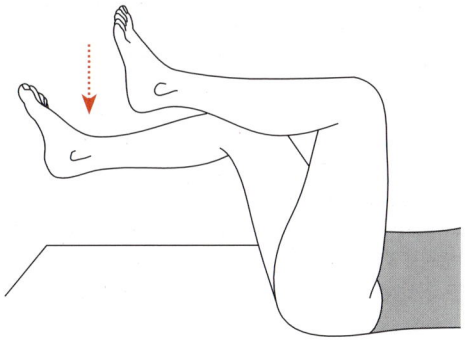

Abb. 10.14 Beinhalteversuch: Absinken des rechten Beines demonstriert leichte Lähmung

Als **Voraussetzung** für die korrekte Überprüfung des Reflexes gilt, daß der Patient entspannt ist und sich der Muskel in einer Mittelstellung befindet. Beim Seitenvergleich müssen sich beide Muskeln in gleichartiger Stellung und Spannung befinden.

Der **Reflexhammer** sollte aufgrund seines eigenen Gewichtes auf die Sehne des untersuchten Muskels (oder den auf der Sehne liegenden Finger) schlagen. Die Hand des Untersuchers gibt dem Hammer nur die Führung, dabei muß das Handgelenk des Untersuchers locker bleiben.

Das absolute Ausmaß der Reflexantwort ist diagnostisch weniger wichtig als die Beantwortung der Frage, ob der Reflex überhaupt auslösbar ist oder nicht, sowie die Frage, ob eine Ausprägungsasymmetrie besteht.

Länger bestehende Läsionen deszendierender motorischer Bahnen (z. B. nach Infarkt in der inneren Kapsel) führen zu einer **Enthemmung der Muskeleigenreflexe**. Peripher-nervale Läsionen führen (oft bereits vor dem Auftreten einer Lähmung) zum **Reflexverlust**. Dies erklärt die diagnostische Wertigkeit des Reflexbefundes im Zusammenhang mit einer motorischen Behinderung (vgl. auch Kap. 10.6.7; Tab. 10.3).

Eine motorische Behinderung der Hand mit einem unilateral lebhaften Trömner-Reflex (s. S. 178) spricht für eine zentrale Genese der Störung (z. B. kontralaterale Hirnischämie). Eine ähnliche motorische Behinderung mit abgeschwächtem oder nicht auslösbarem Trömner-Reflex (bei kontralateral gut auslösbarem Reflex) spricht für eine peripher-nervale Genese (z. B. C_8-Läsion).

Die Stärke der Reflexantwort läßt sich durch den **Jendrassik-Handgriff** steigern. Dabei zieht der Patient auf Kommando die verschränkten Hände auseinander (Abb. 10.15). Der Effekt ist durch eine Änderung der Gamma-Innervation und/oder eine banale Ablenkung zu erklären. Bei der Überprüfung der Reflexe der oberen Extremität kann man alternativ die Zehen krallen oder die Zähne zusammenbeißen lassen.

Für die Beurteilung der einzelnen Reflexe ist die Kenntnis der beteiligten Stammnerven und Segmente wichtig. Dies geht aus Tab. 10.4 hervor.

Tab. 10.3 Charakteristika unterschiedlicher Lähmungstypen

	zentral	peripher-nerval	myogen
Verteilungsmuster	meist einseitig	bei generalisierten Erkrankungen: meist bilateral und distal betont	meist bilateral und proximal betont
		bei lokalisierten Erkrankungen: entsprechend dem Versorgungsgebiet eines Nerven bzw. einer Wurzel	
Muskeleigenreflexe	nach initial möglicher Abschwächung **gesteigert**	abgeschwächt oder fehlend (bereits früh im Krankheitsverlauf)	abgeschwächt oder fehlend (erst spät im Krankheitsverlauf)
Tonus	gesteigert	herabgesetzt	herabgesetzt
Trophik	normal	Atrophie	Atrophie nicht obligat
Pyramidenbahnzeichen	(oft) ja	nein	nein
Dissoziation zwischen Willkür- und Reflexmotorik	ja	nein	nein

Tab. 10.4 Muskeleigenreflexe mit beteiligten Stammnerven und Segmenten

Reflex	Stammnerv	Segmente
Bizepssehnen-Reflex	N. musculocutaneus	C_5, C_6
Brachioradial-Reflex	N. radialis	C_5, C_6
Trizepssehnen-Reflex	N. radialis	(C_6), C_7, (C_8)
Trömner-Reflex	N. medianus	C_7, C_8, (Th_1)
Patellarsehnen-Reflex (Quadrizeps-femoris-Reflex)	N. femoralis	L_2, L_3, L_4
Achillessehnen-Reflex (Triceps-surae-Reflex)	N. ischiadicus bzw. N. tibialis	(L_5), S_1, S_2

Technik

• Bizepssehnen-Reflex

Der Untersucher legt seinen Zeigefinger auf die Sehne des M. biceps brachii im Ellenbogenbereich und schlägt mit dem Reflexhammer darauf (Abb. 10.16 a). Bei der Auslösung des Reflexes auf der dem Untersucher abgewandten Seite legt man den Daumen auf die Sehne und schlägt „Rückhand" (Abb. 10.16 b).

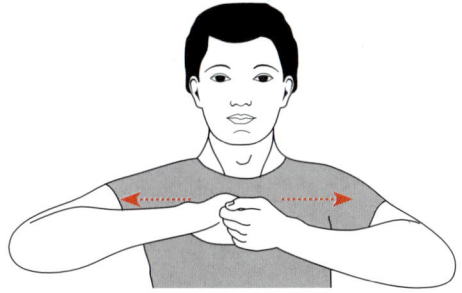

Abb. 10.15 Jendrassik-Handgriff

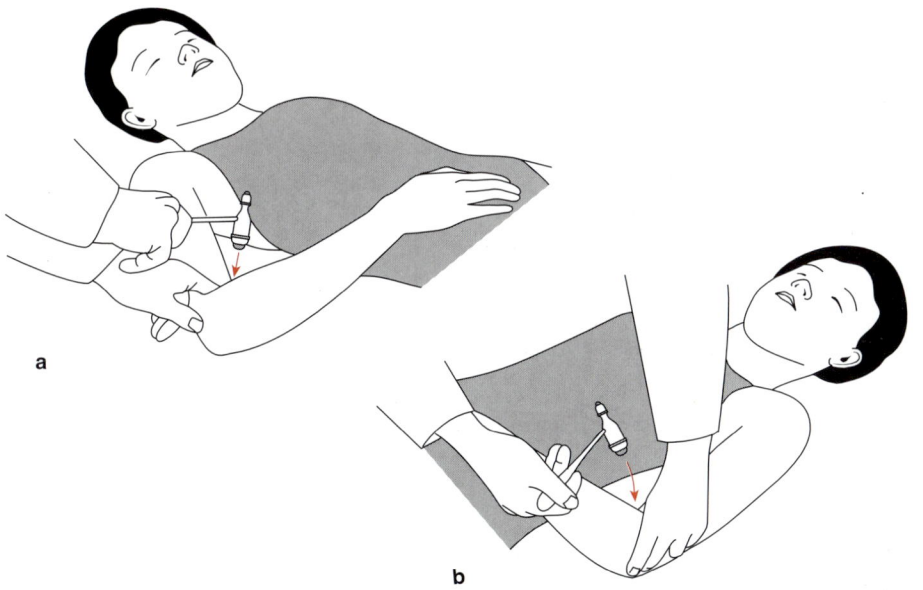

Abb. 10.16 a, b Bizepssehnen-Reflex. **a** ausgelöst auf der dem Untersucher zugewandten Seite, **b** ausgelöst auf der dem Untersucher abgewandten Seite

• **Brachioradialis-Reflex**

Dieser Reflex wird (fälschlich) auch Radiusperiost-Reflex genannt. Der Schlag erfolgt auf das distale Ende des Radius (Abb. 10.17).

Üblicherweise legt man die eigene linke Hand auf den Radius und schlägt dann auf die eigene Hand, weil dies für den Patienten angenehmer ist.

Es kommt neben einer Kontraktion des M. brachioradialis (vom N. radialis innerviert) auch zu einer Kontraktion des M. biceps brachii (vom N. musculocutaneus innerviert). Dies ist wichtig beim Verdacht auf eine Radialisparese!

• **Trizepssehnen-Reflex**

Der Schlag erfolgt auf die Sehne des M. triceps brachii nahe dem Olekranon (Abb. 10.18). Der Reflexerfolg ist an einer sichtbaren Kontraktion des Muskels, bei lebhafterem Reflex auch an einer deutlichen Streckbewegung im Ellenbogengelenk erkennbar.

• **Trömner-Reflex**

Dies ist der Muskeleigenreflex der langen Fingerbeuger. Seine Auslösbarkeit zeigt ein sehr lebhaftes Reflexniveau an, er ist aber kein „Pyramidenbahnzeichen". Dieser Reflex wird nicht mit dem Hammer, sondern mit den Fingern II bis V des Untersuchers ausgelöst. Der kurze Schlag geht von volar gegen die leicht gebeugten Finger II bis V des Patienten. Die Hand des Patienten muß so gehalten werden, daß es zu einer leichten

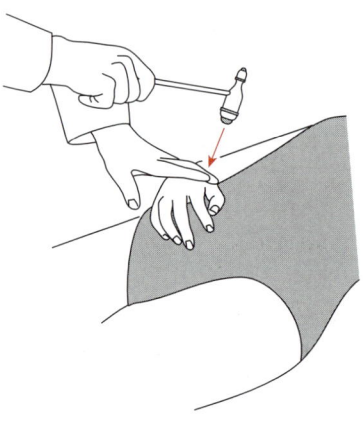

Abb. 10.17 Brachioradialis-Reflex

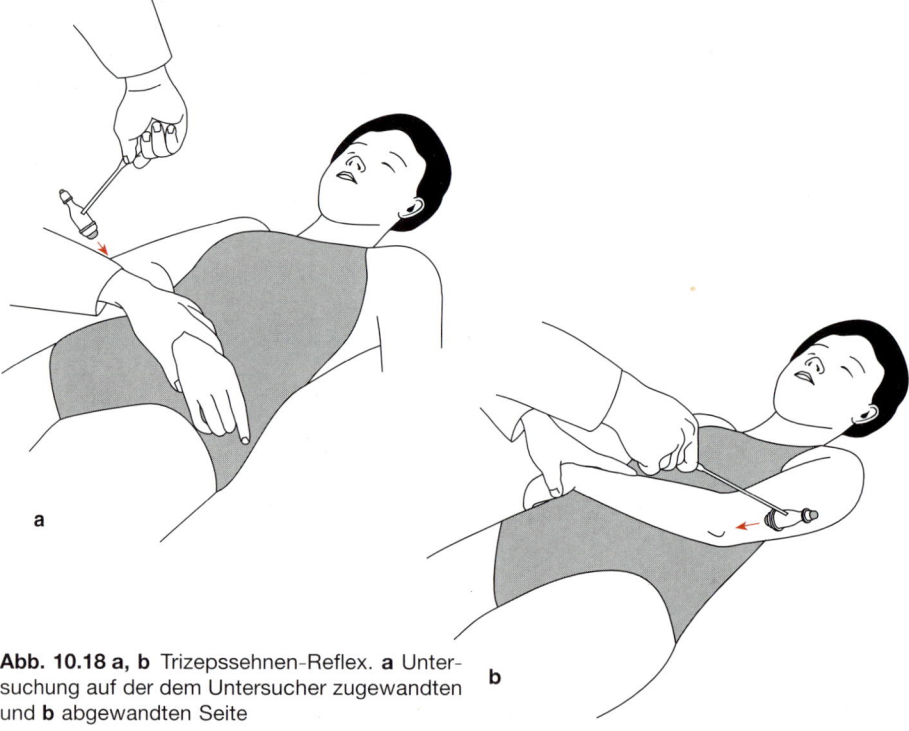

Abb. 10.18 a, b Trizepssehnen-Reflex. **a** Untersuchung auf der dem Untersucher zugewandten und **b** abgewandten Seite

Überstreckung im Handgelenk kommt. Die Finger werden im Bereich der Mittelphalanx gehalten (Abb. 10.19). Der Reflex gilt als positiv, wenn es zu einer Kontraktion nicht nur der Fingerbeuger, sondern auch des Daumenendgliedes kommt.

distal über den Fingernagel des Patienten (Abb. 10.20), wodurch die Beugesehne gedehnt wird.

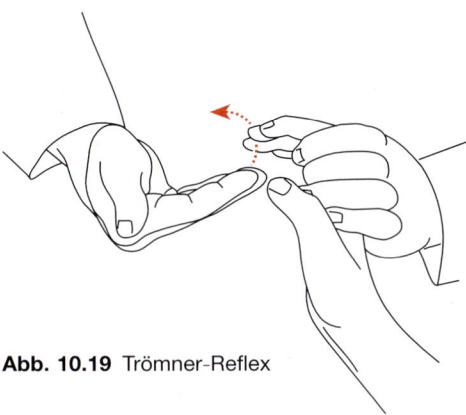

Abb. 10.19 Trömner-Reflex

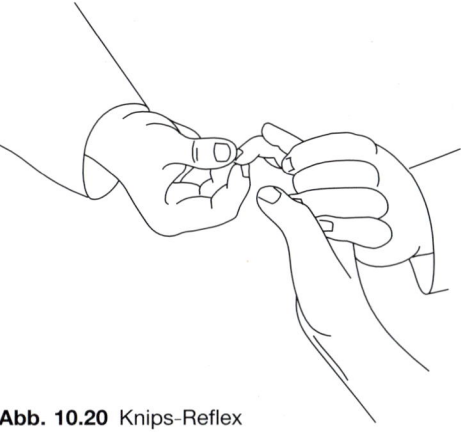

Abb. 10.20 Knips-Reflex

• Knips-Reflex

Der Reflex hat dieselbe prinzipielle Bedeutung wie der Trömner-Reflex, ein positiver Ausfall zeigt lediglich ein noch lebhafteres Reflexniveau an. Es ist also nur sinnvoll, den Knips-Reflex auszulösen, wenn auch der Trömner-Reflex auslösbar ist. Bei gleicher Handstellung des Patienten legt der Untersucher seinen Mittelfinger von volar gegen die entsprechende Fingerkuppe des Patienten und gleitet mit einer abrupten Bewegung seines Daumens von proximal nach

• Patellarsehnen-Reflex

– bessere, aber weniger übliche Bezeichnung:

Quadrizeps-femoris-Reflex

Man hebt die Beine des Patienten im Bereich der Kniekehlen leicht an und schlägt auf die Sehne des Muskels distal der Patella. Falls die Sehne nicht zu sehen ist, sollte man sie zuvor durch Palpation identifizieren. Der Reizerfolg ist eine zumindest sichtbare Kontraktion des Muskels, üblicherweise kommt es zu einer deutlich erkennbaren Streckung im Kniegelenk (Abb. 10.21).

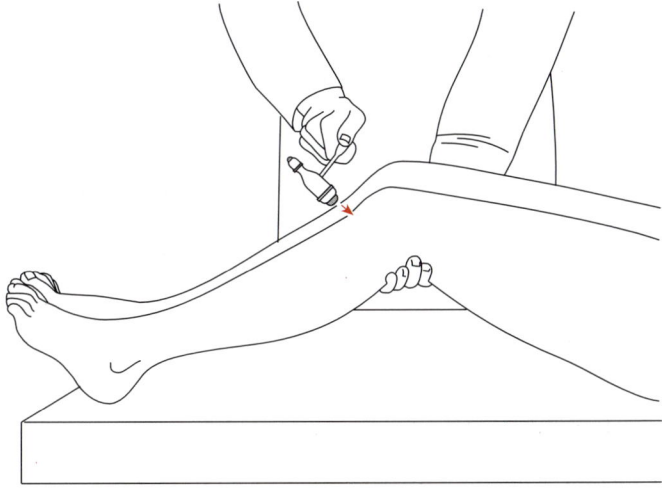

Abb. 10.21
Patellarsehnen-Reflex
(Quadrizeps-femoris-Reflex)

- **Achillessehnen-Reflex**
- bessere, aber nicht allgemein übliche Bezeichnung:

Triceps-surae-Reflex

Es existieren mehrere Varianten der Auslösung:

- Beim liegenden Patienten bettet man das
  im Kniegelenk gebeugte Bein schräg über
  den anderen Unterschenkel des Patienten
  und schlägt auf die Achillessehne
  (Abb. 10.22 a).
- Der Untersucher setzt sich auf die Bettkante und klemmt das in Hüfte und Knie
  gebeugte Bein des Patienten zwischen
  seine Thoraxwand und seinen Oberarm.
  Außerdem hält er den Fuß des Patienten
  im Mittelfußbereich fest. Er kann dann
  von unten den Schlag gegen die Achillessehne ausführen oder gegen die Fußsohle
  des Patienten (genauer: gegen den eigenen Handrücken, der die Fußsohle des
  Patienten festhält, Abb. 10.22 b).
- Ausreichend mobile Patienten knien sich
  auf einen Stuhl, der Untersucher schlägt
  auf die Achillessehne des über den Rand
  hinausragenden Fußes (Abb. 10.22 c).

10.6.6 Fremdreflexe (einschließlich Pyramidenbahnzeichen)

Die Stimulation von Haut oder Schleimhaut
kann zu einfachen Bewegungen führen
(z. B. Kornealreflex s. S. 169), aber auch zu
komplexen Bewegungsschablonen (z. B.
Niesreflex). Diese Reflexe haben häufig
eine Schutzfunktion. Sie fallen selbstverständlich – ähnlich wie die Eigenreflexe –
aus, wenn es zu einer Unterbrechung der
direkten Reflexverschaltung kommt. Bei
Läsionen deszendierender Bahnen können
sie aber auch abgeschwächt oder aufgehoben sein (während in dieser Situation die
Muskeleigenreflexe meist gesteigert sind!).

- Dies erklärt, warum der Kornealreflex (s.
  S. 169) auch bei einer Schädigung in der
  inneren Kapsel abgeschwächt sein kann,
  obwohl der pontine Reflexbogen intakt
  ist.
- So ist die Kombination auffällig lebhafter
  Muskeleigenreflexe mit einem erlosche-
  nen Bauchhautreflex verdächtig auf eine
  Läsion der deszendierenden Bahnen

(„Pyramidenbahnläsion"); ungewöhnlich
lebhafte Muskeleigenreflexe mit regen
Bauchhautreflexen weisen eher auf ein
nur physiologisch hohes Reflexniveau
hin.

Zu den **klinisch wichtigsten Fremdrefle-
xen** gehören:

- **Kornealreflex** s. S. 169
- **Würgreflex** s. S. 172
- **Bauchhautreflexe** ($Th_6–L_1$)

Man streicht mit einem Holzstäbchen von
lateral nach medial rasch über die Haut des
Abdomens. Als Reflexantwort kommt es zu
einer gleichzeitigen Bauchmuskelkontrak-
tion mit Maximum im Stimulationsbereich.
Meist erkennt man ein Verziehen des Nabels nach lateral. Man löst den Reflex oberhalb des Nabels ($Th_6–Th_9$), in Nabelhöhe
($Th_9–Th_11$) und unterhalb des Nabels ($Th_{11}–L_1$) aus (Abb. 10.23).

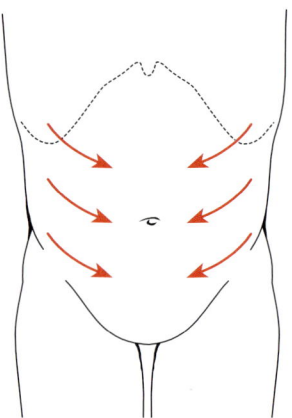

Abb. 10.23 Bauchhautreflex

- **Kremasterreflex** ($L_1–L_2$)

Da der M. cremaster entwicklungsge-
schichtlich ein ausgewanderter Bauchmus-
kel ist, kommt dem Reflex dieselbe Bedeutung zu wie den Bauchhautreflexen. Man
bestreicht die Innenseite des Oberschenkels
mit einem Holzstäbchen. Als Reflexantwort
wird der gleichseitige Hoden angehoben.
Ein Kräuseln des Skrotalhaut ist noch keine
positive Reflexantwort.

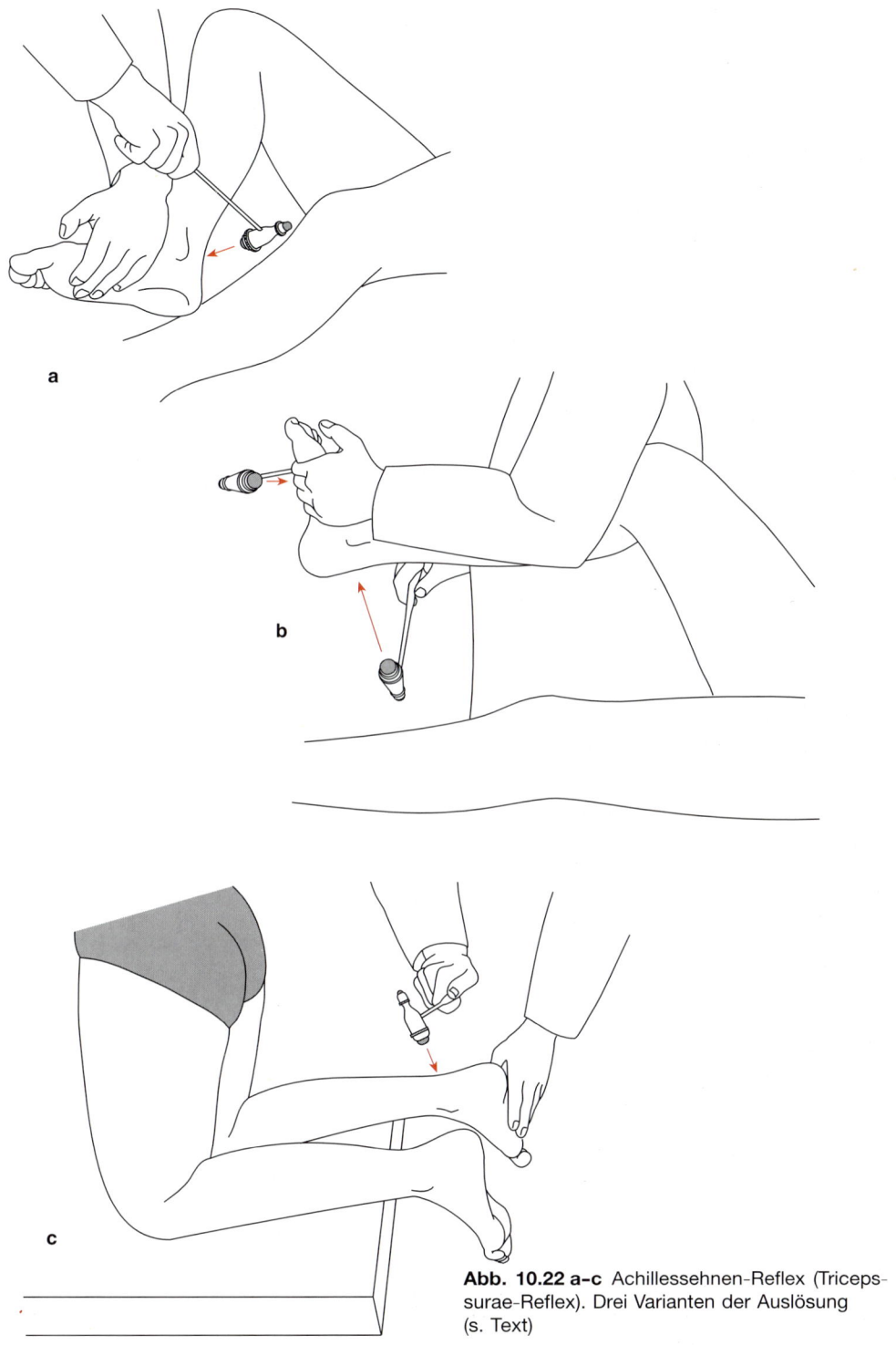

Abb. 10.22 a–c Achillessehnen-Reflex (Triceps-surae-Reflex). Drei Varianten der Auslösung (s. Text)

• Analreflex (S$_3$–S$_4$)

Bestreichen oder vorsichtiges Stechen der perianalen Haut führt zur sichtbaren Kontraktion des M. sphincter ani externus (S$_3$–S$_4$). Voraussetzung ist, daß der Patient entspannt ist (ruhiger Untersuchungsraum, genaue Aufklärung warum und wie die Untersuchung durchgeführt werden soll). Die Auslösung dieses Reflexes ist wichtig beim Verdacht auf einen lumbalen medialen Bandscheibenvorfall mit konsekutiver Kaudaläsion.

• Babinski-Reflex und andere Pyramidenbahnzeichen

Beim **Babinski-Reflex** (oder Babinski-Zeichen) handelt es sich um einen spinalen Flexorreflex, welcher durch eine Stimulation der Fußsohlenhaut ausgelöst wird. Als Reflexantwort kommt es zu einer leichten Beugung in Hüfte und Knie sowie einer Dorsalextension des Fußes. Beim Gesunden (Babinski negativ) ist dies – und hierauf wird in erster Linie geachtet – mit einer Plantarflexion der Großzehe (und der übrigen Zehen) verbunden.

> Im pathologischen Fall, d. h. bei einer Pyramidenbahnschädigung (Babinski positiv), kommt es zu einer **tonischen Dorsalextension der Großzehe**, oft verbunden mit einem Spreizen der übrigen Zehen.

Man streicht (mit einem Holzstäbchen oder der Rückseite des Hammers) von der Ferse

herkommend entlang des lateralen Fußrandes (Abb. 10.24). Ausreichender Druck und damit verbunden eine leichte Schmerzhaftigkeit ist leider notwendig. Ein rasches Wegziehen des Beines bei empfindlichen (kitzligen) Patienten erschwert die Beurteilung.

Der spinale Flexorreflex läßt sich mit der gleichen Reflexantwort häufig auch von anderen Orten als der Fußsohle auslösen. Dies erklärt, warum es mehrere sog. **Pyramidenbahnzeichen** gibt.

– Bestreichen des lateralen Fußrandes dorsalseits: **Chaddock-Reflex** (empfehlenswert bei sehr kitzligen Patienten).
– (Leicht schmerzhaftes) Bestreichen der Tibiakante von proximal nach distal: **Oppenheim-Reflex**
– Pressen der Wade: **Gordon-Reflex**.

Pyramidenbahnzeichen für die **obere Extremität** in einer dem Babinski-Zeichen vergleichbaren diagnostischen Zuverlässigkeit gibt es leider nicht, erwähnt werden sollen lediglich zwei Zeichen:

– **Wartenberg-Zeichen**: Der Arzt hakt die Finger seiner Hand in die Finger einer Hand des Patienten, beide ziehen kräftig. Beim Gesunden bleibt der Daumen in unveränderter Position, beim Kranken kommt es im Rahmen einer pathologischen Mitbewegung zur Adduktion, Opposition und Beugung des Daumens.
– **Mayer-Fingergrundreflex**: Eine langsame passive Beugung des Mittelfingers im Grundgelenk führt normalerweise zur Adduktion des Daumens. Das Fehlen dieser Antwort gilt als pathologisch.

Gelegentlich wird im klinischen „Jargon" von „**Pyramidenbahnsyndrom**" gesprochen, womit Spastik, eine Steigerung der Muskeleigenreflexe und Pyramidenbahnzeichen gemeint sind. Diese Zusammenfassung ist aber eine unangemessene Vereinfachung, denn Spastik und Reflexsteigerung sind die Folgen einer Läsion anderer deszendierender motorischer Bahnen. Eine isolierte Schädigung der Pyramidenbahn (z. B. im Crus cerebri oder in der Pyramide) bewirkt nur eine schlaffe Lähmung, den Verlust der Geschicklichkeit von Fingern und Zehen sowie Pyramidenbahnzeichen, aber keine Spastik oder Reflexbetonung.

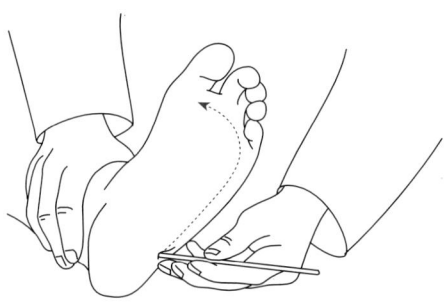

Abb. 10.24 Babinski-Reflex

10.6.7 Unterscheidung zwischen zentralen, peripher-nervalen und myogenen Lähmungen

Das erste motorische Neuron (auch oberes oder zentrales Neuron genannt) hat seinen Ursprung im wesentlichen in der Zentralregion des Großhirns und projiziert vorwiegend zu den kontralateralen Alpha-Motoneuronen im Hirnstamm und im Rückenmark. Das zweite Neuron (auch unteres oder peripheres genannt) innerviert die quergestreifte Muskulatur.

Bei **Schädigungen des ersten Neurons** bleibt die Innervation des Muskels erhalten, es kommt daher üblicherweise zu keiner wesentlichen Muskelatrophie. Die Muskeleigenreflexe können auf der gelähmten Seite initial zwar abgeschwächt sein, im weiteren Verlauf jedoch bildet sich eine Reflexsteigerung aus. Auch andere spinale Reflexe bleiben erhalten, sie können gesteigert und/oder auch verändert sein (vgl. Pyramidenbahnzeichen S. 182). Der Muskeltonus kann im Akutstadium herabgesetzt sein, er entwickelt sich im weiteren Verlauf aber zur Spastik.

Bei **Schädigungen des zweiten Neurons** kommt es zu schlaffen Lähmungen mit Reflexverlust und Atrophie.

Bei **Schädigungen der Muskulatur** selbst bleibt der Reflex zumindest lange Zeit noch erhalten. Die rumpfnahe Muskulatur reagiert besonders empfindlich auf Schädigungen, so daß myogene Lähmungen üblicherweise proximal betont sind. Tab. 10.3 (S. 176) faßt die Befunde zusammen, mit deren Hilfe in der Mehrzahl der Fälle eine sichere Zuordnung zum Läsionstyp möglich ist.

10.6.8 Untersuchung beim Verdacht auf extrapyramidal-motorische Erkrankungen

Der Begriff „extrapyramidal-motorisches System" faßt wörtlich genommen alle auf die Motorik wirkenden neuronalen Strukturen außer der Pyramidenbahn und ihrer Ursprungszellen zusammen. Eine derart weite Definition ist aber nicht üblich. Im allgemeinen werden lediglich die Basalganglien, d. h. in erster Linie Corpus striatum (Putamen und Nucleus caudatus), Pallidum, Substantia nigra und Nucleus subthalamicus, in die Bezeichnung einbezogen.

Erkrankungen dieser Strukturen führen zu abnormen Haltungen, Veränderungen des Muskeltonus, unwillkürlichen Bewegungen, einer erschwerten Initiation von Bewegungen und gestörten Stell- und Haltereflexen bei erhaltenen Muskeleigenreflexen. Tab. 10.5 zeigt eine vereinfachte Einteilung der extrapyramidal-motorischen Syndrome.

Die Untersuchung der Motorik besteht im wesentlichen in der Beobachtung der **Spontanmotorik**. Dabei muß auf folgende Phänomene geachtet werden:

– Ist die **Haltung** verändert (vornübergebeugte Haltung mit Tendenz zur Flexion in Armen und Beinen ist typisch für Morbus Parkinson)?
– Sind **Mimik** und **Gestik** auffallend spärlich?
– Ist das **Gangbild** normal? Geht der Patient breitbeinig unsicher oder kleinschrittig langsam? Fehlt das Mitschwingen der Arme?

Tab. 10.5 Einteilung der extrapyramidal-motorischen Erkrankungen (vereinfacht)

Tonus	Beweglichkeit	Beispiel
hyperton	hypokinetisch	Morbus Parkinson
hypoton	hyperkinetisch	Chorea, Ballismus
hyperton	hyperkinetisch	Athetose, Dystonie

– Kommt es zu **unwillkürlichen Bewegungen**?
Sie können in entspannter Haltung bzw. körperlicher Ruhe auftreten sowie verstärkt oder allein bei bestimmten Bewegungen. Seelische Erregung führt stets zu einer Verstärkung aller möglichen unwillkürlichen Bewegungen (also auch eines Ruhetremors). Man kann dem Patienten z. B. eine Rechenaufgabe stellen, um die unwillkürlichen Bewegungen deutlicher erkennen zu können.

Folgende **unwillkürliche Bewegungen** sind zu unterscheiden:

• **Tremor**: Relativ rhythmische Bewegung („Zittern"). Das Auftreten von Tremor in Ruhe spricht für die Parkinsonsche Krankheit. Halte- und Intentionstremor s. S. 185.

• **Choreatische Zuckung**: Irreguläre willentlich nicht unterdrückbare kurze Zuckung, oft mit geringem Bewegungseffekt.

• **Ballistische Zuckung**: Wie die choreatische Zuckung, aber in der proximalen Muskulatur, was zu Schleuderbewegungen der Extremitäten führt (meist einseitig).

• **Tic**: Einfache oder komplexe Bewegung, gut imitierbar, zumindest vorübergehend vom Patienten unterdrückbar.

• **Athetotische Bewegung**: Wurmartige, langsamere Bewegung, tritt besonders bei Willkürbewegungen (häufig nach perinatalen Hirnschäden) auf und führt zu einer Überlagerung der Willkürbewegung durch die nicht gewünschte Bewegung. Eine schwere Behinderung kann die Folge sein.

• **Myoklonie**: Kurze Muskelzuckung, epileptischer oder nicht epileptischer Genese, kann bilateral synchron oder irregulär auftreten, kommt aber auch physiologisch vor (z. B. Einschlafmyoklonien).

• **Dystonie**: Tonische oder phasische Verkrampfung, die zu einer abnormen Haltung führt, sie kann fokal (z. B. Schreibkrampf oder Torticollis spasmodicus) oder generalisiert auftreten.

Überprüfung des **Tonus** s. S. 173.
Zeigeversuche s. S. 185.

Stoßtest

Der Stoßtest wird in erster Linie beim Verdacht auf eine Parkinsonsche Krankheit durchgeführt, ist aber darüber hinaus wichtig bei allen Formen der Gangunsicherheit.

Man gibt dem stehenden Patienten einen Stoß vor das Sternum. Dabei muß dafür Sorge getragen werden, daß sich der Patient bei einem Verlust des Gleichgewichtes nicht verletzen kann. Der Gesunde innerviert bei diesem Stoß reflektorisch die Dorsalflexoren von Zehen und Fuß. Er verlagert somit sein Gewicht zur Ferse. Diese Reaktion tritt beim Morbus Parkinson nicht auf. In fortgeschrittenen Fällen fällt der Patient wie ein Brett nach hinten. Bei Kleinhirnerkrankungen ist zum Ausgleich der Standunsicherheit ein vermehrtes Sehnenspiel (in ausgeprägten Fällen auch ein Schwanken) zu beobachten (Abb. 10.25).

10.6.9 Untersuchung beim Verdacht auf Kleinhirnerkrankungen

Das Kleinhirn integriert Informationen aus dem motorischen System, den Vestibularorganen und aus anderen sensiblen Systemen (insbesondere dem optischen und somatosensiblen). Auf diese Weise trägt es zur Erlangung exakter zielgerichteter Willkürbewegungen der Extremitäten, der Mund- und Kehlkopfmuskulatur sowie der Augen (Kleinhirnhemisphären) und zur Aufrechterhaltung des Gleichgewichtes (mittelliniennahe Kleinhirnanteile, Vermis) bei.

Kleinhirnerkrankungen führen daher zu:

– Dysmetrie (im Ausmaß fehlerhafte, meist überschießende Zielbewegungen) der Augenbewegungen und Nystagmus
– Dysmetrie der Sprechmotorik (Dysarthrie)
– Dysmetrie der Gliedbewegungen
– einer verzögerten Kontraktion des Antagonisten nach abrupter Entspannung des Agonisten (fehlender Rebound)
– Unsicherheit (Ataxie) beim Sitzen, Stehen und Laufen.

Mit den folgenden Untersuchungen wird gezielt nach den entsprechenden Störungen gesucht:

• Überprüfung der Blickmotorik

Bei der **Überprüfung** der Blickmotorik (s. S. 167) erkennt man bei einiger Erfahrung, daß der Patient bei Blicksprüngen das Ziel nicht sofort erreicht. Kleinhirnerkrankungen führen zum **Blickrichtungsnystagmus**, d. h., bei exzentrischer Fixation kommt es zu einem konjugierten Nystagmus jeweils in Blickrichtung. Auch toxische Kleinhirnschäden (z. B. durch Alkohol oder Sedativa) führen zu diesem Nystagmus. Kleinhirnerkrankungen können ferner für einen spontanen **Vertikalnystagmus** verantwortlich sein.

• Diagnose der Artikulationsstörung

Die Artikulationsstörung ist charakterisiert durch ein langsames abgehacktes und in der Lautstärke unregelmäßiges Sprechen (**skandierendes** oder **explosives Sprechen**), manchmal aber auch durch ein „Vernuscheln" der Endungen. Man kann den Patienten bitten, einen Ton lange auszuhalten (laaa . . .) oder auch repetitiv eine Silbe zu wiederholen (ta-ta-ta).

• Finger-Nase-Versuch

Der Patient streckt die Hände vor wie beim Armhalteversuch (s. S. 174) und führt den Zeigefinger bei geschlossenen Augen zur Nase. Man achtet auf ein Zittern bereits in Vorhalteposition (Haltetremor), auf Unregelmäßigkeiten des Bewegungsablaufes sowie besonders auf zunehmend ausfahrende Bewegungen vor dem Erreichen des Zieles (**Intentionstremor** oder **Zielataxie**; charakteristisch für Kleinhirnhemisphärenerkrankungen) (Abb. 10.26).

• Knie-Hacke-Versuch

Der Patient nimmt mit einem Bein die gleiche Position ein wie beim Beinhalteversuch (s. S. 175), berührt dann mit der Hacke zunächst die Kniescheibe des liegenden Beines und fährt entlang des Schienbeines zum Fuß (Abb. 10.27). Dabei muß auf dieselben Bewegungsanomalien wie beim Finger-Nase-Versuch geachtet werden.

Bei beiden Versuchen muß in die Beurteilung miteingehen, ob der Patient noch andere Störungen hat, die ebenfalls die Ausführung behindern können (z. B. eine Lagesinnstörung oder Lähmungen. Wenn ein Patient wiederholt exakt statt der Nasen-

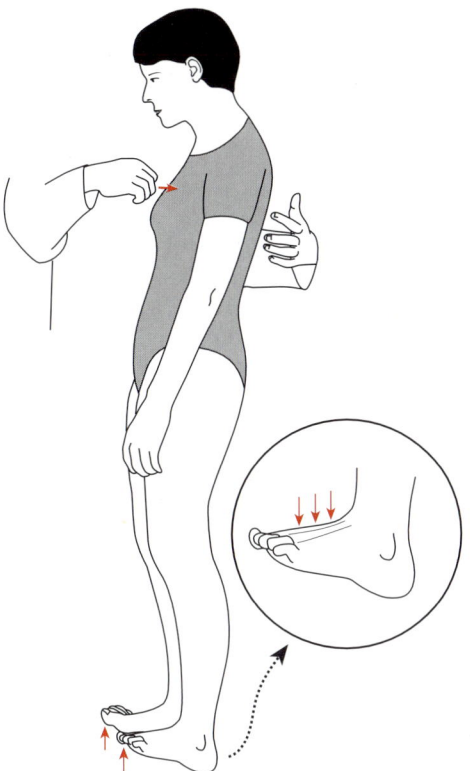

Abb. 10.25 Stoßtest

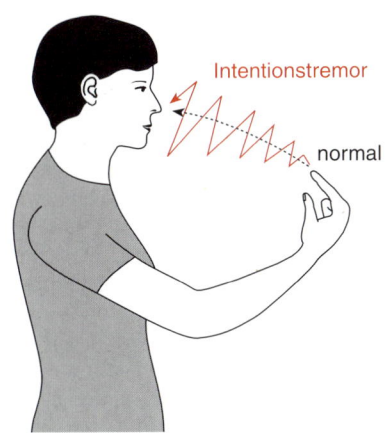

Abb. 10.26 Finger-Nase-Versuch

spitze die Nasenwurzel oder das Jochbein trifft, so liegt keine Dysmetrie vor, sondern eine Verständnisstörung oder Aggravation (bzw. sogar Simulation).

• **Rebound-Test**
Der Patient macht eine Faust und beugt kräftig gegen den Widerstand des Untersuchers im Ellenbogengelenk. Wenn der Untersucher losläßt, so kann der Gesunde die Bewegung sofort durch eine Kontraktion des Antagonisten (hier des M. triceps brachii) bremsen (sog. Rebound-Phänomen). Dieser Vorgang ist bei zerebellären Erkrankungen gestört. Der Patient trifft in schweren Fällen sein Gesicht, was durch die Hand des Untersuchers verhindert werden muß (Abb. 10.28).

In der Bezeichnung des Testausfalles herrscht leider Verwirrung. Korrekt ist es, das negative Testergebnis (Fehlen der Trizepskontraktion) als pathologisch zu bezeichnen. Von manchen wird das pathologische Ergebnis – ausgehend von der ungebremsten Beugebewegung – auch als positiv bezeichnet. Am besten spricht man daher davon, daß der Rebound-Test normal oder pathologisch ausgefallen ist.

• **Untersuchung auf Rumpf-, Stand- und Gangataxie**
Bereits im Sitzen achtet man darauf, ob der Patient, wenn er sich nicht anlehnt, schwankt (Rumpfataxie).
Die entsprechende Beobachtung im Stehen erfolgt durch den **Romberg-Versuch**:
Der Patient wird aufgefordert, sich mit eng zusammengestellten Füßen hinzustellen, zunächst mit offenen Augen. Wenn ihm dies nicht gelingt, so nimmt er die Beine etwas weiter auseinander. Dann schließt er die Augen. Dabei kann es zu einem ungerichteten Schwanken oder auch zu einer zielgerichteten Fallneigung kommen. Bei einer einseitigen Fallneigung zeigt die Richtung die Seite einer Kleinhirnstörung oder eines Vestibularisausfalles an. Eine deutliche Zunahme der Standunsicherheit bei geschlossenen Augen spricht dafür, daß die Unsicherheit durch eine Störung der somatosensiblen Afferenzen bedingt ist (Hinterstrangläsion oder Polyneuropathie), die durch die optische Kontrolle zumindest partiell kompensierbar ist.

Ein minimales Schwanken bei geschlossenen Augen darf noch nicht als pathologisch bezeichnet werden. Der Romberg-Versuch lädt etwas theatralisch veranlagte Patienten gelegentlich dazu ein, die Störung „auszugestalten". Daher muß man ggf. den Patienten ablenken, z. B. dadurch, daß man Zahlen mit dem Finger auf den Rücken schreibt und ihn auffordert, diese zu benennen. Nimmt die Standunsicherheit hierbei ab, so ist von Aggravation auszugehen. Lenkt man den Kleinhirnerkrankten hingegen ab, so nimmt die Ataxie noch weiter zu!

10.7 Untersuchung der Sensibilität

Die Sensibilitätsprüfung ist der unzuverlässigste Teil der neurologischen Untersuchung. Man ist auf die Kooperation des Patienten angewiesen.

Folgendes sollte bedacht werden:

• Auch schon leichtere **Sensibilitätsstörungen an wichtigen Körperstellen** (insbesondere Hände und Gesicht) fallen dem Patienten selbst auf, er wird also spontan oder zumindest auf Nachfrage davon berichten. Bei Sensibilitätsstörungen, die erst im Rahmen der Untersuchung auffallen, muß daher erwogen werden, ob es sich um eine nicht organische Störung oder ein Untersuchungsartefakt handelt. Viele Patienten sind bei der Sensibilitätsprüfung sehr suggestibel, und der Untersucher kann durch die Art des Fragens leicht eine Störung in den Patienten „hineinreden".

• Wenn sich die **Begrenzung einer Sensibilitätsstörung** an neuro-anatomisch verständliche Grenzen hält, so ist eine Schädigung der entsprechenden Struktur sehr wahrscheinlich. Der Ausdruck „eine Sensibilitätsstörung wurde durch die klinische Untersuchung objektiviert" ist aber falsch. Lediglich das Fehlen von Sensibilitätsstörungen kann durch eine systematische Überprüfung bei geschlossenen Augen mit eingestreuten Leerproben objektiviert werden.

• Bei **konzentrationsgestörten** oder sehr **ängstlichen Patienten** sollte nur eine einfache Sensibilitätsprüfung von kurzer Dauer

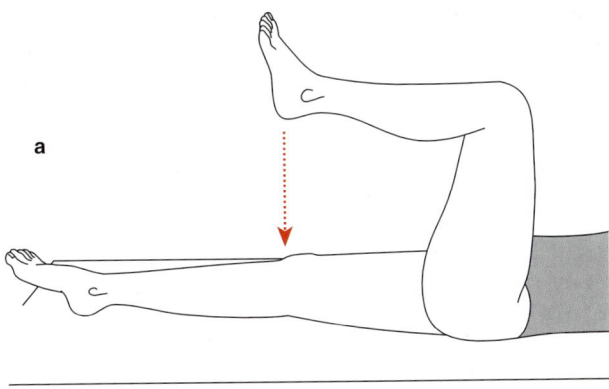

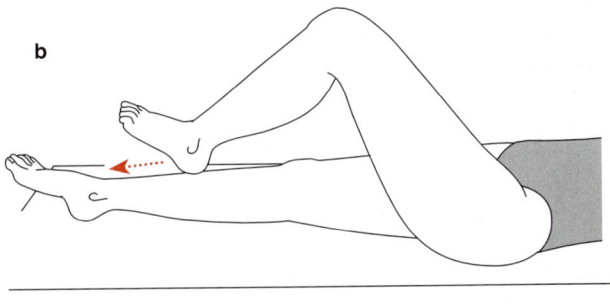

Abb. 10.27 a, b Knie-Hacke-Versuch

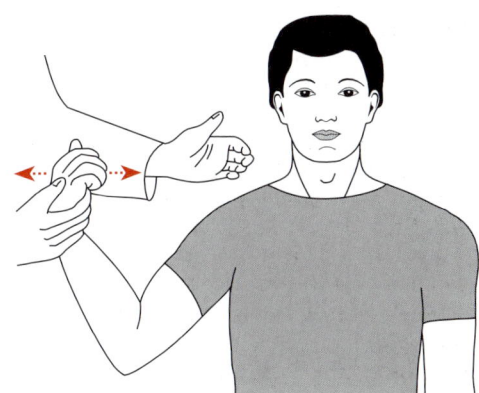

Abb. 10.28 Rebound-Phänomen

durchgeführt werden, da man diese Patienten sonst überfordert.

Bei allen Prüfungen beginnt man in einem (vermutlich) ungestörten Areal und erklärt dem Patienten, worauf er bei der nachfolgenden Testung mit geschlossenen Augen achten soll.

Folgende Modalitäten sind zu prüfen:
1. Berührungsempfinden (Ästhesie)
2. Schmerzempfinden (Algesie)
3. Temperaturempfinden (Thermästhesie)
4. Vibrationsempfinden (Pallästhesie)
5. Lagesinn (Propriozeption)
6. Räumliches Erkennen (Stereognosie)
7. Zahlenschrift (Dermolexie)

Zur **orientierenden Sensibilitätsprüfung**, die bei jedem Patienten durchgeführt werden sollte, gehören:

– Schmerzreize an beiden Wangen-, Hand- und Fußrücken,
– Dermolexieprüfung an Hand und Fuß,
– Überprüfung des Vibrationsempfindens an den Füßen.

Die darüber hinausgehende Prüfung ist stark von der Fragestellung abhängig. Diese ergibt sich aus der Anamnese und dem übrigen neurologischen Befund.

Wenn eine **Sensibilitätsstörung diagnostiziert** wurde, ist weiter zu prüfen, ob sie nur eine oder mehrere Modalitäten betrifft (d. h. alle Qualitäten oder z. B. nur Vibrationsempfinden oder nur Schmerz- und Temperaturempfinden).

Gibt ein Patient ein Areal verminderter Sensibilität an, oder ist ein solches nach dem bisherigen Erkenntnisstand zu vermuten, so testet man zunächst im (vermutlich) sicher normalen Gebiet, dann im Zentrum des gestörten oder vermutlich gestörten Areals und bestimmt von dort ausgehend die Grenzen. Die Sensibilität kann normal sein, herabgesetzt (Hypästhesie, Hypalgesie etc.), verändert (Dysästhesie, Dysalgesie etc.) oder selten auch heraufgesetzt sein (Hyperästhesie, Hyperalgesie etc.).

Spontane Mißempfindungen (wie Kribbeln, „Ameisenlaufen") ohne einen vom Untersucher gesetzten Reiz heißen **Parästhesien** und sind anamnestisch zu erfragen.

Untersuchungstechnik

1. Berührungsempfinden
Zur Testung der Berührungsempfindung streicht man mit der Dorsalseite der eigenen Finger zart über das entsprechende Hautareal. Man kann dazu aber auch einen Pinsel oder Wattebausch benutzen. Der Patient wird dann befragt, was er jeweils gespürt hat, insbesondere ob zwischen zwei Regionen ein Unterschied bestanden hat. Gegebenenfalls soll er den Unterschied genauer beschreiben.

2. Schmerzempfinden
Zur Testung der Schmerzempfindung benutzt man eine spitze Nadel (z. B. Sicherheitsnadel), die nach der Untersuchung gewechselt werden sollte. Es müssen jeweils mehrere Stichreize in einem Areal gesetzt werden, da es zu zufälligen Unterschieden der Intensität und der Entfernung von einem Schmerzpunkt kommen kann. Für den Patienten soll sozusagen der Mittelwert aus mehreren Reizungen wirksam werden.

Bei der Stärke des Schmerzreizes muß die Hautbeschaffenheit mitberücksichtigt werden (z. B. die Beugeseite der Unterarme hat eine sehr dünne Haut, während an Händen und Füßen eine Verschwielung vorliegen kann).

Cave: Aus dem Wegziehen einer Extremität darf noch nicht mit Sicherheit auf eine erhaltene Sensibilität geschlossen werden. Das Wegziehen kann auch im Rahmen eines spinalen Reflexes geschehen, ohne daß der Patient den Schmerzreiz bewußt wahrnimmt!

3. Temperaturempfinden
Die Temperatur kann mit Reagenzgläsern, die mit warmem bzw. kaltem Wasser gefüllt sind, getestet werden. Meist reicht für die Kaltprüfung auch ein Metallgegenstand (z. B. Stimmgabel) aus und für die Warmprüfung die eigene Hand (falls man tatsächlich warme Hände hat).

4. Vibrationsempfinden
Man benutzt eine „neurologische" Stimmgabel (128 Hz), stößt sie an und setzt sie auf

Knochenvorsprünge, von distal aus beginnend (Zehen oder Malleolen bzw. Finger). Falls dort eine Störung vorliegt, geht man weiter nach proximal, bis das Vibrieren bemerkt wird. Ein herabgesetztes Vibrationsempfinden ist ein empfindlicher Parameter für eine beginnende Polyneuropathie oder Hinterstrangstörung (z. B. Tabes dorsalis).

5. Lagesinn
Man faßt einen Finger oder die Großzehe seitlich an und erklärt dem Patienten zunächst, was mit Bewegungen „nach oben" und „nach unten" gemeint ist. Durch die seitliche Berührung vermeidet man, daß der Patient aus dem Druck die Bewegungsrichtung folgern kann. Der Patient soll dann die Augen schließen. Man beginnt zunächst mit relativ großen Bewegungsausschlägen und prüft dann mit kleineren weiter. Wenn der Patient keine Angaben machen kann, sollte ein weiter proximal gelegenes Gelenk getestet werden.

Die Ergebnisse der zwei folgenden Sensibilitätsuntersuchungen sprechen im Falle eines pathologischen Ausfalls für eine Großhirnläsion, wenn die bereits dargestellten elementaren Modalitäten intakt waren.

6. Stereognosie
Dem Patienten werden kleine, ihm vertraute Gegenstände in die Hand gegeben; diese soll er abtasten und benennen (Sicherheitsnadel, Knopf, Münze). In seltenen Fällen muß weiter differenziert werden, ob es sich tatsächlich um eine Störung des Erkennens oder nur des Benennens handelt.

7. Dermolexie
Dem Patienten werden Ziffern auf die Haut des Hand- oder Fußrückens geschrieben (mit der Rückseite eines Watteträgers). Das korrekte Erkennen setzt (neben der im allgemeinen vorauszusetzenden Vertrautheit mit den Zahlensymbolen) die Fähigkeit zur räumlichen und zeitlichen Integration von Berührungsreizen voraus. Die „4" wird am häufigsten richtig erkannt. Bei Schwierigkeiten kann der Patient gelegentlich noch sagen, ob es eine „runde" (0, 6, 3, 8, 9) oder „eckige" (1, 4, 7) Zahl war.

Lokalisationsdiagnostik
Rückschlüsse auf den **Ort einer Läsion** lassen sich aus dem Muster der betroffenen

sensiblen Modalitäten und aus der räumlichen Verteilung der Sensibilitätsstörungen ziehen.

Sensibilitätsstörungen einer Körperhälfte sprechen für Läsionen in den sensiblen Arealen des Großhirns, im Thalamus oder in den entsprechenden langen Bahnen, d. h. in erster Linie für Hirnläsionen. Rückenmarksläsionen sind ebenfalls möglich, wenn die Sensibilitätsstörung das Gesicht ausspart.

Transversal (quer) begrenzte Sensibilitätsstörungen sprechen für eine spinale Läsion, da im Rückenmark die Bahnen aus beiden Körperhälften relativ dicht beisammenlaufen.

Dissoziierte Empfindungsstörungen (stark gestörte Schmerz- und Temperaturempfindung bei [fast] normaler Berührungsempfinden und völlig normalem Vibrationsempfinden und Lagesinn) sprechen für eine Unterbrechung des Tractus spinothalamicus. Die Kombination einer dissoziierten Empfindungsstörung mit einer kontralateralen zentralen Lähmung weist auf eine halbseitige Rückenmarksschädigung (auf der Seite der Lähmung) hin (Brown-Séquard-Syndrom).

Streifenförmige Sensibilitätsstörungen sprechen für radikuläre Läsionen. Da sich die Dermatome erheblich überlappen, sind die Streifen unscharf begrenzt. Die Versorgungsareale für den Berührungssinn überlappen stärker als diejenigen für die Schmerzempfindung, daher ist die Algesieprüfung beim Verdacht auf radikuläre Läsionen besonders wichtig. Abb. 10.29 zeigt die in der Praxis wichtigsten Dermatome.

Umschriebene, scharf begrenzte Areale herabgesetzter Sensibilität sprechen für Läsionen peripherer Nerven. Die korrekte Analyse dieser Störungen setzt entsprechende anatomische Kenntnisse der sensiblen Innervation voraus (s. Lehrbücher der Anatomie oder der Neurologie).

Distal betonte Sensibilitätsstörungen an den Extremitäten sprechen für Polyneuropathien, da in der Regel die längsten Fasern gegenüber Schädigungen am empfindlichsten sind.

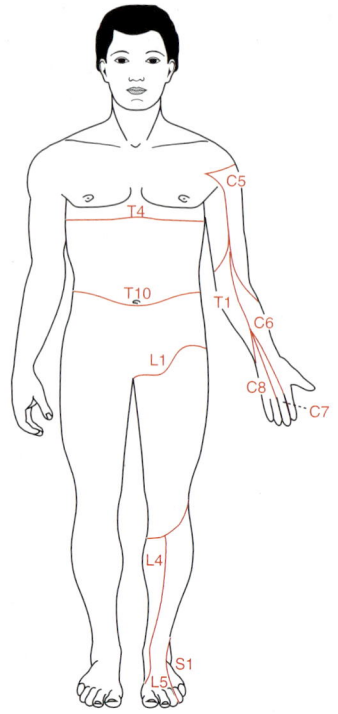

Abb. 10.29 Darstellung der diagnostisch wichtigsten Dermatomgrenzen

10.8 Untersuchung des vegetativen Nervensystems

Eine detaillierte Darstellung der vegetativen Innervation mit ihrer hierarchischen Struktur und funktionellen Bedeutung würde den Rahmen dieses Buches sprengen. Hingewiesen werden soll lediglich auf folgende diagnostisch wichtige Einzelheiten.

1. **Pupilleninnervation**, insbesondere Horner-Syndrom (s. Kap. 4.11.9 und Tab. 4.5).

Die sympathische Innervation der Orbita-Strukturen, insbesondere der Pupille, verläuft über eine lange Strecke (vom Hypothalamus absteigend zum Seitenhorn im Rückenmark C_8/Th_1, dann wieder aufsteigend über den Grenzstrang und das Nervengeflecht in der Adventitia der Art. carotis zur Orbita). Man muß daher bei einem Horner-Syndrom zunächst gedanklich, evtl. aber auch mit bildgebenden Verfahren diese Strecke „abfahren".

Wichtige Ursachen sind Tumoren im Bereich der oberen Thoraxapertur, das Wallenberg-Syndrom (s. Abb. 10.3) und Verletzungen der Art. carotis.

2. **Innervation von Blase, Mastdarm und Sexualorganen**
Störungen auf diesem Gebiete sind für den Patienten enorm belastend. Ihr Vorhandensein ist in erster Linie durch (besonders taktvolle) Erfragung zu ermitteln. Körpergeruch und Inspektion der Unterwäsche können Hinweise auf (z. B. schamhaft verschwiegene) Störungen geben. Die Perkussion des Unterbauches kann auf eine nicht vollständig entleerbare Blase hinweisen. Die exakte Untersuchung der Harnblasenfunktionsstörungen bleibt dem Urologen vorbehalten.

3. **Störungen der Schweißsekretion**
(Hypohidrose, Anhidrose)
Sie helfen bei der Differenzierung von radikulären gegenüber weiter peripher gelegenen Läsionen. Da die Innervation der Schweißdrüsen über den Grenzstrang des Sympathikus verläuft, weisen radikuläre Läsionen keine Schweißsekretionsstörungen auf (im Gegensatz zu Läsionen des Grenzstranges, der Plexus und der Stammnerven, die bei vollständiger Schädigung zur Anhidrose der entsprechenden Körperregion führen).

Beispiel: Eine Hypohidrose der Fußsohle bei einem ausstrahlenden Schmerz ins Bein spricht gegen die wesentlich häufigere Wurzelschädigung und für eine Infiltration des Plexus lumbosacralis und/oder des Grenzstranges durch einen Tumor aus dem kleinen Becken.

Da die entsprechenden Ursprungszellen des Seitenhorns nur im Thorakal- und im oberen Lumbalmark vorhanden sind, weicht die vegetative Versorgung in ihrer metameren Gliederung stark von der bekannten Dermatomeinteilung ab. Kopf und Hals erhalten ihre sudorimotorischen Fasern aus $Th_{3/4}$, Arme und Axillae aus $Th_{5/7}$ und die Beine aus $Th_{10}-L_{2/3}$.

Überprüft wird die Schweißneigung seitenvergleichend an Stirn, Handinnenfläche, Axillae, Leiste und Fußsohle. Dazu verwendet man den eigenen Handrücken und nicht die Handinnenfläche, um nicht den eigenen Schweiß mit dem des Patienten zu verwechseln.

10.9 Untersuchung des Bewußtseinsgestörten

Die neurologische Untersuchung bewußtseinsgestörter Patienten ist technisch nicht schwieriger als die des wachen Patienten. Folgendes muß jedoch beachtet werden:

Bewußtseinsgestörte befinden sich in der Regel in einer instabilen lebensbedrohlichen Lage. Vor einer detaillierten Untersuchung muß daher sichergestellt sein:
- daß die **Atmung** ausreichend ist
- daß die **Zirkulation** ausreichend ist
- daß der Patient einen sicheren **venösen Zugang** hat.

Nur die von der Kooperation des Patienten unabhängigen Teile der neurologischen Untersuchung sind möglich. Die Überprüfung von Sensibilität und Kraft kann deshalb nicht in der üblichen Weise durchgeführt werden.

Folgende Untersuchungen sind bei Bewußtseinsgestörten wichtig
1. Überprüfung der Bewußtseinslage
2. Beurteilung der Spontanmotorik und der durch Schmerzreize induzierten Motorik
3. Muskeltonus, Muskeleigenreflexe und Pyramidenbahnzeichen im Seitenvergleich
4. Stellung der Augäpfel und ihre Beeinflussung durch passive Kopfbewegungen und Kaltspülung der Ohren
5. Beurteilung des Atemtyps
6. Pupillenweite und Lichtreaktion im Seitenvergleich
7. Kornealreflex im Seitenvergleich
8. Reaktion auf Pharynx-Stimulation (bzw. beim Intubierten Reaktion auf Absaugen)

Pathophysiologische Grundlagen
Man unterscheidet qualitative und quantitative Bewußtseinstörungen. Bei **qualitativen Bewußtseinsstörungen** sind das Erleben und die Reaktionsweise des Patienten verändert. Der Patient hat üblicherweise später für diese Phase eine Amnesie (Gedächtnislücke). Beispiele sind Intoxikationen mit Halluzinogenen und epileptische Dämmerzustände.

Unter einer **quantitativen Bewußtseinsstörung** versteht man eine Reduktion der Wachheit (Vigilanz). Das Wachbewußtsein ist an eine beidseitig intakte Formatio reticularis und ihre Projektionen in das Großhirn gebunden.

Vigilanzstörungen findet man daher bei
- diffusen bilateralen Großhirnläsionen
- beidseitigen Hirnstammfunktionsstörungen
- Schädigungen, die Großhirn und Hirnstamm gemeinsam treffen (z. B. Intoxikationen).

Einseitige Großhirnläsionen führen deshalb nicht zu Bewußtseinsstörungen (es sei denn, sie führen sekundär zu generalisierten epileptischen Funktionsstörungen)!

Da sich das Gehirn in einer nicht elastisch verformbaren knöchernen Kapsel befindet, die durch bindegewebige Septen (Falx cerebri und Tentorium) unterteilt ist und nur eine größere Öffnung zum Spinalkanal hat, verursachen **raumfordernde Prozesse** (z. B. Blutungen, Liquoransammlungen durch Abflußstörungen, Hirnschwellung nach Trauma, Tumoren) sekundär eine **Verlagerung des Hirnstammes**. Diese Verlagerung führt ihrerseits zu charakteristischen Symptomen und letztlich über die Atem- und Kreislauflähmung zum Tode. Durch zunehmende supratentorielle Raumforderungen kommt es zu einer Schädigung des Hirnstammes, die zunächst mesodienzephal beginnt und sich kontinuierlich bis zur Medulla oblongata ausdehnt (**kraniokaudale Verschlechterung**). Bei raumfordernden Prozessen sind deshalb über lange Zeit (d. h. bis der Hirnstamm beidseits schwer geschädigt ist) **fokale Zeichen** nachweisbar.

Metabolische Schädigungen führen (von wenigen Ausnahmen abgesehen) zu generalisierten Funktionsstörungen des Gehirns. Sie lassen sich in metabolische bzw. endotoxische (z. B. Leber- oder Nierenversagen, Störung des Zuckerstoffwechsels, Sauerstoffmangel bei Kreislaufversagen) und toxische bzw. genauer exotoxische (Vergiftungen) Ursachen einteilen. Diffuse Hirnschäden zeigen meist eine bilateral symmetrische Ausprägung der Störungen, die Hirnstammstörungen sind meist inkomplett und bilateral. Im Vorlauf entwickeln sich häufig Tremor und Myoklonien (s. S. 184).

Die Unterscheidung zwischen Bewußtseinsstörungen mit **Fokalzeichen** und Bewußtseinsstörungen ohne Fokalzeichen ist von größter Wichtigkeit, da bei Erkrankungen mit Fokalzeichen häufig ein neurochirurgisches Vorgehen (Ausräumung einer Blutung) lebensrettend sein kann, wohingegen bei Bewußtseinsstörungen ohne Fokalzeichen die internistische Therapie im Vordergrund steht. Fokalzeichen nennt man Untersuchungsbefunde, die über die generalisierte Schädigung des Gehirns hinaus auf eine örtliche Besonderheit hinweisen (z. B. einseitige Lähmung, einseitiger Ausfall der Pupillenreaktion auf Licht oder des Kornealreflexes).

Man muß jedoch immer daran denken, daß beide Schädigungsmöglichkeiten auch gleichzeitig vorhanden sein können (Beispiel: Alkoholintoxikation und Schädelhirntrauma!).

Mechanische Schädigungen des Mittelhirns oder auch des Nervus oculomotorius führen bereits sehr früh zu einer Unterbrechung des Lichtreflexes, wohingegen bei toxischen Schädigungen die Lichtreaktion lange erhalten bleibt.

Die Lichtreaktion der Pupille ist der wichtigste Einzelparameter bei der Beurteilung Bewußtseinsgestörter.

Reflektorische Verspannung der Nackenmuskulatur beim Beugen des Nackens (Nackensteife, Meningismus) findet man bei folgenden Störungen:

- Entzündung der Meningen (Meningitis)
- Blut im Subarachnoidalraum
- Tumoren in der hinteren Schädelgrube.

Diagnostisch wichtig ist die Tatsache, daß der Meningismus in tieferen Stadien der Bewußtlosigkeit verschwindet.

Cave! Forcierte HWS-Bewegungen zur Überprüfung von Meningismus oder reflektorisch auslösbarer Augenbewegungen dürfen nur durchgeführt werden, wenn ein HWS-Trauma ausgeschlossen ist!

Untesuchungstechnik

1. Prüfung der Bewußtseinslage

Man unterscheidet drei Schweregrade: Somnolenz, Sopor und Koma.

Somnolenz ist eine abnorme Müdigkeit (der Patient schläft z. B. während der körperlichen Untersuchung ein), auf Ansprache öffnet er jedoch die Augen.

Sopor: Der Patient zeigt keine Reaktion auf Ansprache mehr, öffnet aber auf Schmerzreize noch die Augen.

Koma: Der Patient öffnet weder auf Ansprache noch auf Schmerzreize die Augen. Die nachfolgend dargestellten Reaktionen auf Schmerzreize geben einen weiteren Hinweis auf die Tiefe des Komas.

2. Beurteilung der Spontanmotorik und der durch Schmerzreize induzierten Bewegungen

Die spontane Minderbewegung einer Körperhälfte weist auf eine über die allgemeine Schädigung hinausgehende Schädigung der Bahnen vom Großhirn zum Rückenmark hin. Analog sind einseitige Krampfanfälle zu interpretieren.

Die beim Bewußtlosen zu setzenden Schmerzreize müssen oft sehr heftig sein (heftiger Druck auf das Nagelbett eines Fingers, Druck auf das Sternum, Stich ins Naseptum). Je nach der Tiefe des Komas reagiert der Patient noch mit gezielter Abwehr, ungezielter Abwehr, reflektorischen Bewegungsschablonen oder überhaupt nicht mehr.

Bei den reflektorischen Bewegungsschablonen unterscheidet man **Beuge-Streckspasmen** (Beugung der Arme bei gleichzeitiger Streckung der Beine) und **Streck-Streckspasmen** (Streckung und Innenrotation der Arme, Streckung der Beine).

Diese beiden Bewegungsschablonen stellen Hinweise auf eine Schädigung im oberen bzw. mittleren Hirnstamm dar und dürfen nicht mit epileptischen Anfällen verwechselt werden.

3. Muskeltonus, Muskeleigenreflexe und Pyramidenbahnzeichen

Der Muskeltonus wird zunächst in der üblichen Weise (s. S. 174) geprüft, zusätzlich kann man beide Arme anheben und wieder aufs Bett fallen lassen und dabei auf Seitendifferenzen achten. Die Beine werden im Kniegelenk angebeugt. Man beobachtet, wie sie sich nach dem Loslassen wieder strecken. Ein gelähmtes Bein mit erniedrigtem Tonus rutscht schneller wieder herunter.

Muskeleigenreflexe s. Kap. 10.6.5.

Pyramidenbahnzeichen s. S. 182.

4. Augenbewegungen

Bei der Beurteilung der Augenbewegungen ist in erster Linie auf eine konstante Abweichung der Blickrichtung (Déviation conjuguée) zu achten. Diese weist in erster Linie auf eine Lähmung der Blickmotorik in die andere Richtung hin.

5. Beurteilung des Atemtyps

Siehe Kap. 5.2.2.

6. Pupillenreaktion

Eine weite, nicht auf Licht reagierende Pupille spricht für eine Funktionsstörung in Höhe des Mittelhirns. Die Prüfung der Lichtreaktion muß mit einer sehr hellen Lampe erfolgen.

7. Kornealreflex

Der Ausfall eines Kornealreflexes weist auf eine Schädigung in Höhe der Brücke hin. Die Stimulation der Hornhaut muß wesentlich kräftiger als beim Wachen sein.

8. Pharynxstimulation

Eine fehlende Reaktion auf eine Pharynxstimulation bzw. auf Absaugen des intubierten Patienten spricht für eine Schädigung der Medulla oblongata.

11 Haut

(V. Misgeld)

Krankhafte Reaktionen der Haut führen zu einem weiten Spektrum an Veränderungen. Integraler Bestandteil der Krankenuntersuchung ist das Erkennen der resultierenden, objektiven Veränderungen, der **Effloreszenzen**. Diese Effloreszenzen (Hautblüten, Morphen, Läsionen) können eine Dermatose in pathognomonischer Weise prägen: Sie ermöglichen damit eine „Blickdiagnose", d. h. eine (differential-)diagnostische Benennung krankhafter Veränderungen des Hautorgans, die sich an den sichtbaren Einzelelementen orientiert.

Die **Inspektion der Haut** kann durch eine Palpation der Veränderungen oder dem Einsatz einfacher Hilfsmittel wie Lupe, Auflichtlupe, Öltupfer, Glasspatel, Knopfsonde, Hautschriftprobe oder Lampe ergänzt werden.

Eine verbindliche Terminologie ist notwendig, um diese Grundelemente der Dermatosen zu beschreiben. Diese – nur kognitiv erfaßbare – Ordnung versucht die Morphodynamik von Dermatosen widerzuspiegeln, indem zwischen **Primär- und Sekundäreffloreszenzen** unterschieden wird.

Primäreffloreszenzen entstehen auf gesunder Haut. Man unterscheidet Fleck (Makula), Knötchen (Papula), Knoten (Nodus), Tumor, Bläschen (Vesicula), Blase (Bulla), Eiterbläschen (Pustula) und Quaddel (Urtika).

Sekundäreffloreszenzen entstehen in der Regel aus Primäreffloreszenzen: Schuppe (Squama), Krustenborke (Crusta), Erosion (Erosio), Hautabschürfung (Exkoriation), Schrunde (Rhagade), Geschwür (Ulkus), Narbe (Cicatrix), Nekrose (Necrosis) und Gewebsschwund (Atrophie).

Die historisch begründete, aber nicht immer zwingende Klassifizierung in Primär- und Sekundäreffloreszenzen kann durch eine Einteilung ergänzt werden, welche die Effloreszenzen entsprechend ihrer Lage **in**, **über** oder **unter** Hautniveau ordnet (Abb. 11.1).

Die morphologische Diagnostik von Hautveränderungen wird durch die Einbeziehung der Lokalisation, des Verteilungsmusters, der Begrenzung oder der Form-Details der Effloreszenzen untermauert (s. Lehrbücher der Dermatologie).

11.1 Primäreffloreszenzen

11.1.1 Fleck (Makula)

Der Fleck wird definiert als eine umschriebene Farbveränderung im **Hautniveau**.

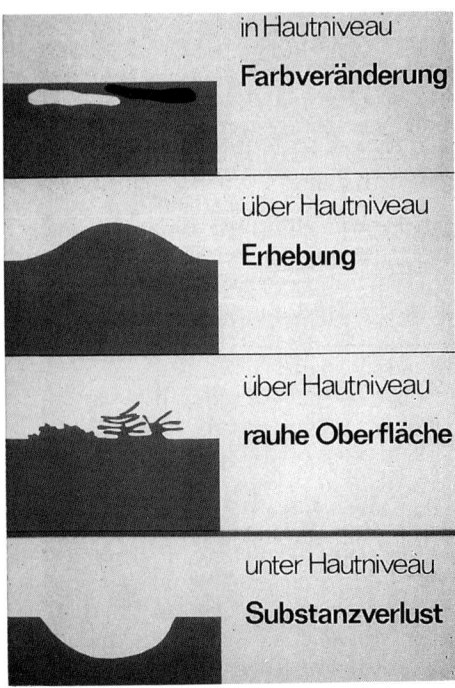

in Hautniveau
Farbveränderung

über Hautniveau
Erhebung

über Hautniveau
rauhe Oberfläche

unter Hautniveau
Substanzverlust

Abb. 11.1 Schema: Effloreszenzen in ihrer Beziehung zur Hautoberfläche

Sie kann korneal, subkorneal, basal, subbasal bzw. subkutan lokalisiert sein (Abb. 11.2). Der Begriff beschreibt Hautveränderungen, die durch Gefäße, durch Blutaustritt sowie eine vermehrte Pigmentierung oder einen Pigmentmangel ausgelöst werden.

Die **gefäßbedingten Flecke** können durch eine Erweiterung der Kapillaren auf vasomotorischer oder – und dies ist sowohl am häufigsten wie bedeutsamsten – auf entzündlicher Basis mit einem hellroten Kolorit hervorgerufen werden. Eine passive Hyperämie bewirkt einen lividen, zyanotischen Farbton der Flecke. **Maculae** auf dem Boden zirkulatorischer Ursachen können mit einem **Glasspatel** weggedrückt werden (Abb. 11.3).

Vorwiegend für Flecke durch eine aktive Hyperämie ist der Begriff **Erythem** (Hautrötung) reserviert, dessen Maximalvariante die gesamte Körperoberfläche als **Erythrodermie** erfaßt. Für das zügige, auch schubweise Auftreten von multiplen, oft symmetrisch angeordneten Flecken steht der Terminus **Exanthem** (Hautausschlag).

Gefäßbedingte Flecke können außerdem durch die anhaltende Erweiterung von Kapillaren (**Teleangiektasien**) bedingt sein, deren Vermehrung und Konfluieren wiederum unterschiedliche Bilder hervorruft (Naevus flammeus, Naevus araneus).

Flecke durch Blutaustritte in die Haut gehen – abhängig von der Bestandsdauer und der Lokalisation des Vorgangs – mit einem bunten Farbspektrum einher. Orientiert an der Ausprägung und Ausdehnung werden folgende Begriffe verwendet:
– Petechien (punktförmige Blutung)
– Purpura (kleinfleckig)
– Ekchymose (kleinflächig)
– Sugillation/Suffusion (flächenhaft)
– Hämatom (Bluterguß).

Flecken als vermehrte Pigmentierung können durch die Einlagerung körpereigener Pigmente wie Melanin, Hämosiderin, Gallenfarbstoff und durch Fremdfarbstoffe wie Tätowierungspigmente, Silber, Gold, Karotin entstehen. Der Farbton hängt auch von der jeweiligen Lage des Pigmentmaterials in der Haut ab.

Ein **fleckförmiger Pigmentmangel** kann als Leukoderm (z. B. nach Infektionskrankheiten, Verletzungen, Dermatitiden) auftreten, durch eine Pigmentbildungsstörung wie bei der Vitiligo oder durch Gefäßverengungen bzw. einen anlagebedingten, umschriebenen Kapillarmangel bedingt sein.

11.1.2 Knötchen (Papel, Papula)

Knötchen sind kleine, das Hautniveau überragende Gebilde.

Dieser Begriff wird bis zu einem ungefähren Durchmesser der Papeln von 10 mm verwendet. Auslöser der Erhebungen sind unterschiedlichste Vorgänge, die isoliert oder gemischt prinzipiell in allen Etagen der Haut (epidermale, koriale, kutane Papel; Abb. 11.4) auf entzündlicher oder nicht-entzündlicher Basis ablaufen können. Diese oft multipel auftretende, meist fest-konsistente Primäreffloreszenz präsentiert sich mit variabler Gestaltung der Oberfläche: Sie kann kugelig (Abb. 11.5), flach, plateauartig, spitzkegelig oder gedellt sein. Die Einzelelemente wiederum können diverse Herdformen bilden. Die Farbgebung hängt vom zugrundeliegenden pathologischen Prozeß ab und hat dementsprechend ein weites Spektrum.

Für die gruppierte Ansammlung von Papeln wird der Begriff **Lichen** (Knötchenflechte) gewählt. **Lichenifikation** steht für ein vergröbertes Relief der Hautoberfläche durch ein dichtes Konfluieren von Knötchen und Kombination mit deutlich ausgeprägten Hautfurchen und einer Verdickung der Haut, überwiegend auf dem Boden eines chronisch-entzündlichen Prozesses.

11.1.3 Knoten (Nodulus, Nodus)

Veränderungen, die in etwa Erbsen- oder Haselnußgröße erreichen und die Hautoberfläche überragen, werden als Knoten bezeichnet.

Die Definition erlaubt allerdings einen gewissen Spielraum. Ein **Nodulus** ist kleiner als ein **Nodus**, ohne präzise Orientierung an einer bestimmten Kubikmillimeterzahl.

Fleck/Macula

korneal
subkorneal
basal
subbasal
kutan

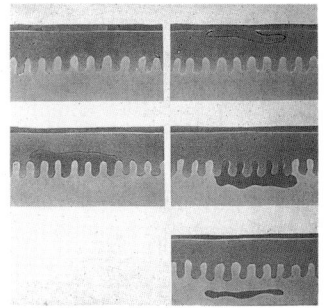

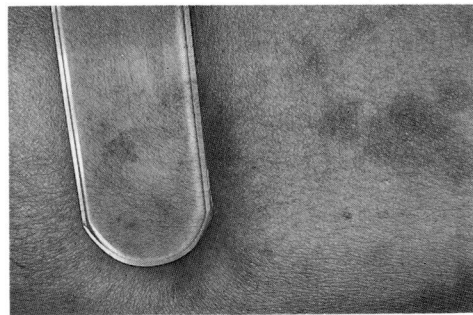

Abb. 11.2 Schema: Farbveränderungen in den Etagen der Haut

Abb. 11.3 Glasspateldruck: Gefäßspiel oder Ablagerung?

Knötchen/ Papel

epidermal
korial
kutan
(subkutan)

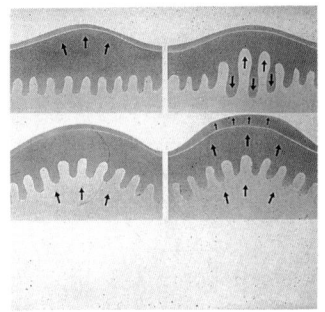

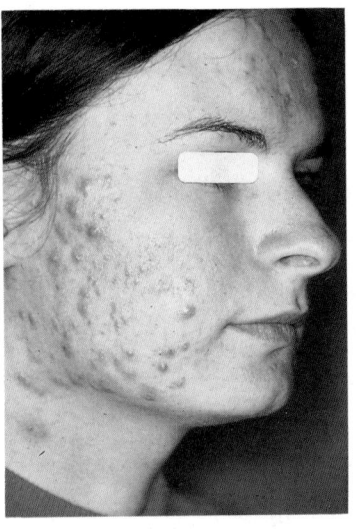

Abb. 11.4 Schema: Systematik der Papelauslöser

Abb. 11.5 Papel als Manifestation des Akne-Formenkreises

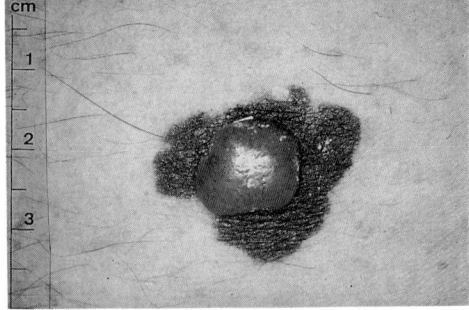

Abb. 11.6 Knoten, nodöses malignes Melanom

Grundlage dieses Phänomens können gut- oder bösartige, entzündliche oder nicht-entzündliche Zell- oder Gewebsvermehrungen bzw. Substanzablagerungen sein, die wiederum bestimmte Etagen der Haut einzeln oder gemischt besonders betreffen können. Die Konsistenz ergibt sich aus dem jeweiligen Grundprozeß (Abb. 11.6).

11.1.4 Tumor

Tumor ist der Oberbegriff für Veränderungen über dem Hautniveau, die insgesamt „deutlich größer" als Knoten sind.

Dieser Terminus kann die Folgen gut- und bösartiger Prozesse beschreiben. Zu beachten ist, daß Tumor (Abb. 11.7) im Sprachgebrauch des medizinischen Laien für etwas Bösartiges steht!

11.1.5 Bläschen (Vesicula)

Bläschen nennt man Serum- und/oder Erythrozyten-gefüllte Hohlräume bis etwa Linsen- oder Erbsengröße, die von dem verdrängten Gewebe begrenzt werden.

Sie können in den verschiedenen Schichten der Haut liegen und das Hautniveau in Abhängigkeit von ihrer subkornealen, intraepidermalen oder subepidermalen Lage mehr oder minder deutlich überragen (Abb. 11.8).

Intraepidermale Bläschen können durch unterschiedliche Mechanismen ausgelöst werden, z. B. durch die ballonierende Degeneration der Keratinozyten durch epidermotrope Viren, oder durch ein interzelluläres Ödem mit schwammartiger Auflockerung (**Spongiose**) der Epidermis. Eine weitere Möglichkeit stellt die Entwicklung von exsudatgefüllten Hohlräumen durch **Akantholyse** (d. h. Auflösung desmosomaler Kontakte zwischen den Stachelzellen) dar.

Subepidermale Hohlräume können durch eine Beeinträchtigung der Verzahnung der Basalmembranzone mit dem Korium ausgelöst werden, z. B. durch ein ausgeprägtes Ödem, eine Zerstörung der Basalzellen, eine Schädigung der Basalmembran oder durch

genetisch bedingte Defekte der Ankerfilamente.

Für kleinherdige Gruppierungen von Vesikeln steht die Bezeichnung **herpetiforme Anordnung**: das bekannteste Beispiel ist der Herpes simplex (Abb. 11.9).

Beim Auftreten von intraepidermalen Vesikeln an Handflächen und Fußsohlen bewirkt die Hornschicht eine besonders feste Bläschenkuppe, manchmal auch eine auffallende Größe der Einzelmorphe, die mitunter Sago-ähnlich und größer imponieren kann. Dieses klinisch vesikelgeprägte Bild wird – unabhängig vom jeweiligen Pathomechanismus – auch als **dyshidrosiform** bezeichnet.

11.1.6 Blase (Bulla)

Als Blasen werden intradermale Hohlräume bezeichnet, die über erbsengroß sind.

Entscheidend für die Morphodynamik einer Bulla ist deren Sitz in der Haut. Bei einer **intraepidermalen Lage** können die Blasen rasch rupturieren, die Primärmorphe ist dann mitunter nur kurze Zeit eindeutig erkennbar. Der intraepidermale Sitz einer Blase kann durch das **Nikolski-Phänomen** (Abb. 11.10) gesichert werden: die Blasen oder die klinisch normal wirkende Haut läßt sich durch seitlichen Druck verschieben.

Subepidermale Blasen haben das (anfangs) intakte Epidermisband als Decke. Diese Bullae können über längere Zeit prall (und initial serumgefüllt) bestehen bleiben. Erst später kommt es zur schlaffen Umformung oder/und zu einem hämorrhagischen und/oder eitrigen Inhalt.

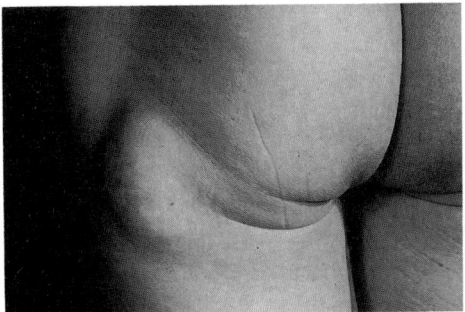

Abb. 11.7 Tumor, gutartiges Lipom

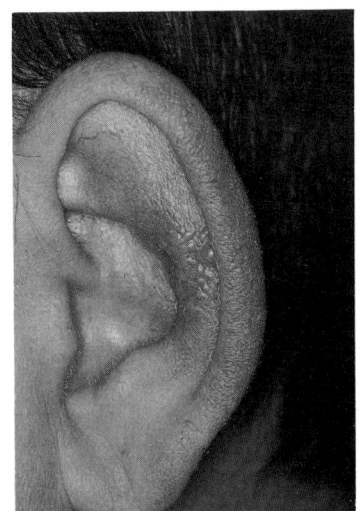

Abb. 11.9 Herpetiforme Bläschen. Herpes simplex ungewöhnlicher Lokalisation

**Bläschen/
Vesikula**

intrakorneal
subkorneal
intraepidermal
subepidermal

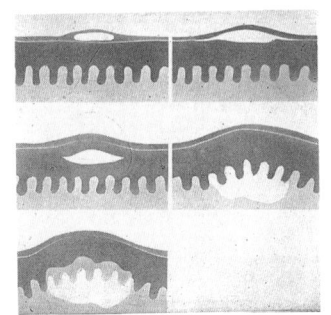

Abb. 11.8 Schema: Lage der Bläschen im Hautorgan

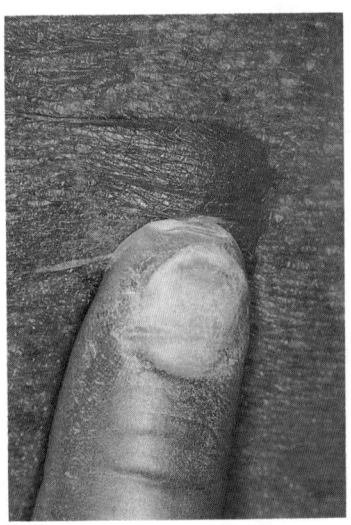

Abb. 11.10 Nikolski-Phänomen. Verschieblichkeit der Blase durch seitlichen Druck?

11.1.7 Eiterbläschen (Pustel, Pustula)

Ist ein Hohlraum von der Größe eines Bläschens Leukozyten-gefüllt, dann wird diese korneal, intraepidermal oder intrafollikulär gelagerte Läsion über Hautniveau als Pustel bezeichnet.

Der Inhalt dieser Pustel kann steril sein. **Primäre Pusteln**, z. B. bei der Psoriasis pustulosa, sind von Anfang an durch Leukozyten geprägt und können besonders augenfällig an Handflächen und Fußsohlen zum Bild der **Pustulose** führen. **Sekundäre Pusteln** entstehen durch die Umwandlung von Bläschen, meist durch eine Sekundärinfektion. Diese **Impetigenisierung** können auch primär sterile Pusteln erfahren. Beispiele für infektiöse Pusteln sind die follikelständigen Eiterbläschen, z. B. bei einer Follikulitis oder im Rahmen des Akne-Formenkreises (Abb. 11.11, 11.12).

11.1.8 Quaddel (Urtika)

Durch einen korialen Serumaustritt ausgelöste, umschriebene Ödeme führen zu unterschiedlich intensiv juckenden Quaddeln, welche das Hautniveau vielgestaltig überragen können.

Die Farbe der Quaddeln (Abb. 11.13) wird geprägt durch den Gefäßzustand: ein rotes Kolorit (**Urtica rubra**) entsteht in allen Abstufungen bei erweiterten Kapillaren, ein weißlich-gelblicher Ton (**Urtica porcellanea**) bei einer ödembedingten Kapillarkompression. Manchmal ist auch ein helles Zentrum bzw. ein weißlicher Saum zu beobachten. Bei einer Ödemisierung der tieferen Hautetagen kommt es zu flächenhaften Schwellungen (**Urticaria profunda**). Serumaustritte in den perivaskulären Raum, z. B. der Periorbitalregion, der Lippen, der Genitalien, der Zunge bzw. des Rachenraumes, können eine mitunter monströse, teigige Schwellung (sog. **Quincke-Ödem**) bewirken (Abb. 11.14).

Die passagere Permeabilitätsstörung mit nachfolgendem Serumaustritt wird vornehmlich durch eine exogen oder endogen provozierte Ausschüttung von Histamin und weiteren Permeabilitätsfaktoren ausgelöst. Bedeutsamste klinische Manifestation (Abb. 11.15) ist die **Urtikaria (Nesselsucht)**, die nach ihrem zeilichen Verlauf, der morphologischen Ausprägung und ätiopathogenetischen Faktoren klassifiziert wird. Der häufigste Urtikaria-Typ stellt die **akute Nesselsucht** mit einem Verlauf von über vier bis sechs Wochen dar, der immunologische Sofortreaktionen bzw. nicht-allergische Intoleranzreaktionen zugrundeliegen können. Seltenere urtikarielle Hautveränderungen entstehen durch Auslöser wie Reiben, Kratzen oder Scheuern (**Urticaria factitia**) und führen zum Bild des sofort auftretenden urtikariellen Dermographismus bei der Hautschriftprobe. Auch mechanischer Druck (**Urticaria mechanica**) Kälte, Wärme bzw. Schwitzen und emotionale Faktoren (**cholinergische Urtikaria**) können eine Urtikaria auslösen.

**Pustel/
(Eiterbläschen)
Pustula**

korneal
epidermal
subbasal
sub+intra-
epidermal
follikelständig

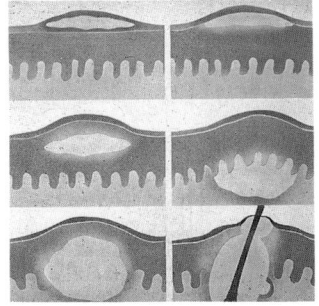

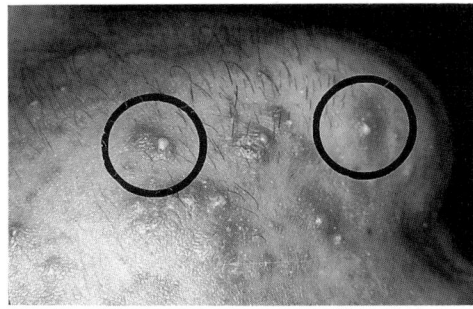

Abb. 11.11 Schema: Lage der Pusteln im Haut-organ

Abb. 11.12 Pustel

**Quaddel/
Urtica**

über Hautniveau
korialer
Serumsaustritt

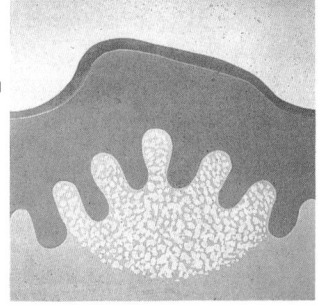

Abb. 11.13 Schema: flüchtiger Serumaustritt bei Urtikaria

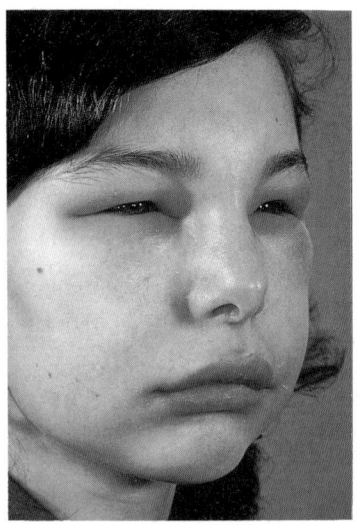

Abb. 11.14 Quincke-Ödem. Schwellungen in speziellen Regionen

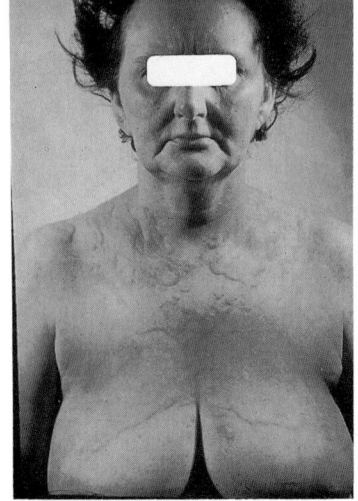

Abb. 11.15 (Generalisierte) Urtikaria durch viel-fältige ätiopathogenetische Faktoren

11.2 Sekundäreffloreszenzen

Sekundäreffloreszenzen entwickeln sich durch unterschiedlichste Mechanismen aus Primäreffloreszenzen, oder sie entstehen auf dem Boden anderer Vorschädigungen der Haut.

11.2.1 Schuppe (Squama)

Die Schuppe erhebt sich über Hautniveau und besteht aus unterschiedlich ausgeformten Elementen der Hornschicht.

Ihre Farbe hängt vom Grad der Trockenheit, der Fett-, Serum- oder Schmutzimprägnierung ab. Eine verdickte, längerhaftende Hornschicht bei normaler Proliferation der Epidermis findet man bei der **Retentionshyperkeratose**. Wenn die Epidermis rascher prolifiert, kommt es zur **Proliferationshyperkeratose**, das klassische Beispiel dafür ist die erythemato-squamös geprägte Psoriasis (Abb. 11.16, 11.17).

Orientiert an Größe, Art und Verteilung der Schuppen werden Begriffe wie **pityriasiform** (mehlstaubartig, kleieförmig), **psoriasiform** (größere, dickere, silbrige Schuppen), **klein-** oder **großlamellös**, **ichthyosiform** (größere, im Randbereich aufgebogene **Squamae**), **exfoliativ** (Hornschichtabblätterung in größeren zusammenhängenden Elementen) oder **Collerette-artig** (Halskrausen-artiges Bild, bei dem sich die randständigen Schuppen zum Herdzentrum hin abheben) gebraucht.

Sonderformen umschriebener Hornschichtverdickungen (**Keratosen**) können als fest anhaftende Hornplatten (**Schwiele, Tyloma**; Abb. 11.18) oder kegelförmig in die Tiefe reichend (**Hühnerauge, Clavus**) ausgeprägt sein.

11.2.2 Kruste (Borke, Crusta)

Das Eintrocknen von Sekreten der Exsudate aus Serum, Eiter oder Blut führt zu einer Kruste.

Durch Aufschichtung der auslösenden Materialien oder einen lagenweisen Wechsel von Schuppen und Kruste (**Schuppenkruste**) kann sich die Kruste (Abb. 11.19, 11.20) über das Hautniveau erheben. Eine Austernschalen-ähnliche Krustenschichtung wird als **Rupia** bezeichnet. Die farbliche Prägung ergibt sich durch den führenden Anteil der Morphe: ein gelblich-honigartiges Kolorit entsteht, wenn Serum dominiert, ein dunkelbräunlich-gelbliches durch Eiter und ein rotbraun-schwärzlicher Farbton durch Blut.

**Schuppe/
Squama**

über Haut-
niveau
oberste
Epidermis-
anteile

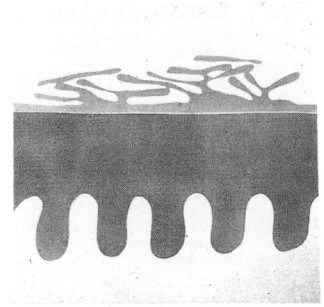

Abb. 11.16 Schema: Schuppe

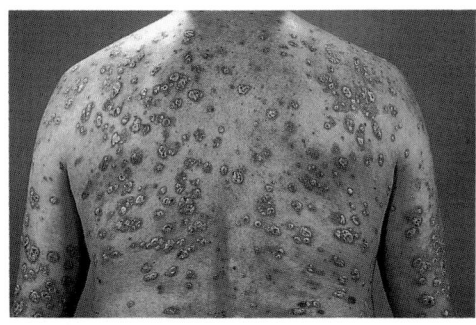

Abb. 11.17 Erythemato-squamöse Effloreszenzen. Vollbild der Psoriasis vulgaris

Schwiele

über Haut-
niveau
Substanz-
vermehrung
Hyperkeratose

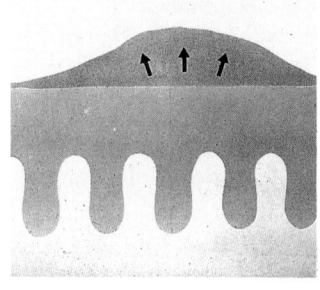

Abb. 11.18 Schema: Schwiele

**Kruste/
Crusta**

epikorneal
transepi-
dermal
epidermal

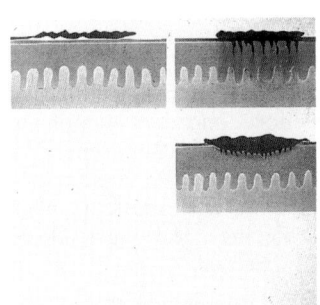

Abb. 11.19 Schema: Wege zur Krustenbildung

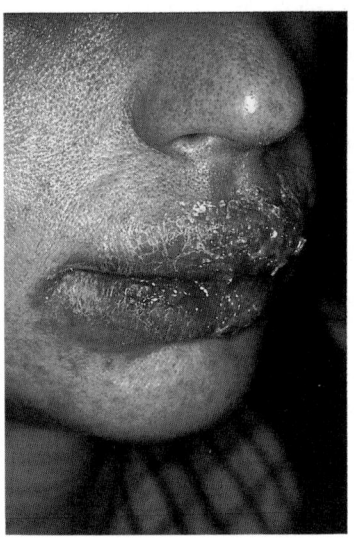

Abb. 11.20 Kruste

11.2.3 Erosion (Erosio)

Ein Defekt des Epithels bis zum Stratum basale nennt man Erosion.

Sie entsteht durch mechanische Faktoren und/oder entzündliche Prozesse bzw. beim Platzen von Blasen, Bläschen oder Pusteln. Diese unter Hautniveau liegende Läsion (Abb. 11.21) heilt stets narbenlos ab. Die Form der (anfangs) oft rötlich-glänzenden Einzelmorphe hängt von der Ausgangssituation ab. Im weiteren Verlauf kann es durch seröses Exsudat zur Krustenbildung kommen.

11.2.4 Hautabschürfung (Exkoriation, Excoriatio)

Bei einem Defekt des Epidermisbandes, der sich in die oberflächlichen Anteile des Koriums fortsetzt, spricht man von einer Exkoriation.

Diese Morphe unter Hautniveau entsteht durch Schürfverletzungen (Abb. 11.22), durch entsprechend aggressives Kratzen oder andere Hautschädigungen. Werden die Kapillaren des Papillarkörpers verletzt, kommt es zu punktförmigen Blutungen. Eine Defektheilung mit Narbenbildung resultiert, wenn die Exkoriation Hautanhangsgebilde erfaßt und/oder tiefer in das Korium eindringt.

11.2.5 Schrunde (Hautriß, Fissur, Rhagade, Rhagas)

Das morphologische Spektrum der Schrunde reicht von einer diskreten Rißbildung der Hornschicht bis zu einer spaltförmigen Kontinuitätstrennung der Epidermis, die sich bis in das Korium fortsetzen kann.

Gebahnt wird diese Veränderung (Abb. 11.23) durch eine unelastische, ausgetrocknete oder auch deutlich hyperkeratotische Haut, die Dehnungsbelastungen nicht mehr ausgleichen kann. Körperöffnungen, natürliche Hautfalten, die Fersenregion, Gelenkbereiche und die Handflächen (Abb. 11.24) werden von dieser Schädigung bevorzugt betroffen. Über tiefreichende **Rhagaden** können die Lymphwege erreicht werden, sie stellen deshalb eine mögliche Eintrittspforte für bakterielle Infektionen dar.

11.2.6 Geschwür (Ulkus, Ulcus)

Das Ulkus ist durch einen in das Korium oder tiefer reichenden Hautdefekt gekennzeichnet, der sich in vorgeschädigtem Gewebe entwickelt hat.

Aufgrund der Vorschäden (z. B. arterielle, venöse und/oder lymphangiäre Faktoren, physikalisch-chemische Vorschädigungen, entzündliche Prozesse oder der Zerfall von Neoplasien), besteht überwiegend eine schlechte Heilungstendenz (Abb. 11.25, 11.26).

Die Grundleiden bestimmen auch die Defektgröße und -tiefe sowie die Besonderheiten des Geschwürrandes und -grundes. Kommt es zur Heilung des Geschwürs, entsteht immer eine Narbe.

Verletzungsbedingte Defekte der nicht vorgeschädigten Haut werden als **Wunde** bezeichnet, flache, mitunter multiple Defekte als **Ulzerationen**.

Erosion/
Erosio

unter Haut-
niveau
Läsion:
nur bis zum
stratum
basale

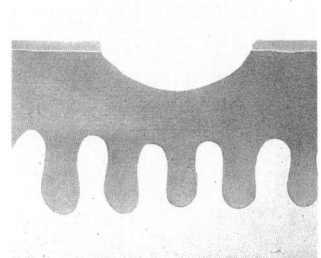

Abb. 11.21 Schema: Erosion

Excoriation/
Excoriatio

unter Haut-
niveau
Läsion:
bis zum
Korium

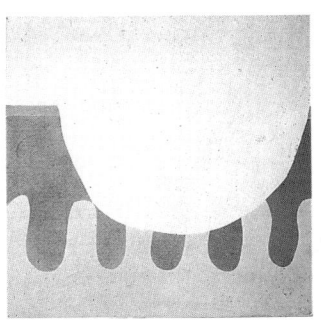

Abb. 11.22 Schema: Hautabschürfung

Schrunde/
Fissur/
Rhagas

unter Haut-
niveau
Sonderform
eines
Defektes

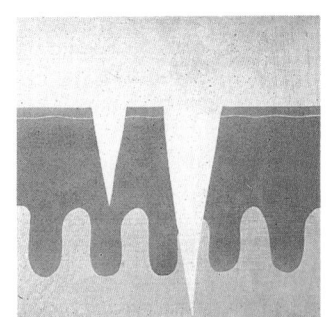

Abb. 11.23 Schema: Schrunde

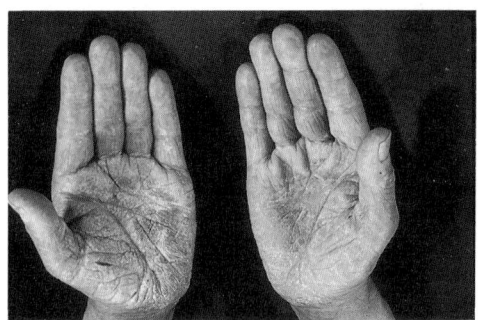

Abb. 11.24 Tylotisch-rhagadiformes Ekzem

Geschwür/
Ulcus

unter Haut-
niveau
Läsion:
tiefreichend –
bis Korium
und tiefer

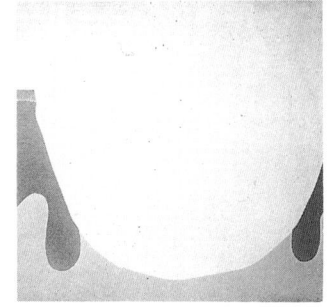

Abb. 11.25 Schema: Geschwür

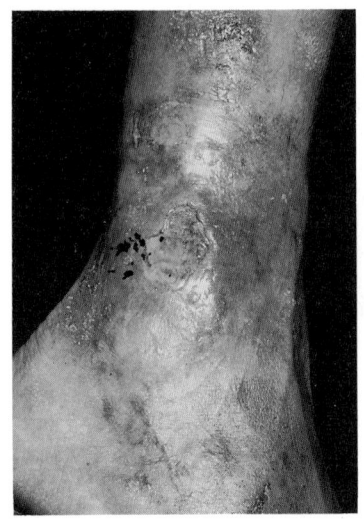

Abb. 11.26 Ulcus cruris venosum mit pathognomonischer Lokalisation

11.2.7 Narbe (Cicatrix)

Der Ausgleich von epidermalen Substanzverlusten, welche wenigstens bis in das Korium reichen, erfolgt als Defektheilung durch eine kollagengeprägte **Narbe**.

Die neugebildete deckende Epithelschicht ist meist dünner und die Hautanhangsgebilde fehlen (Abb. 11.27). Das Kolorit einer Narbe wird durch deren Alter bestimmt. Frische Narben haben einen rötlich-lividen Farbton, alte Narben können stärker oder schwächer als die normale Umgebung pigmentiert sein. In Abhängigkeit von der Menge des neugebildeten Bindegewebes kann sich statt der normalen, im Hautniveau liegenden Narbe eine **atrophische Narbe** unter Hautniveau oder wulstig erhaben **hypertrophische**, aber auf den ursprünglichen Defektbereich beschränkte Narbe bilden.

Von dieser wird das (anlagebedingte, auch lokalisations- und altersabhängige) **Keloid** abgegrenzt, bei dem die überschießende Faserbildung über den initialen Narbenbezirk hinausgeht (Abb. 11.28, 11.29).

11.2.8 Nekrose (Necrosis)

Nekrose nennt man einen umschriebenen Gewebstod.

Örtliche Stoffwechselstörungen auf dem Boden eines Sauerstoffmangels, physikalische, chemische, entzündliche oder traumatische Ursachen können zu Nekrosen mit schließlich grau-bräunlicher bis schwarzer Farbe führen. Durch Austrocknung und Schrumpfung von nekrotischem Gewebe kommt es zur **Mumifikation** (Synonym: trockener Brand; Abb. 11.30). Durch die Invasion von (gramnegativen) Fäulnisbakterien kann sich ein feuchter Brand (feuchte Gangrän) mit Gewebserweichung und übelriechender Gasbildung entwickeln.

11.2.9 Gewebsschwund (Atrophie, Atrophia)

Die etagenkorrelierte oder durchgehende Schrumpfung von Epidermis, Korium und Hautanhangsgebilden prägt die Atrophie der Haut

Sie entsteht (Abb. 11.31) im Zuge der Altersinvolution, bestimmter meist entzündlicher Grundleiden (Abb. 11.32) oder genetischer Bedingungen und ist irreversibel. Man unterscheidet zwei Formen:

Bei der schlaffen Atrophie mit Elastizitätsverlust, durchscheinendem Gefäßlager und zigarettenpapierähnlichem Aspekt bleibt die Fältelung der trockenen Haut bestehen. Bei der straffen Atrophie wirkt die gespannte, ebenfalls papierdünne, nicht-fältelbare Haut wie mit der Unterlage verbacken.

**Narbe/
Cicatrix**

Einziehung
Farbver-
änderung
Verlust der
Hautan-
hangs-
gebilde

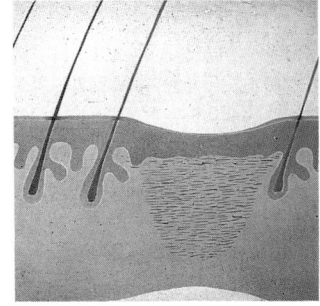

Abb. 11.27 Schema: Narbe

Keloid

Sonder-
form
der
Narbe

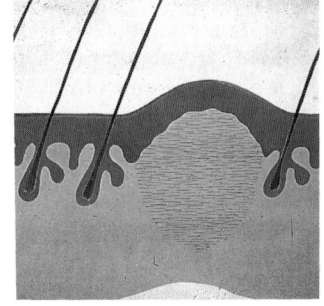

Abb. 11.28 Schema: Keloid

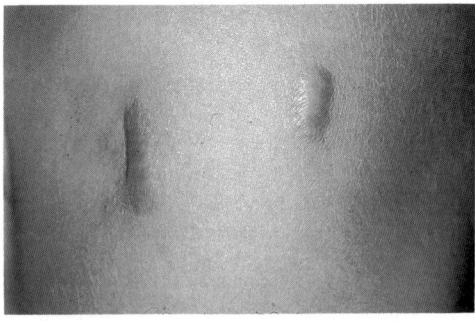

Abb. 11.29 Keloid

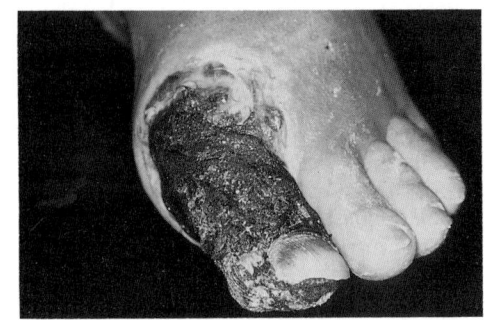

Abb. 11.30 Trockener Brand bei diabetischer Angiolopathie

Atrophie

Substanz-
verlust

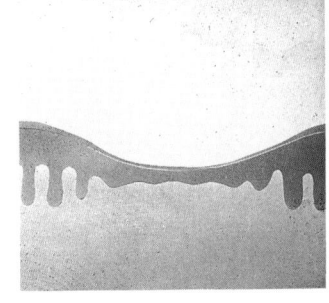

Abb. 11.31 Schema: Atrophie

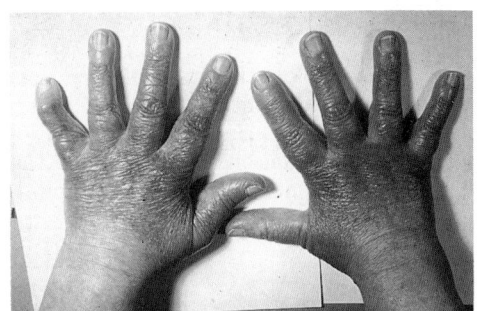

Abb. 11.32 Acrodermatitis chronica atrophicans Pick-Herxheimer, eine Spätmanifestation der Infektion mit Borrelia burgdorferi

11.3 Hautanhangsgebilde

11.3.1 Haare

Das zyklische Wachstum des Haares durchläuft definierte Stadien

- das **Anagen**, die Wachstumsphase, die bis zu sechs Jahre dauert;
- das **Katagen**, die Übergangsphase von einigen Tagen
- das **Telogen**, die Ruhephase mit einer Dauer von drei bis vier Monaten.

Jede einzelne Phase ist durch eine charakteristische Morphologie und eine bestimmte Prozentzahl an speziellen Haaren geprägt (Abb. 11.33 a–c).

Das **Anagenhaar** mit seiner ausgesprochenen Empfindlichkeit gegenüber Schädigungen unterschiedlichster Art reagiert – abhängig von der Stärke und der Einwirkungszeit der Noxe – mit verschiedenen Mustern: z. B. mit dem vorzeitigen Übergang in die Telogenphase oder es entwickeln sich angespitzte, an der schmalsten Stelle gebrochene **dystrophische Haare**.

Erfaßt wird die Morphologie durch das Trichogramm (Abb. 11.34). Der Haarwurzelstatus (Haarwurzelmuster) wird nach der frontalen und okzipitalen Epilierung von je ca. 50 Haaren ausgezählt. Als Normalwerte gelten 80–85 % Anagenhaare bis ca. 3 % Katagenhaare und ca. 15 % Telogenhaare.

Ein zeitweiser **reversibler Haarausfall** kann durch physikalische, entzündliche oder infektiöse (z. B. Typhus, Lues) Auslöser in einem begrenzten Bereich oder auch diffus auftreten, u. a. durch medikamentöstoxische Ursachen (z. B. Zytostatika, Thallium).

Ein **irreversibler Haarausfall** entsteht durch alle Mechanismen, die zu einer narbigen Schädigung des Haarbodens führen, sowie durch mechanischen Druck oder Zug und durch hormonale Einflüsse (Androgene).

11.3.2 Talgdrüsen

Eine **Seborrhoe** (übermäßige Talgabsonderung) ist Folge des Hauttyps oder läßt sich auf Erkrankungen des Zentralen Nervensystems oder auf die Einnahme bestimmter Psychopharmaka zurückführen. Sie ist an dem öligen oder fettig-schuppenden Aspekt der Haare sowie einem Fettfilm im Gesicht und in den Schweißrinnen erkennbar.

Die **Sebostase** (verminderte Talgabsonderung) zeigt sich in einer ausgeprägt trockenen Haut, z. T. mit einer kleieförmigen Schuppung. Sie kann genetisch bedingt sein (Hauttyp) bei bestimmten Grundleiden, z. B. dem endogenen Ekzem (atopische Dermatitis; Neurodermitis) entstehen, aber auch als Folge eines Mißverhältnisses zwischen Entfettung der Haut durch Seifen und Rückfettung sein.

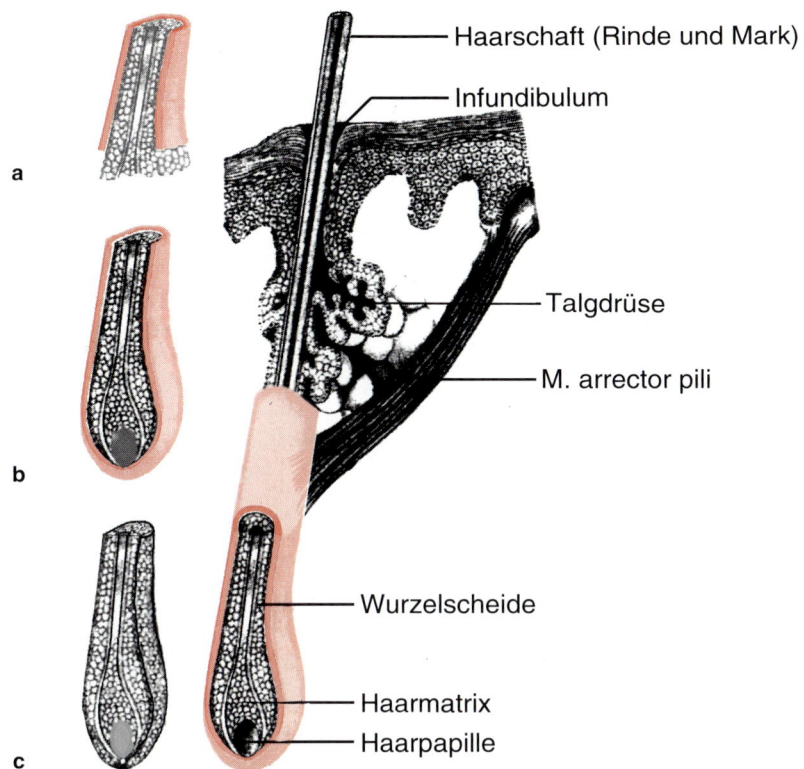

Haarschaft (Rinde und Mark)

Infundibulum

Talgdrüse

M. arrector pili

Wurzelscheide

Haarmatrix

Haarpapille

a

b

c

Abb. 11.33 a–c Haarzyklus (histologisches Bild). **a** Anagenhaar, **b** Katagenhaar, **c** Telogenhaar (aus: *Mach, K.:* Dermatologie. Enke, Stuttgart 1995)

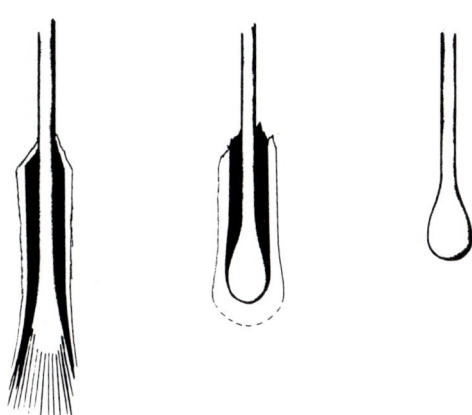

Abb. 11.34 Haarzyklus (Trichogramm)

11.3.3 Nägel

Normalerweise ist die Nagelplatte trübe, leicht gewölbt und kaum durchsichtig. Von der Nagelmatrix am proximalen Nagelende gehen die Regenerations- und Verhornungsprozesse aus. Dementsprechend spiegelt sich ihre kontinuierliche oder zeitweise Schädigung in dem morphologischen Spektrum der Nagelveränderungen wider (Abb. 11.35).

Im Gefolge unterschiedlicher Grunderkrankungen kann es zur **Onychodystrophie** kommen. Diese ist durch eine stumpf wirkende bis krümelig abgewandelte, verformte und verdickte Nagelplatte geprägt. Gleichzeitig liegt meist eine subunguale Hyperkeratose vor.

Die (häufige) **Onycholysis**, d. h. die Ablösung des Nagels vom Nagelbett kann durch verschiedene akute oder chronische infektiöse, aber auch mechanische, physikalische und phototoxische Prozesse erfolgen.

Die **Onychorrhexis** (brüchiger Zerfall des Nagels) ist durch eine oder mehrere parallele Fissuren gekennzeichnet, die den Nagel longitudinal vom freien Rand her durchlaufen. Auch diese Nagelveränderung kann sich bei einer Vielzahl verschiedener Grunderkrankungen entwickeln.

Die horizontale Aufspaltung der Nagelplatte in zwei oder überwiegend mehrere Lamellen charakterisiert die aus kosmetischen Gründen häufig beklagte **Onychoschisis**. Diese Veränderung macht sich durch die mehr oder minder massive Ablösung der interzellularen Bindung innerhalb der Nagelplatte bemerkbar. Sie entsteht meist durch austrocknende Wirkstoffe aus dem häuslichen oder beruflichen Bereich.

Weißfärbungen des Nagels (**Leukonychie**) können fleckförmig, strichförmig oder punktiert sein und sogar die ganze Nagelplatte erfassen. Sie sind angeboren oder erworben, wobei die kongenitalen Formen vermutlich überwiegend durch Mikrotraumen verursacht sind. Die Leukonychie kommt durch Lichtreflektionen in Nagelarealen zustande, die durch eine Verhornungsanomalie verändert wurden.

Die **Koilonychie** schließlich bietet das Bild einer partiell-löffelartig gedellten Nagelplatte. Die konkave Krümmung wird durch vielfältig auslösbare Synchronisationsstörungen der an der Nagelbildung beteiligten Gewebe – der Nagelmatrix und dem Nagelbett – bewirkt. Im günstigsten Fall (z. B. bei kindlichen Nägeln) handelt es sich um eine vorübergehende Störung.

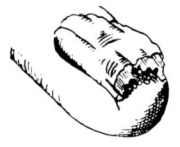 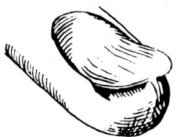 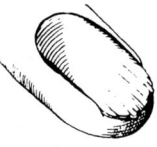 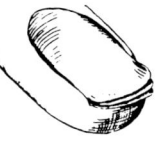 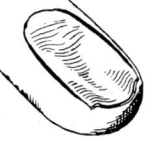

Onychodystrophie   Onycholysis   Onychorrhexis   Onychoschisis   Koilonychie

Abb. 11.35 Nagelerkrankungen

12 Anamneseerhebung und allgemeine Krankenuntersuchung im Kindesalter

(H. Schachinger)

In der Kinderheilkunde und in der Neonatologie gilt:

Der kindliche Patient kann **nicht** als „kleiner Erwachsener", das Neugeborene wiederum **nicht** als besonders „kleines Kind" oder gar als „besonders kleiner Erwachsener" angesehen werden.

Vom medizinischen Standpunkt aus sind Kinder grundsätzlich von der Erwachsenenmedizin zu trennen. Das Neugeborene, wie auch die verschiedenen kindlichen Altersstufen allgemein, erfordern eine spezifische medizinische Diagnose und Behandlung. Der Untersuchende muß sich auf das Alter und den Entwicklungsstand des Kindes – ob Neugeborenes, Säugling, Klein- oder Schulkind – einstellen; er muß mit seiner Sprache, mit seiner Gestik und Untersuchungsmethodik dem Patienten gerecht werden.

Kinder kommen in der Regel nicht allein zum Arzt oder zur Untersuchung, sie haben Begleiter bei sich, z. B. die Eltern. Während der Erhebung der Anamnese und während der Untersuchung wird der Arzt nicht nur vom Kind, sondern auch von dessen Begleitern genauestens kontrolliert. Deshalb ist es wichtig, daß der Arzt oder die Ärztin von Anfang an Vertrauen ausstrahlt. Kind und Eltern sollten sich gut aufgehoben wissen und geborgen fühlen.

Ein ruhiges und gepflegtes Auftreten des Untersuchenden sowohl im sprachlichen Umgang als auch in der äußeren Erscheinung sollten selbstverständlich sein.

Folgende allgemeine Regeln gelten für jede medizinische Kontaktaufnahme mit Kindern:
- **Ruhe ausstrahlen, denn: Furcht erzeugt Abwehrspannung** (nicht nur der Bauchdecken!) **und erschwert bzw. verfälscht die Untersuchung.**

Kinder jeden Alters erinnern sich oft an ähnliche, als unangenehm empfundene Situationen und drücken dies in Angstgebärden aus. Dadurch kann die Beurteilung der körperlichen und geistigen Entwicklung beeinflußt werden.

Der Untersuchungsbefund wird oft situationsgebunden vom Verhalten des Kindes geprägt.

Beispiel: Ein hungrig schreiender Säugling wird womöglich zu schnell als übererregbar eingestuft, während das gleiche Kind wohlig gesättigt und etwas schläfrig als auffällig hypomotorisch beurteilt wird.

- **Das Kind sollte vom Untersucher nicht regelrecht „überfallen" werden.**

Bei ängstlichen Kindern muß man sehr behutsam vorgehen. Die Kontaktaufnahme mit dem Kind kann durch Gespräche mit den Eltern (bzw. Begleitpersonen) gefördert werden, indem man gleichzeitig das Kind beobachtet und Blickkontakte (Kind und Untersucher) aufnimmt.

- **Während der körperlichen Untersuchung sollte eine Bezugsperson anwesend sein.**

Die Untersuchung eines Säuglings oder Kleinkindes auf dem Arm oder dem Schoß der Mutter ist möglich und oft hilfreicher – manche Kinder merken dabei gar nichts von der Untersuchung – als ein ängstlich schreiendes Kind „richtig" auf dem Untersuchungstisch untersuchen zu wollen.

- **Beachtung des Schamgefühls**

Obwohl alle Kinder immer unbekleidet untersucht werden sollten (z. B. um beginnende kleine Hautveränderungen erkennen zu können), muß doch das Schamgefühl der Kinder berücksichtigt werden. Dieses ist vom Alter und vom Geschlecht des Kindes sowie von seinem kulturellen und sozialen Umfeld abhängig.

Das bedeutet, daß Kinder nicht sofort völlig entkleidet werden und nicht lange unbekleidet liegengelassen werden sollten (auch wegen der Gefahr des Auskühlens).

12.1 Anamneseerhebung

In der Kinderheilkunde ist eine altersab-hängige Vorgeschichte unabdingbar.

Für die Diagnosestellung ist die Zeit vor der Geburt, also die Schwangerschaft, und dar-über hinaus eine ausführliche Familien-anamnese ebenso wichtig wie die Ana-mnese des oft erst kurzen extrauterinen Le-bens.

Bis auf wenige Ausnahmen ist man in der Pädiatrie auf eine Fremdanamnese angewie-sen.

Vorgehen

– Erfragen des genauen Alters (Geburtsda-tums, möglich auch die Geburtsstunde), des Geburtsortes (u. a. Klinikgeburt oder Hausgeburt?)
– Genauer Name, vor allem Vornamen und Kosenamen
– Der Name der Eltern und deren Alter und Beruf sollten ebenfalls erfragt werden. Wichtig ist zu wissen, wo die Eltern tags-über zu erreichen sind
– Es folgen Fragen nach der jetzt bestehen-den Krankheit, wie sie sich bemerkbar machte, seit wann die Beschwerden be-stehen und was bis jetzt dagegen unter-nommen wurde.

12.1.1 Familienanamnese

Fragen/Erhebung:

– Angeborene Fehlbildungen?
– Stoffwechselerkrankungen?
– Krampfleiden?
– Infektionskrankheiten?
– Allergien?
– Bösartige Tumoren?
– Blutsverwandtschaft der Eltern?

Besonderheiten:
z. B. Herzfehler, Hüftgelenksdysplasie, Spaltbildungen, Diabetes mellitus, Epilep-sie, Tuberkulose, Hepatitis, Heuschnupfen, Asthma, Größe der Eltern.

12.1.2 Schwangerschaftsanamnese

Fragen/Erhebung:

– Krankheiten der Mutter vor und während der Schwangerschaft
– Einnahme von Medikamenten und Dro-gen (Heroin, Kokain)
– Alkoholabusus, Nikotin
– Frühere Schwangerschaften (vaginale Blutungen, Fehlgeburten oder Totgebur-ten?)
– Ernährung während der Schwangerschaft
– Gewichtsverhalten
– Lag eine Gestose vor? (Abkürzung von Gestationstoxikose, d. h. Schwanger-schaftserkrankung mit starkem Erbrechen und Hypertonie)
– Vaginale Blutungen während der aktuel-len Schwangerschaft?
– Psychische Belastung der Mutter wäh-rend der Schwangerschaft (Tod in der Fa-milie, Scheidung etc.).

Besonderheiten:
z. B. Nierenleiden, Infektionen (Röteln, To-xoplasmose, Zytomegalie).
EPH-Gestose (Schwangerschaftserkran-kung mit Ödemen [E], Proteinurie [P] und Hochdruck [H]), Diabetes mellitus.
Medikamente und Drogen können für Fehl-bildungen verantwortlich sein, Rauchen für hypotrophe Neugeborene und Alkohol für typische körperliche Veränderungen sowie geistige Fehlentwicklungen. Nach psychi-schen Belastungen sind Frühgeburten häufi-ger.

12.1.3 Geburtsanamnese

Fragen/Erhebung:

– Geburtsmodus (spontan, vaginal, opera-tiv, Vakuumextraktion [Saugglockenent-bindung], Zangenentbindung, Kaiser-schnitt)
– Lage während der Geburt (Schädellage, Beckenendlage)
– Dauer der Entbindung
– Nabelschnur-pH, Nabelschnurprobleme (wahrer oder falscher Knoten, Umschlin-gungen, Abriß)
– Geburtsgewicht, evtl. Diskrepanz zum er-rechneten Termin
– Mehrlingsgeburt?

Besonderheiten:
Operative Entbindungen sind oft Notsituationen.
Neugeborene nach Beckenendlagen oder Kaiserschnitt haben häufiger Anpassungsstörungen.
Eine zu lange oder zu kurze Entbindung bzw. Austreibungszeit erschwert die extrauterine Anpassung.

12.1.4 Neugeborenenperiode

Fragen/Erhebung:

- Beginn der Atmung, schrie das Kind sofort?
- APGAR-Index, mußte das Kind reanimiert werden?
- War bei der Erstversorgung ein Pädiater anwesend?
- Reifezeichen des Kindes
- Hatte das Kind eine Zyanose, eine Anämie, einen Ikterus oder gar Krämpfe, Fehlbildungen?
- Entwickelte das Kind im weiteren Verlauf Zeichen einer Infektion?
- Probleme bei der Ausscheidung (Urin, Mekoniumabgang, späteres Stuhlverhalten)?
- Nahrungsaufnahme: Stillen, Abpumpen und Gabe der Muttermilch über ein Fläschchen, adaptierte Milch?
- Mutter-Kind-Kontakt
- Wurden Screening-Methoden durchgeführt?
- Wie schläft das Kind, wie schreit es?

Besonderheiten:
In der Neugeborenenperiode aufgetretene Sauerstoffmangelzustände können Anhaltspunkte für spätere statomotorische Entwicklungsstörungen geben.

12.1.5 Säuglingsalter

Fragen/Erhebung:

- Muttermilch? Stillen, wie lange?
- Adaptierte Milch, welche? Seit wann wird zugefüttert?
- Gabe von Vitaminen und Fluor? Anti-Rachitis- und Anti-Kariesprophylaxe mit Colecalciferol (Vitamin D_3) und Natriumfluorid (z. B. D-Fluoretten)?

- Eßgewohnheiten, Lieblingsspeisen und -getränke?
- Probleme bei der Ausscheidung?

Besonderheiten:
Stillen ist eine gute Prophylaxe gegen Allergien bzw. atopische Erkrankungen. Wenn zum Schutz gegen Rachitis und Karies Vitamin D und Fluor nicht gegeben werden, muß den Eltern die Gefahr einer Vitamin-D-Mangelernährung geschildert und die typischen Mangelerscheinungen beschrieben werden. Eltern adipöser Kinder wissen oft nicht, daß auch Getränke Kalorien enthalten.

12.1.6 Entwicklungsanamnese

Fragen/Erhebung:

- Länge, Gewicht, Kopfumfang im chronologischen Alter?
- Wann lächelte das Kind zum ersten Mal?
- Wann konnte sich das Kind vom Bauch auf den Rücken rollen und umgekehrt?
- Wann konnte es sitzen, krabbeln, stehen, laufen?
- Wann greifen?
- Sprachentwicklung: Wann sprach es erste Worte oder Sätze?
- Wann erfolgte das Erkennen und Benennen von Gegenständen?
- Kann das Kind sich selbst anziehen?
- Ist das Kind sauber, ab welchem Alter?

Besonderheiten:
Das Wachstum des Kindes muß in Verbindung mit der Ernährung und der Größe der Eltern beurteilt werden. Bei einer Verzögerung der motorischen Entwicklung sollte man an zerebrale Schäden denken.

12.1.7 Soziale Entwicklung

Fragen/Erhebung:

- Schlafprobleme und -gewohnheiten?
- Sprachgewohnheiten?
- Liegen Kindergarten-, Vorschul- oder Schulprobleme vor?
- Wer beaufsichtigt das Kind tagsüber, Heimpflege?
- Bildungsstand und Beruf der Eltern
- Stellung des Kindes in der Geschwisterreihe

– Beziehung zu den Eltern und Geschwistern? Spielen mit anderen Kindern?

Besonderheiten:
Hier erhält man oft wichtige Hinweise auf funktionelle Beschwerden und Aufmerksamkeits- sowie Lernstörungen.

12.2 Körperliche Untersuchung

Die Kinderheilkunde ist eine medizinische Disziplin, die sich in der Spannweite der kindlichen Entwicklung mit einer sehr großen Dynamik und mit großen Gegensätzen (z. B. bezüglich der Körpermaße, der Reife, des Wachstums und der verbalen Verständigung) befaßt. Ein Kinderarzt muß in der Lage sein, Kinder im Alter zwischen der 24.–25. Schwangerschaftswoche (d. h. 3–4 Monate vor dem eigentlich errechneten Geburtstermin) und dem 16.–18. Lebensjahr zu betreuen.

Er wird Kinder untersuchen, die zwischen 500 g (dies ist z. B. das Geburtsgewicht eines sehr kleinen Frühgeborenen) und 75 kg (adipöses Schulkind) wiegen oder eine Körperlänge von 35 cm bis zu 200 cm aufweisen.

Definitionen:

Säuglinge	Kinder bis zum vollendeten 12. Lebensmonat. Die neonatale Periode dauert vom 1. bis 28. Lebenstag, die postneonatale Periode beginnt im 2. Lebensmonat
Neugeborene	Kinder bis zum 28. Lebenstag
Frühgeborene	Neugeborene, die bis zur vollendeten 37. Schwangerschaftswoche geboren werden
Untergewichtige Neugeborene	Kinder mit einem Geburtsgewicht von 2500 g und weniger
Kleine Neugeborene	Kinder mit einem Geburtsgewicht unter 2000 g
Sehr kleine Neugeborene oder Frühgeborene	Kinder mit einem Geburtsgewicht unter 1500 g
Übertragene Neugeborene	Kinder, die 2 Wochen nach dem errechneten Geburtstermin geboren werden, d. h. nach der 42. Schwangerschaftswoche
Eutrophes Neugeborenes	Die Geburtsmaße liegen zwischen der 10. und 90. Perzentile der Normkurven (Statistisches Streuungsmaß, das die Häufigkeit einer Verteilung in 100 gleiche Teile teilt. Die 50. Perzentile entspricht dem Gipfel einer Gaußschen Verteilungskurve. Die Streubreite der Meßwerte ist durch die Lage der übrigen Perzentilen V. Die 2. V der Gaußschen Normalverteilung entspricht der 3. bzw. 97. Perzentile)
Hypotrophe Neugeborene und/oder Frühgeborene	Die Geburtsmaße (Gewicht, Länge, Kopfumfang) liegen unter der 10. Perzentile der Normkurven (z. B. Raucherin)
Hypertrophe Neugeborene und/oder Frühgeborene	Die Maße, z. B. das Gewicht, liegen bei der Geburt über der 90. Perzentile (z. B. Kind einer Diabetikerin)
Kleinkinder	Kinder vom 2. Lebensjahr bis zum Vorschulalter
Schulkinder	Kinder vom 6.–14. Lebensjahr
Jugendliche	Kinder ab dem 14. Lebensjahr

Entsprechend dem Alter lassen sich Kinder in Säuglinge, Kleinkinder, Schulkinder und Jugendliche einteilen.

12.2.1 Untersuchung des Neugeborenen und kleinen Säuglings (Abb. 12.1)

12.2.1.1 Vitalitätszeichen

Für die Beurteilung des postnatalen Zustandes eines Neugeborenen hat sich das sogenannte **APGAR-Schema** bewährt (Tab. 12.1).

(Benannt nach *Virginia Apgar*, Kinderanästhesistin). Hierbei werden fünf Vitalitätszeichen – Aussehen (Hautfarbe), Puls, Reflexe beim Absaugen (Grimassieren), Aktivität (Muskeltonus) und Atmung – in einem Punktsystem zusammengefaßt.

Es sollte bei jedem Neugeborenen in der ersten, der fünften und der zehnten Lebensminute aufgelistet werden. Vor allem die Beurteilung des Index in der fünften und zehnten Lebensminute hat prognostischen Wert für die neurologische Entwicklung des Säuglings.

Die Beurteilung dieses Vitalitätsindexes ist

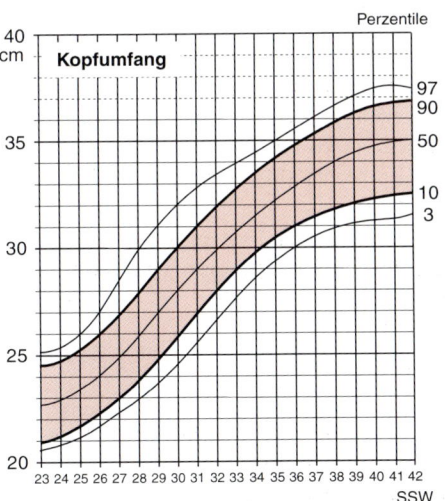

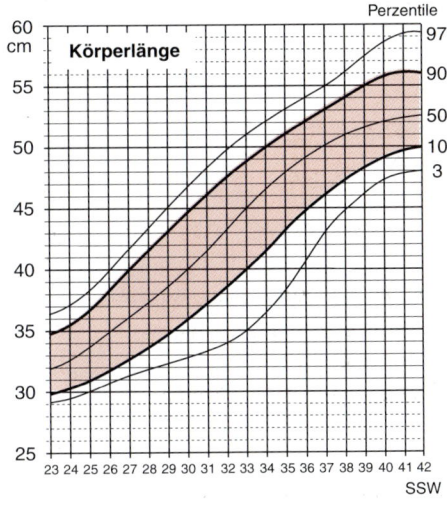

Abb. 12.1 Intrauterine Wachstumskurven (zusammen für Mädchen und Knaben)

häufig sehr subjektiv. Diskrepanzen zwischen Untersuchern aus unterschiedlichen Disziplinen (Kinderärzte und Geburtshelfer) können bis zu drei Punkte betragen.

Klinische Deutung des APGAR-Scores

APGAR-Zahl 7–10:
Unauffälliges normales Neugeborenes.

APGAR-Zahl 4–6:
Mäßige Anpassungsstörung, blaue Asphyxie, Herzfrequenz oft unter 120 bis 80/min, unregelmäßige Atmung.

APGAR-Zahl 0–3:
Schwere Anpassungsstörung, weiße Asphyxie, Herzfrequenz unter 80, keine oder Schnappatmung.

Tab. 12.1 APGAR-Zahl

Symptome	0	1	2 Alter (min.) 1/5/10
A Aussehen (Hautfarbe)	blau/blaß	Akrozyanose	rosig
P Puls	nicht wahrnehmbar	unter 100/min	über 100/min
G Grimassieren (Reflexe beim Absaugen)	Keine Reaktion	Grimassieren	Schreien, lebhafte Reaktion
A Aktivität (Muskeltonus)	schlaff	träge	aktive Bewegung
R Respiration	keine	unregelmäßig	regelmäßig

Summe: _____

Tab. 12.2 Somatische Reife (Kurzfassung)

Reifezeichen	reifes Kind	sehr unreifes Kind
Fußsohlen	Falten der gesamten Fußsohle	keine Falten = glatte Fußsohle
Genitale	**weiblich**: große Labien bedecken die kleinen Labien und die Klitoris	**weiblich**: kleine Labien und Klitoris liegen frei
	männlich: Skrotum gut gefältelt, Hoden deszendiert	**männlich**: Skrotum glatt und klein, Hoden nicht deszendiert
Brustdrüse	Mamille zwischen 5 mm und 10 mm Durchmesser, Drüsenkörper gut tastbar, über 7–10 mm Durchmesser	Mamille kaum oder nicht erkennbar, Drüsenkörper nicht tastbar
Ohr	Knorpel gut vorhanden; Ohrmuschel: Relief gut ausgebildet, nach Umknicken springt es in die ursprüngliche Form zurück	Ohrmuschel flach, weich, bleibt nach Umknicken in dieser Stellung, kein Ohrknorpel vorhanden
Fingernägel	überragen die Fingerkuppen	erreichen die Fingerkuppen nicht
Kopfhaar	kräftig, strähnig	sehr zart, wollig
Haut Behaarung Gefäßzeichnung	keine Lanugobehaarung kaum oder keine Gefäßzeichnung	reichlich Lanugobehaarung vorhanden deutliche Gefäßzeichnung
Augen		fusionierte Augenlider sprechen für eine Reife unter der 26. SSW (d. h. die Augenlider sind noch verbunden, fest „zusammengeklebt")

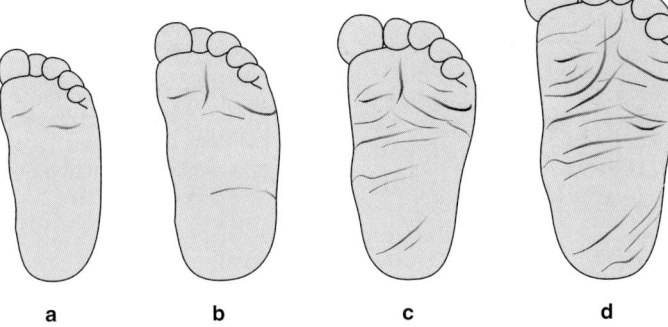

Abb. 12.2 Fußsohlen von Frühgeborenen mit **a** 29 und **b** 36 Schwangerschaftswochen sowie von Neugeborenen mit **c** 38 und **d** 41 Schwangerschaftswochen

a   b   c   d

12.2.1.2 Reifezeichen

Somatische Reife (Tab. 12.2 u. Abb. 12.2)
Wegen Veränderungen des subkutanen Wasserhaushaltes sollten die somatischen Reifezeichen jedes Neugeborenen in den ersten 24 Stunden erhoben werden, unabhängig von seiner Vitalität bzw. seiner kardiopulmonalen Anpassung. Die somatischen Reifezeichen lassen sich demnach auch bei toten Neugeborenen erheben.

Neurologische Reifezeichen (Tab. 12.3)
Geprüft werden die Körperhaltung, der aktive Muskeltonus, die passive Beweglichkeit von Extremitäten, die Ausgleichsreaktionen und eine Reihe von Reflexen (Tab. 12.4).

12.2.1.3 Untersuchung des Kopfes

Die **Schädelform** ist normalerweise symmetrisch, die große **Fontanelle** offen. Ihre Größe schwankt individuell, z. B. zwischen 0,5 und 4 cm für jede Achse. Die darüberliegende Haut sollte im Schädelniveau liegen. Selten werden sog. Schaltknochen in der großen Fontanelle getastet. Die kleine Fontanelle ist in der Regel nur für die Fingerkuppe einlegbar.

Die **Schädelnähte** können gering klaffen oder durch die Geburt noch etwas übereinander geschoben sein. Das Gesicht kann beim Neugeborenen aufgrund des Geburtsvorganges noch etwas asymmetrisch sein.

Der Unterkiefer ist manchmal gegenüber dem Oberkiefer etwas verkürzt (physiologische Mikrogenie).

Die große Fontanelle sollte sich im Alter von etwa 6 bis 18 Monaten verschließen.

Am hinteren Ende der Scheitelbeine wird gelegentlich eine federnde Knochenweichheit getastet. Beim Neugeborenen ist dies eine harmlose Ossifikationsverzögerung, eine sog. **Kuppenweichheit**. Dagegen muß bei einem Kind am Ende des ersten Trimenons an eine Rachitisfolge gedacht werden (s. S. 224).

Besonderheiten:
– Nach einer **erschwerten Geburt** ist die Schädelform oft asymmetrisch, ebenso auch das Gesicht. In diesen Fällen kann der Unterkiefer von der Mittellinie seitlich abweichen, vor allem wenn er in utero gegen eine Schulter oder Extremität gedrückt wurde.
– Eine **vorgewölbte Fontanelle** spricht für erheblichen Hirndruck (z. B. Hydrozephalus, Hirnblutung, Meningitis).
– Eine **eingesunkene Fontanelle** spricht für einen Flüssigkeitsverlust (Dehydration).
– Eine schon bei der Geburt verschlossene oder sehr früh **verschlossene große Fontanelle** kann – durch eine prämature Nahtsynostose (d. h. einen vorzeitigen knöchernen Schädelnahtverschluß) zustande gekommen sein, welche die weitere Hirnentwicklung behindert (Mikrozephalie).
– Bei einer altersentsprechend **zu weiten großen Fontanelle** bzw. bei einer wachsenden großen Fontanelle muß an einen Hydrozephalus gedacht werden.
– Eine **Vergrößerung der kleinen Fontanelle** kann auf eine Stoffwechselerkrankung (Schilddrüsenunterfunktion) hinweisen.

Tab. 12.3 Neurologische Reifezeichen

Zeichen	Ausführung	Deutung	
		normal reif	unreif oder schwere Asphyxie
Haltung (in ruhiger Lage)	–	Beugung aller Extremitäten zusätzlich mit Muskelhypertonie, reifes Neugeborenes in der 40. SSW	a) völlig schlaff ($<$ 29. SSW) oder Asphyxie b) Beugung von Knie- und Hüftgelenk 32.–34. SSW (sog. Froschhaltung)
Winkelphänomen „Square-Window" (Handgelenk)	Die Hand wird im Handgelenk gebeugt, der Winkel zwischen Hypothenar und der Vorderpartie des Unterarmes wird gemessen und bewertet		
Rückfedern der Arme	Dem auf dem Rücken liegenden Neugeborenen werden die Unterarme 5 Sekunden lang gebeugt und anschließend durch Ziehen an den Händen gestreckt und losgelassen	Starke Beugung nach der Streckung, Muskeltonus verhindert (über 36. SSW)	Arme bleiben schlaff, gestreckt liegen (bis 32. SSW)
Fersen-Ohr-Zeichen	Das Kind liegt auf dem Rücken, mit der Hand wird der Fuß des Kindes möglichst nah an den Kopf herangeführt (ohne besonderen Zwang)		Füße erreichen (fast) den Kopf (vor der 30. SSW); Füße erreichen die mittlere Position (vor der 36. SSW); Füße können nicht über die Mittellinie geführt werden (nach der 38. SSW)
„Schal"-Zeichen („Scarf-sign")	Dem auf dem Rücken liegenden Kind wird ein Arm, bzw. die Hand weit über die gegenüberliegende Schulter gezogen		Der Arm liegt schlaff, „wie ein Schal", vor der 30. SSW.; „Schal-Zeichen" unvollständig bis 34. SSW; der Ellenbogen erreicht knapp die Körpermittellinie: nach der 36. SSW

Tab. 12.4 Neugeborenenreflexe

Reflex	Auslösung	Aussage	auslösbar bis (Alter)
Glabella-Lid-Reflex	Beklopfen der Stirn oberhalb der Nasenwurzel, beide Augenlider werden zugekniffen	Beidseitiges Fehlen: Apathiesyndrom, einseitiges Fehlen: Faszialisparese	verschwindet im Alter von etwa 4 Monaten

Tab. 12.4 Neugeborenenreflexe (Fortsetzung)

Reflex	Auslösung	Aussage	auslösbar bis (Alter)
Such- und Saugreflex	Das Berühren der Wange bzw. der Umgebung des Mundes löst eine Suchreaktion aus. Ist der Reiz (z. B. Finger) gefunden, wird er in den Mund gesteckt und daran gesaugt	Diese Reflexe weisen auch auf den Sättigungszustand des Kindes hin. Bei vollständigem Fehlen muß an ein Apathiesyndrom gedacht werden. Schwache Ausprägung vor etwa der 30. SSW, rasche und vollkommene Ausprägung dieser Reflexe ab der 34. SSW	4.–6. Monat
Handgreif-/ Schulterzugreflex; Rückschlagphänomen	Der Greifreflex wird durch Druck des Daumens auf die Hohlhand unterhalb des Ansatzes der Finger ausgelöst. Das Kind umfaßt den Daumen. Durch anschließendes Anziehen an der Hand wird eine Anspannung der Schultergürtelmuskulatur und Oberarmbeuger ausgelöst. (Schulterzugreflex). Nach dem plötzlichen Loslassen federn die Arme zurück (Rückschlagphänomen)	Überschießende Reaktion bei Hypertonie und Hyperexzitabilitätssyndrom. Eine Abschwächung kommt beim Hypotonie- und Apathiesyndrom vor. Ein Seitenunterschied kennzeichnet das Hemisyndrom, kann aber auch bei einer Schädigung des Plexus brachialis oder bei einer Klavikulafraktur auftreten	3.–4. Monat
Palmar- und Plantarreflex	Der Fußgreifreflex wird durch Druck des Daumens auf beide Zehenballen ausgelöst. Beim anschließenden Plantarreflex bestreicht der Daumen unter leichtem Druck den lateralen plantaren Fußrand. Dadurch wird eine Extension der Zehen ausgelöst	Bei Ausfall oder Abschwächung muß man an ein Apathie- oder Hypotonie-Syndrom denken, bei Seitenunterschieden an ein Hemisyndrom	
Moro-Reflex (Umklammerungsreflex)	Auslösung durch Dorsalflexion des Halses und plötzliches Senken des Kopfes (z. B. durch plötzliches Zurückfallenlassen des erhöhten Oberkörpers). Das Kind spreizt die Arme, einschließlich der Finger, macht die Augen auf und schaut relativ starr. Anschließend werden die Arme in einer umklammernden Bewegung wieder zum Körper geführt	Dieser Reflex ist ab der 32. Woche vollkommen auslösbar. Seitendifferenzen und eine mangelnde Auslösung weisen auf neurologische Störungen hin	3.–4. Monat
Galant-Reflex (Rückgratreflex)	Durch langsames kräftiges Bestreichen des Rückens ca. 3 cm neben der Wirbelsäule kommt es zu einer Krümmungsbewegung zur gereizten Seite hin	Hinweise auf ein Hemisyndron	2 Monate

Tab. 12.4 Neugeborenenreflexe (Fortsetzung)

Reflex	Auslösung	Aussage	auslösbar bis (Alter)
Schreitreflex	Das vertikal gehaltene Kind stößt mit einem Fuß z. B. an eine Tischkante oder an eine Decke. Das andere Bein wird daraufhin nach vorn genommen	Vor der 30. Woche nicht auslösbar, ab der 32. Woche beginnender Zehengang und beginnende Abstützung auf den Sohlen sowie kurze Streckung der Beine, Reifgeborene versuchen den ganzen Fuß abzurollen	6 Wochen
Pyramidenbahnzeichen (Babinski-Zeichen u. a.)	z. B. Bestreichen der Fußsohle: normalerweise positiv		2. Lebensjahr
Patellarsehnenreflex, Achillessehnenreflex, Bizepssehnenreflex	Bei Neugeborenen gibt es eine spezielle Untersuchungstechnik, mit der diese Reize indirekt ausgelöst werden: zwischen Reflexhammer und Sehne befindet sich ein Finger des Untersuchers	Aussagekraft dieses Reflexes wie bei Eigenreflexen der Erwachsenen	
Orientierende Prüfung des Sehens	Reife Neugeborene und junge Säuglinge können mit wechselnder Latenzzeit bereits fixieren und Gegenständen (z. B. einem Gesicht, Kreis) mit dem Auge langsam nachfolgen. Die Pupillenreaktion auf Lichteinfall (direkte Pupillenreaktion) und die konsensuelle Pupillenreaktion entsprechen dem Vorgehen beim Erwachsenen. Die direkte Pupillenreaktion ist bei Frühgeborenen ab der 28. SSW auslösbar. Zur Beurteilung s. Kap. 4		
Orientierende Beurteilung des Hörens	Die Lider werden reflektorisch geschlossen (Auropalpebralreflex), wenn der Untersucher in der Nähe des Kopfes des Neugeborenen oder kleinen Säuglings ein akustisches Signal setzt (z. B. in die Hände klatscht). Etwa ab dem 4. Monat sollte das Kind bei diesem und anderen akustischen Signalen sich der Geräuschquelle zuwenden. Die Beurteilung entspricht der Erwachsenenmedizin		

12.2.1.4 Untersuchung der Mundhöhle

Die Schleimhaut ist feucht, blaß-rötlich bis rot. Man erkennt wulstförmige Zahnleisten als Zeichen einer sog. Saugleiste. Auch an der Oberlippe läßt sich manchmal normalerweise ein Saugfleck entdecken. Das Zungenbändchen ist oft kurz und relativ fest (muß im 1. Lebensjahr nicht therapiert werden).

Unter der Zunge kann man häufig eine blasenförmige Retensionszyste (sog. Ranula) erkennen. Kleine weißliche Knötchen parallel zur Mittellinie des harten Gaumens werden Epsteinsche Perlen genannt (Anhäufung von Epithelzellen). Der harte und der weiche Gaumen müssen geschlossen sein.

Besonderheiten:

- **Nicht abstreifbare weißliche Beläge** an der Zunge, der seitlichen Wangenschleimhaut oder an der Innenseite der Ober- und Unterlippe deuten auf einen Pilzbefall der Mundhöhle (Soor) hin.
- Angeborene **Zähne** sind sehr selten, aber nicht pathologisch; wenn sie sehr locker sind, müssen sie unter Umständen entfernt werden (Aspirationsgefahr).
- **Spaltbildungen:** z. B. Lippen-Kiefer-Gaumenspalte (Cheilognathopalatoschisis), als Extremfall sieht man den sog. Wolfsrachen. Auch kleinere Spaltbildungen, z. B. des hinteren weichen oder auch harten Gaumens (Gnathopalatoschisis), müssen sehr schnell einer Spezialbehandlung unterzogen werden.

12.2.1.5 Untersuchung des Halses

Der Hals ist relativ kurz, zur Untersuchung wird der Kopf nach dorsal flektiert. Der Kehlkopf steht relativ hoch.

Die Inspektion und Palpation des Halses dienen zum Ausschluß einer vergrößerten Schilddrüse, von Halszysten und Fisteln, vergrößerten Lymphknoten sowie Hämatomen des M. sternocleidomastoideus.

Besonderheiten:

- **Hämatome** des M. sternocleidomastoideus deuten auf einen Schiefhals hin.
- Weitere, nicht seltene Befunde sind eine **Vergrößerung der Schilddrüse** (z. B. Hypothyreose) und brachiogene Halszysten.

12.2.1.6 Untersuchung der Klavikula

Die Palpation der Klavikula ist vor allem bei einer Schiefhalshaltung indiziert.

Besonderheiten:

- Eine **Fraktur** (Knochenbruch) kann man durch eine Stufenbildung der Klavikula und Crepitatio erkennen. Die Schlüsselbeinfraktur ist relativ häufig und im wesentlichen harmlos. Sie tritt oft kombiniert mit Plexus-brachialis-Schädigungen bzw. -Lähmungen auf (z. B. nach einer Geburt aus Beckenendlage oder einer Schulterdystokie).

12.2.1.7 Untersuchung des Thorax

Die Rippen sind weich und flexibel. Das Thoraxniveau kann etwas unter dem Abdomen liegen, wobei das untere Sternumende auch etwas hervorsteht. Mamillen und Mammaegröße s. Abschn. 12.2.1.2 Reifezeichen.

Manche Kinder haben unterhalb der Mammae bzw. in der Milchleiste weitere rudimentäre Mamillen.

Besonderheiten:

- Juguläre, sternale und interkostale **Einziehungen während des Atmens** sind Zeichen einer Atemnot.
- Bei Neugeborenen findet man in den ersten Tagen oder Wochen gelegentlich eine **Vergrößerung** und **Verhärtung der Brustdrüsen**, aus der sich auch weißliches Sekret (sog. Hexenmilch) entleeren kann. Dieses Phänomen hält oft ab dem 3. Tag für mehrere Wochen an.

Mögliche Ursachen sind eine Schwangerschaftsreaktion (das Kolostrum-ähnliche Sekret spricht für eine Prolaktinwirkung und kann sowohl bei Mädchen als auch bei Jungen vorkommen) und eine durchgemachte Hypoxie bzw. Asphyxie in der Endphase der Schwangerschaft bzw. während der Geburt mit allgemeiner Beeinträchtigung der Leberfunktion.

In beiden Fällen muß eine sorgfältige Körperpflege erfolgen, um eine eitrige Mastitis zu verhindern.

12.2.1.8 Untersuchung des Abdomens

Je nach dem Ernährungszustand des Kindes ist das Abdomen etwas aufgetrieben, die Bauchdecken sind jedoch weich. Die Leber kann 1–2 cm unter dem Rippenbogen in der Medioklavikularlinie tastbar sein, die Milz ist normalerweise nicht palpabel.

Die beiden Nierenpole können je nach der Abwehrspannung des kleinen Säuglings tastbar sein (in der Regel sind sie es nicht).

Der **Nabel** bzw. die Nabelschnurumgebung sollte reizlos aussehen. Normalerweise mumifiziert sich der Nabelschnurrest bis zum 6.–10. Tag. Nach dem Abfallen des Nabels kann das Kind gebadet werden.

Besonderheiten:

– Ein gespanntes Abdomen, bzw. eine **Abwehrspannung**, die nicht durch Schreien oder allgemeine Abwehr des Kindes zustande kommt, ist wie in der Erwachsenenmedizin pathologisch.
– Eine **Vergrößerung des Leberrandes** über 2,5 cm bzw. eine **tastbare Milz** sind ebenfalls krankhaft (z. B. Infektion, Stoffwechselerkrankung).
– Eine leichte **Rektusdiastase** kommt im Neugeborenen- und Säuglingsalter nicht selten vor. Kleine **Nabelbrüche** haben keine medizinische Bedeutung.

Beim **Hautnabel** ist die Bauchhaut ein Stück über die Nabelschnur gewachsen. Nach dem Abfallen des Nabelschnurrestes kann sich ein Nabelgranulom bilden. Dieses heilt nach Ätzen mit einen Höllensteinstift ab.

– Ein **ständig nässender Nabel** kann auf einen offenen Ductus omphaloentericus (flüssiger Darminhalt?, alkalisches Sekret?) oder auf einer Urachusfistel (Harn?) beruhen. Die Diagnose wird durch genaue Inspektion, vorsichtiges Sondieren, evtl. Röntgenuntersuchung nach Injektion eines verdünnten Kontrastmittels oder eine Ultraschalluntersuchung gestellt.

Nabelschnurinfektionen sind sehr ernstzunehmen. Sie können immer noch Neugeborene vital gefährden.

12.2.1.9 Untersuchung der Genitalien

Beim **Mädchen** kann eine leichte Klitorisvergrößerung und geschwollene große Labien auffallen (dies spricht für die Nachwirkung mütterlicher Östrogene). Gelegentlich findet man an der hinteren Vulvaregion eine klinisch harmlose Schleimhautvorstülpung, die sich in wenigen Tagen wieder zurückzieht.

Beim **Jungen** ist das Präputium physiologischerweise nicht retrahierbar. Je nach Geburtsverlauf kann ein Skrotalödem oder -hämatom gefunden werden. Auch ein- oder doppelseitige Hydrozelen der Hoden sind klinisch belanglos.

Besonderheiten:

– Beim **Mädchen** wird gelegentlich in der ersten Lebenswoche eine vaginale Schleimhautabsonderung gefunden (Fluor albus), die auch von einer leichten Blutung begleitet werden kann (dies deutet auf eine Schwangeschaftsreaktion hin und ist durch proliferiertes Endometrium zu erklären).
– Differentialdiagnosen zur **Hydrozele** sind eine Stieldrehung des Hodens und Tumoren (Teratom?).
– Im ersten Lebensjahr gibt es keine Phimose.
– Bei der klinischen Untersuchung muß man prüfen, ob das Orificium urethrae masculinum an der richtigen Stelle liegt oder ob eine Hypospadie besteht.
– Beim Vorliegen eines großen Penis bzw. einer auffällig großen Klitoris im Neugeborenenalter muß an ein adrenogenitales Syndrom (AGS) gedacht werden.

12.2.1.10 Untersuchungen der Extremitäten

Fehlhaltungen der Füße sind beim Neugeborenen und kleinen Säugling relativ häufig, z. B. ein passagerer Hackenfuß, eine Knickfußstellung, Sichelfüße oder Kletterfüße. Sie sind nur behandlungsbedürftig, wenn sich die Füße nicht in ihre Normalstellung redressieren lassen.

Asymmetrien der Gesäß- und Schenkelfalten und eine geringgradige Abduktionshemmung der Hüftgelenke kommen ebenfalls relativ häufig vor. In diesen Fällen ist zum Ausschluß einer Hüftgelenkdysplasie eine Ultraschalluntersuchung der Hüfte ratsam.

Besonderheiten:

– Das sog. **Ortolani-Zeichen** (Klick-Phänomen) ist nicht immer so eindeutig und kann den Femurkopf weiter schädigen (s. auch Abb. 9.27). Da diese Untersuchung von den Säuglingen als unangenehm empfunden wird, sollte sie immer erst am Ende durchgeführt werden.

12.2.1.11 Untersuchung der Wirbelsäule

Normalerweise ist die Wirbelsäule annähernd gerade und zeigt bei der Inspektion und der Palpation keinerlei Spaltbildung. Behaarte Naevi oder Vertiefungen im Bereich des Sakrums kommen gehäuft zusammen mit anderen Fehlbildungen vor. Harmlos sind blind endende Grübchen. Zur Sicherheit sollte jedoch stets eine Ultraschalluntersuchung durchgeführt werden.

Besonderheiten:

– Auszuschließen sind **Fisteln** (radiologische oder sonographische Untersuchung).
– **Angeborene Fehlbildungen** stellen gedeckte oder offene Wirbelsäulendefekte, z. B. die Spina bifida (Meningomyelozele), dar. Sie können in jeder Höhe entstehen (also sakral, lumbal, thorakal oder als Enzephalozele).

12.2.1.12 Untersuchung der Haut

(Siehe auch „Reifezeichen" S. 216).

Normalbefunde sind eine blaß-rosig bis krebsrosige Haut, gelegentlich auch ein leichter Ikterus, vorwiegend in den ersten 3–6 Tagen.

Besonderheiten:

– Leichte **Teleangiektasien** (Naevus flammeus, Storchenbiß) können an Augenlidern, Stirnmitte und vor allem in der Nackenregion vorkommen (bei bis zu 50 % der Neugeborenen).
– Das **Erythema toxicum neonatorum** ist eine vorübergehende Hauterscheinung bei über 50 % der Neugeborenen, die häufig am Stamm, an den Extremitäten sowie an den Wangen lokalisiert ist. Die Quaddeln können 5–15 mm Durchmesser

haben, die gelegentlich im Zentrum gelegenen weiß bis gelblichen Knötchen enthalten eosinophile Granulozyten. Das Erythema toxicum kann schon in den ersten Lebensstunden auftreten und sich bis zur 2. Woche hinziehen.

– **Milien**, das sind kleine 1–2 mm große epidermale Zysten, kommen bei 40 % der Neugeborenen vor. Sie sind klinisch unbedeutend und können sich bis zu 3 Monate halten.

Bei einheimischen selten (1 %), bei südländischen Neugeborenen die Regel sind **schiefergrau-blaue Pigmentierungen**, häufig in der Sakralgegend, die sog. „Mongolenflecken". Diese klinisch unbedeutende Pigmentverschiebung verschwindet in den folgenden Monaten bis Jahren wieder.

Besonders auffällige bzw. pathologische Hautbefunde sind:

– Stehende („abhebbare") Hautfalten (Verdacht auf Exsikkose)
– Allgemeine **Zyanose** (Verdacht auf Atemstörung, Polyglobulie, Herzfehler)
– Blasse, kühle Haut (Blutverlust, Schockzustand, Sepsis?)
– Deutlich ikterische Hautfarbe (Blutgruppenunverträglichkeit? Bei etwas älteren Neugeborenen oder kleinen Säuglingen sollte man auch an eine Hypothyreose oder Galaktoämie denken)
– Marmorierte Haut?
– Großflächige Hämangiome bzw. kavernöse Hämangiome
– Liegen pigmentierte oder depigmentierte Naevi vor?
– Hat das Kind (groß-)flächige oder petechiale Hautblutungen?
– Hat das Kind angeborene Hautdefekte (Trisomie 13?) oder durch Geburtstrauma oder iatrogen bedingte (z. B. am Kopf Caput succedaneum, Kephalhämatom, Marken durch die Zangenentbindung oder Saugglocke)?
– Blasige Abhebungen der Haut (z. B. Epidermolysis bullosa), eine pergamentartige Haut (z. B. Collodium baby oder eine andere Form der Ichthyosis?)
– Hat das Kind Anhängsel an der Haut, z. B. am Ohr?
– Liegt eine Polydaktylie der oberen und unteren Extremität vor?

– Wie sieht der Windelbereich aus? Eine entzündlich, gerötete Haut mit randständiger Schuppenkrause lenkt den Verdacht auf eine Pilzinfektion (Soor)
– Bei einer scharf begrenzten Rötung mit gelblich glänzender fettiger Schuppung muß auch an eine Dermatitis seborrhoides gedacht werden (Alter des Kindes berücksichtigen).

12.2.1.13 Palpationsbefunde

Herz
– Herzspitzenstoß hebend oder verbreitert?
– Position des Punctum maximum?

Periphere Pulse
– Sind die Pulsqualitäten der oberen und unteren Extremitäten (z. B. Femoralispulse) gleich?
– Füllungsgrad der Pulse?

Große Fontanelle
– Im Niveau? Spannungszustand der großen Fontanelle?
– Pulsation der großen Fontanelle?

Abdomen
– Weiche Bauchdecken oder Abwehrspannung, Schmerzen?
– Ernährungszustand?
– Leber, Milz, Tumoren, obere Nierenpole?
– Verstärkte Darmmobilität?

12.2.1.14 Auskultationsbefunde

Herz
Die Auskultationspunkte entsprechen denen der Erwachsenen, liegen jedoch wesentlich enger beieinander. Man beginnt mit der Auskultation im 4. ICR rechts parasternal, geht hinauf bis unterhalb der Klavikula rechts, von dort auf die linke Seite, führt dann das Stethoskop nach kaudal bis zum 4. ICR links parasternal und von dort weiter waagerecht bis zur linken vorderen Axillalinie (s. Abb. 5.10).

Die altersabhängige Herzfrequenz in Ruhe geht aus Tab. 12.7 hervor.

– Anzahl der Herztöne, gespaltener zweiter Herzton?
– Stärke der Geräusche (Gradeinteilung I–VI)?
– Fortleiten der Herzgeräusche und der Herztöne z. B. auf den Rücken oder in den Hals hinein?

– Sind Herztöne und -geräusche über der Fontanelle zu hören?

Lunge
– Altersabhängige Atemfrequenz (s. Tab. 12.7).
– Lungen seitengleich belüftet? Entfaltungsknistern?
– Verschärftes Atemgeräusch? Rasselgeräusche (grobblasig, feinblasig, feucht)?

Abdomen
– Pathologisch sind plätschernde Darmgeräusche bzw. über längere Zeit fehlende Darmgeräusche.

12.2.1.15 Untersuchung auf rachitische Zeichen

Am Ende des ersten Trimenons sollten alle Säuglinge auf Rachitiszeichen untersucht werden.

Allgemeine Symptome:
Unruhe, Reizbarkeit, Muskelhypotonie (Froschbauch), Blässe, erhöhte Infektanfälligkeit.

Symptome am Skelettsystem:
– Abflachung des Hinterhauptes
– Kraniotabes: Weichheit der Scheitelbeine im dorsalen Drittel (s. Abb. 12.3)
– Harrison-Furche: Einziehung des knöchernen Thorax am Zwerchfellansatz
– Rachitischer Rosenkranz: Auftreibung der Knorpelknochengrenze an den Rippen
– Marfan-Zeichen: Auftreibung der Metaepiphysengegend der langen Röhrenknochen

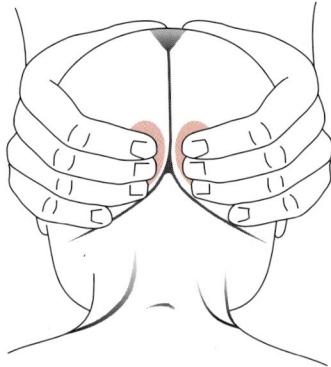

Abb. 12.3 Handhaltung zur Prüfung auf Kraniotabes

– Später auch Glockenform des Thorax, Hühnerbrust, Verkrümmung der langen Röhrenknochen (O- oder X-Beine), Beckendeformierung, Kyphoskoliose der Wirbelsäule, verspäteter Zahndurchbruch, Schmelzdefekte, Minderwuchs und verzögerter Fontanellenschluß.

12.2.2 Untersuchung der älteren Säuglinge, der Kleinkinder und Schulkinder

Grundsätzlich gelten hier die Regeln der körperlichen Untersuchung von Erwachsenen. Bei Kindern sollten allerdings die un-

Tab. 12.5 Vorsorgeuntersuchungen und geistig-motorische Entwicklung von Säuglingen und Kleinkindern

Vorsorgeunter-suchung	Lebensalter	Motorik	Sprache	Soziales Verhalten
U 1	Neugeborenen-Erstunter-suchung 1. Lebenstag	Vitalität Reifezeichen Fehlbildung		
U 2	Neugeborenen-Basisunter-suchung 3. – 10. Tag	Vitalität Fehlbildung		
U 3	4. – 6. Woche	in Bauchlage kann Kopf gehalten werden	kurze Laute	Beruhigung durch Ansprache
U 4	3. – 4. Monat	in Bauchlage Kopf heben	spontan kurze Laute (Vokalisieren)	lächelt auf Ansprache
U 5	6. – 7. Monat	in fester Lage sichere Kopfhaltung	auf Ansprechen: Laute (Antwort)	Anlachen, Freude, Zuwendung
	8. – 9. Monat	Sitzen, Kriechen, Rollen	Silbenlaute	unterscheidet bekannte und unbekannte Personen
U 6	10. – 12. Monat	Stehen mit Hilfe	Doppelsilben (Mama)	emotionale Bindung an Bezugsperson
	18. Monat	freies Gehen	einzelne Worte	Verstehen (z. B. Gebote, Verbote)
U 7	21. – 24. Monat	steht selbst aus der Hochstellung auf	Einwortsprache	spielt selbst
	3 Jahre	beidbeiniges Hüpfen	Zwei-/Mehrwortsatz (ich/du)	logisches Spielen
U 8	3 1/2 – 4 Jahre	Treppensteigen mit Beinwechsel	logisches Erzählen	bildet Freundschaften
U 9	5. Lebensjahr	kann mehrfach auf einem Bein hüpfen	gute Aussprache	kann sich von Bezugspersonen trennen

angenehmen diagnostischen Verfahren (z. B. Inspektion der Ohren und des Rachens) immer erst am Ende der körperlichen Untersuchung durchgeführt werden. Von besonderer Bedeutung ist die Beurteilung der neurologischen und motorischen Entwicklung, da sie eine Früherkennung zerebral gestörter Kinder ermöglicht.

Zur Beurteilung der körperlichen und geistig-seelischen Entwicklung gibt es vor allem für das Kleinkindalter bis zum Schulalter zahlreiche Schemata, die sich zusammenfassend als sog. „Meilensteine" der Kindesentwicklung ausdrücken lassen. Sie können bis zur Vorsorgeuntersuchung im 60.–64. Lebensmonat (U 9) gut schematisiert werden (Tab. 12.5).

Die **Vorsorgeuntersuchungen** dienen zur Früherkennung von Krankheiten, die die körperliche und geistige Entwicklung des Kindes gefährden. Sie werden vom Staat gefördert und von den Krankenkassen bezahlt. Neben den somatischen Daten (Gewicht, Länge, Kopfumfang) werden die Untersuchungsbefunde in das Vorsorgeheft eingetragen.

Eine weitere Möglichkeit bietet der „Denver-Entwicklungstest". Hier wird für die einzelnen Beurteilungspunkte eine Streuung angegeben.

Im **Schulalter** (nach der Vollendung des 6. Lebensjahres) sollte es einem Kind möglich sein, sich zeitweise von der Bezugsperson zu lösen. Es sollte die Fähigkeit haben, kleine Verpflichtungen zu übernehmen, zwischen Wunsch und Realität zu unterscheiden und sich in seinem Sozialverhalten in eine Gemeinschaft einzuordnen.

In der darauffolgenden Phase der **Pubertät** kommt es zu einer weiteren Trennung des Jugendlichen von seinen primären Bezugspersonen und zur Wunschbindung an andere Ideale und Bezugspersonen. Diese Zeit ist geprägt durch oft auffällige Verhaltensweisen, mit extremen Stimmungsschwankungen und Gefühlen der Minderwertigkeit sowie auch einer Art „Größenwahn". Die Jugendlichen grenzen sich von den Eltern ab und akzeptieren häufig die Verhaltensweisen von Erwachsenen nicht. Die Pubertät umfaßt den Zeitraum vom Einsetzen der se-

kundären (äußerlich sichtbaren) Geschlechtsmerkmale bis zum Erreichen der Fortpflanzungsfähigkeit.

12.2.2.1 Beurteilung des Wachstums

Das individuelle Wachstum eines Menschen hängt von zahlreichen Faktoren ab, z. B. von der genetischen Ausgangssituation, der Ernährung, der hormonellen Stimulation des Organismus, von Erkrankungen (z. B. endokrinologischen Erkrankungen, Nierenleiden, angeborenen Herzfehlern) sowie von psychosozialen Faktoren.

Zu den wichtigsten Parametern des Wachstums gehören:

– Die **Körperlänge**
Hier spielen die Akzeleration innerhalb verschiedener Generationen, die geographischen Gegebenheiten (südländische Kinder sind in der Regel kleiner als entsprechend gleichaltrige Kinder aus Nordeuropa) eine Rolle, außerdem die Dauer von Krankheiten bzw. deren Kompensation (Nachholwachstum).
Die Wachstumsgeschwindigkeit wird durch eine geschlechtsspezifische und entwicklungsspezifische Dynamik beeinflußt. Sie läßt sich nur über einen längeren Zeitraum (von 1/2–1 1/2 Jahren) beurteilen.

– **Der Kopfumfang** (Abb. 12.4 a, b)
Er nimmt im ersten Lebensjahr am stärksten zu. Bei Normabweichungen nach oben und unten muß man an einen Hydrozephalus oder Mikrozephalus denken.

Bei allen Messungen ist nicht der Einzelwert, sondern die Verlaufsbeobachtung wichtig.

– **Die Knochenreife**
Sie wird aus den Handknochen (Handwurzelknochen und Finger) radiologisch ermittelt und durch Vergleichsbilder empirisch beurteilt (Atlasmethode nach *Greulich-Pyle*). Hierdurch kann das biologische Alter des Patienten bestimmt werden. Sie wird auch zur Endgrößenbestimmung herangezogen.

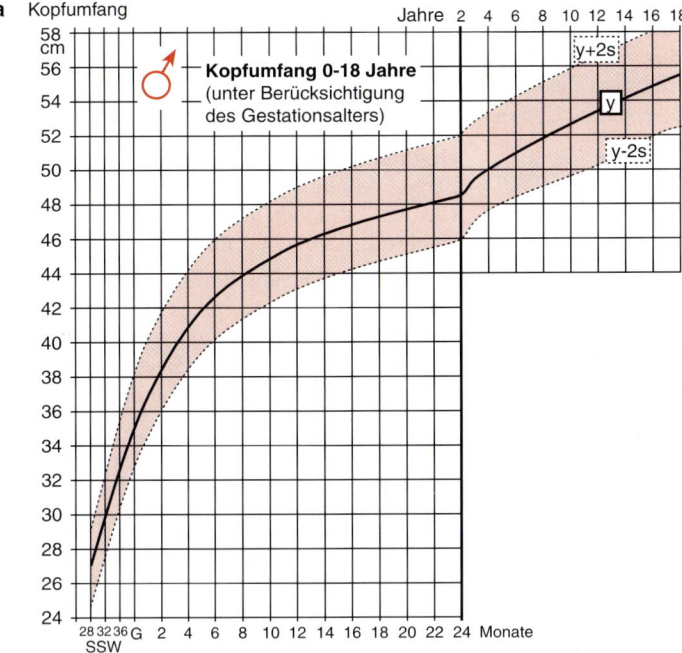

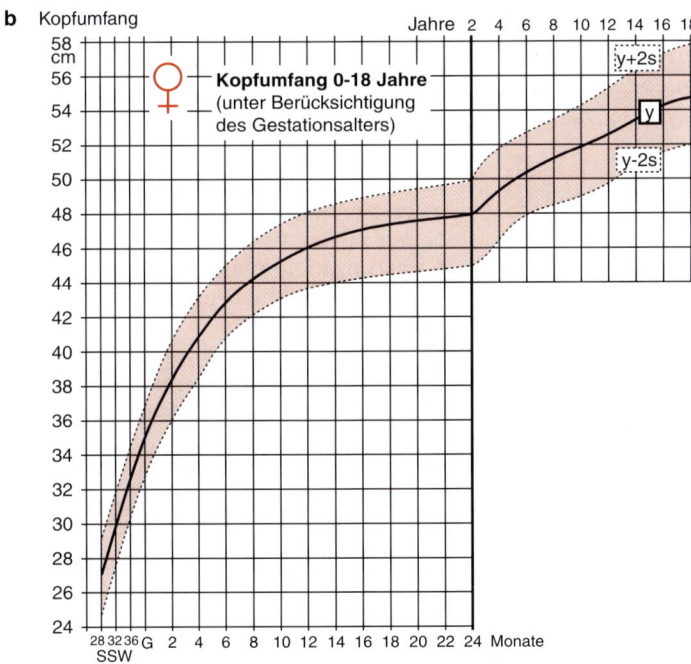

Abb. 12.4 a, b Kopfumfang bei **a** Jungen und **b** Mädchen in Abhängigkeit vom Alter

– **Der Ernährungszustand** eines Kindes. Dieser läßt sich nicht ohne weiteres anhand des **Körpergewichtes** bestimmen. Wichtig ist hier die **Beziehung des Gewichtes zur Körperlänge** (Abb. 12.5 a, b).

Eine weitere Beurteilungsmöglichkeit stellt die Bestimmung der Fettfaltendicke an definierten Körperstellen dar (mit geeichten Meßgeräten).

– **Die Zahnentwicklung**
Sie zeigt eine relativ große Streubreite (Abb. 12.6). Störungen der Zahnentwicklung können z. B. bei Kindern mit Hypothyreose, Rachitis und Ernährungsstörungen auftreten.

Eine Störung der Kalzifizierung, die zu Schmelzdefekten führt, wird bei chronischen Ernährungsstörungen und nach der Gabe von Medikamenten (Tetracyclin, Antiepileptika) beobachtet.

12.2.2.2 Beurteilung der Entwicklung des Zentralnervensystems

Vom 5. Lebensmonat an sollten folgende Bewegungsmuster und Reflexe vorhanden sein (Tab. 12.6):

Bewegungsmuster und Reflexe, die ab einem bestimmten Alter nicht mehr auslösbar sein dürfen:

Vom 4. Monat an:
Puppenaugenphänomen, Schreitphänomen, Galant-Reflex, Glabella-Lid-Reflex (s. Tab. 12.4).

Vom 7. Monat an:
Moro-Reflex, Handgreif-Reflex, asymmetrisch-tonischer Nackenreflex (ATNR). (Die Drehung des Kopfes bewirkt eine Streckung von Arm und Bein auf der Seite des Gesichtes und eine Beugung von Arm und Bein auf der Seite des Hinterkopfes.) Das Überdauern des ATNR behindert die Entwicklung des Wälzens und des Kontaktes zwischen Hand und Auge bzw. zwischen Hand und Mund.

Im 2. Lebensjahr:
Fußgreifreflex, Landau-Reaktion, Labyrinth-Stellreflex, Babinski-Zeichen.

Eigen- und Fremdreflexe
S. Kap. 10.6.5 und 10.6.6.

Meningitiszeichen
Die klinischen Allgemeinsymptome einer Meningitis (Hirnhautentzündung), wie Abgeschlagenheit, Unruhe oder Apathie und Fieber, können bei Kindern ebenso fehlen, wie die Zeichen des Hirndruckes, z. B. Übelkeit, Erbrechen und Kopfschmerzen.

Bei Neu- und Frühgeborenen sowie bei kleinen Säuglingen kommt es dagegen häufig zu einer Trinkunlust, zu Zyanoseattacken und Apnoe-Phasen. Als Zeichen des Hirndruckes ist die große Fontanelle vorgewölbt, nicht immer sind Krämpfe erkennbar.

Auch die nachfolgenden Symptome sind in ihrer vollen Ausprägung häufig nicht vorhanden:

– Nackensteifigkeit
– **Brudzinski-Zeichen**: Das plötzliche Anheben des Kopfes führt bei dem auf dem Rücken liegenden Patienten zur Beugung der Hüft- und Kniegelenke
– **Lasègue-Zeichen**: Durch eine Hüftbeugung der gestreckten Beine entsteht eine Lendenwirbelsäulenkyphose
– **Kernig-Zeichen**: Beim liegenden Patienten wird die Hüfte bis zu 40° gebeugt. Die passive Streckung der Kniegelenke führt zu erheblichen Schmerzen, bzw. zur Abwehrspannung (Schmerz im Bereich des N. ischiadicus)
– **Kniekußphänomen**: Das sitzende Kind kann mit dem Mund seine angewinkelten Knie nicht berühren
– **Dreifußzeichen**: Im Sitzen stützt sich das Kind mit beiden Händen nach hinten ab, so daß die Wirbelsäule gestreckt und entlastet wird.

Die Summation der oft nur diskreten Zeichen kann zur Verdachtsdiagnose eines Meningismus führen.

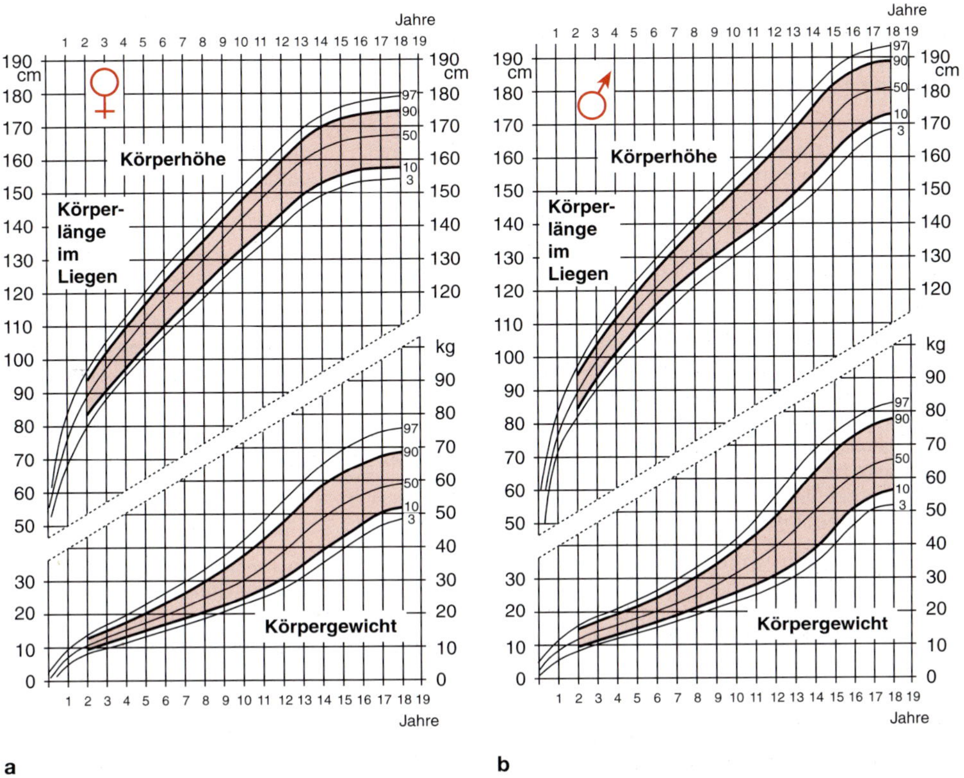

Jahre

Jahre

Körperhöhe

**Körper-
länge
im
Liegen**

Körpergewicht

Körperhöhe

**Körper-
länge
im
Liegen**

Körpergewicht

a

b

Abb. 12.5 a, b Körperlänge und Körpergewicht bei **a** Mädchen und **b** Jungen

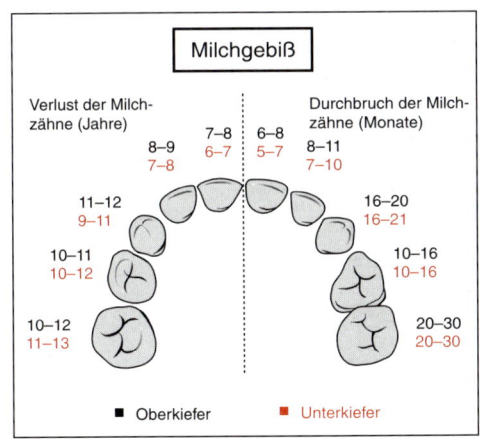

Milchgebiß

Verlust der Milch-
zähne (Jahre)

Durchbruch der Milch-
zähne (Monate)

7–8   6–8
8–9   6–7   5–7   8–11
7–8   7–10

11–12   16–20
9–11   16–21

10–11   10–16
                     10–16

10–12   20–30
11–13   20–30

■ Oberkiefer   ■ Unterkiefer

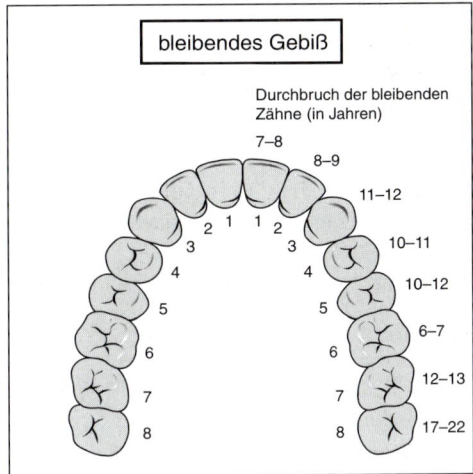

bleibendes Gebiß

Durchbruch der bleibenden
Zähne (in Jahren)

7–8
8–9
11–12
2 1 1 2
3   3   10–11
4   4
5   5   10–12
6   6   6–7
7   7   12–13
8   8   17–22

Abb. 12.6 Schematische Darstellung des Milch-
gebisses und des bleibenden Gebisses mit Angaben des Durchbruchs der Zähne und des Ver-
lustes der Milchzähne

Tab. 12.6 Bewegungsmuster und Reflexe ab 5. Lebensmonat

Reaktionen	Wirkung	Beurteilung bei Ausbleiben
Stellreaktionen Der Kopf folgt automatisch den Bewegungen des Körpers (Stellreaktion Kopf auf Körper), der Beckengürtel denen des Schultergürtels und umgekehrt (Stellreaktion Körper auf Kopf)	Stellreaktionen sind nötig für Wälzen, Kriechen, Krabbeln	Ihr Ausbleiben hat Störungen des Wälzens, Kriechens und Krabbelns zur Folge
Landau-Reaktion Anheben des Kindes aus der Bauchlage in eine horizontale Position, Kopf und Becken werden mit gestreckten Beinen hochgehalten (Position I). Bei passiver Beugung des Kopfes werden die Oberschenkel in der Hüfte gebeugt (Position II)	Landau-Reaktion nötig für Kriechen, Vierfüßlerstand, Krabbeln	Behinderung des Kriechens, des Vierfüßlerstands und des Krabbelns
Plazierreaktion der Arme (Sprungbereitschaft, Fallschirmreaktion) Das am Brustkorb gehaltene Kind wird rasch in schräger Haltung nach unten gegen eine Unterlage bewegt. Das Kind streckt beide Arme schützend nach unten, die geschlossenen Fäuste werden geöffnet. Die Finger sind gespreizt, die Arme müssen symmetrisch plaziert werden	Voraussetzung ist, daß das Kind sehen kann. Diese Reaktion ist vom 7. Monat an, spätestens ab dem 9. Monat vorhanden. Sie ist wichtig für das Aufrichten des Körpers	Ein Ausbleiben liefert Hinweise auf eine Behinderung der Aufrichtung des Körpers aus der Bauchlage, eine Seitendifferenz gibt Hinweise auf ein Halbseitensyndrom
Selbständiges Kopfheben aus der Rückenlage	Sollte ab dem 6. Lebensmonat möglich sein	Störung beim Aufrichten des Körpers aus der Rückenlage
Gleichgewichtsreaktionen	Sie sind im 6. Lebensmonat vorhanden, wichtig für das Greifen von Gegenständen aus der Bauchlage, Voraussetzung für die Aufrichtung des Körpers zum Sitzen und zum Stehen	Das Ausbleiben der Gleichgewichtsreaktionen ist ein Hinweis auf zerebrale Störungen. Fehlendes Abstützen mit konstantem Faustschluß oder Einknicken des Armes: Hinweis auf Hemiparese oder Kleinhirnerkrankung
Am Ende des ersten Lebensjahres erkennbar:		
Gleichgewichtsreaktion im Vierfüßlerstand	Im 10. Lebensmonat ist sie in der Regel vorhanden, spätestens im 12. Monat	Voraussetzung für das Aufrichten vom Vierfüßlerstand aus der Bauchlage sowie für das Krabbeln
Gleichgewichtsreaktion im Stehen	Tritt zwischen dem 10. und 15. Lebensmonat auf, Voraussetzung für das Aufrichten in den Stand mit Anhalten	
Gehen mit Unterstützung	um den 12. Lebensmonat	

12.2.2.3 Untersuchung des Thorax und der Lunge (Tab. 12.7)

Inspektion:
- Seitengleiche Atembeweglichkeit?
- Atemrhythmus regelmäßig oder periodisch?
- Verhältnis von Inspiration zu Exspiration (bei Kleinkindern und Säuglingen zwischen 1 zu 2 bis 2 zu 3)?
- Glockenthorax (Frage nach chronischen Erkrankungen der Atemwege, Mukoviszidose, Asthma bronchiale)
- Harrison-Furche, Rosenkranz (Frage nach Rachitiszeichen, s. auch S. 224)
- Trichter- und Kielbrust: Häufig konstitutioneller Natur.

Palpation:
Bei kleinen Kindern wird der Stimmfremitus mit den Fingerspitzen geprüft. Je kleiner die Patienten sind, um so ungenauer ist diese Untersuchung. Wegen der Unsicherheit der Befunderhebung und -deutung kommt der Palpation keine nennenswerte Aussagekraft im Kleinkindesalter zu.

Perkussion:
Wichtig ist hierbei eine streng symmetrische Haltung der Kinder. Bei Säuglingen können nur grobe Abweichungen, z. B. Flüssigkeits- und Luftansammlungen (Pneumothorax), festgestellt werden.

Bei Säuglingen und Kleinkindern sollte die Perkussion der vorderen Thoraxpartie im Liegen durchgeführt werden, die hinteren Partien müssen im Sitzen perkutiert werden.

Auskultation:
Das Stethoskop muß der Größe des Kindes angepaßt werden, es gibt spezielle Stethoskope für Neugeborene bzw. Säuglinge. Erst bei größeren Schulkindern lassen sich Erwachsenenstethoskope verwenden.

12.2.2.4 Untersuchung des Herzens und des Kreislaufs

Inspektion:
- Zyanose in Ruhe oder bei Belastung?
- Liegen Uhrglasnägel und/oder Trommelschlegelfinger vor?

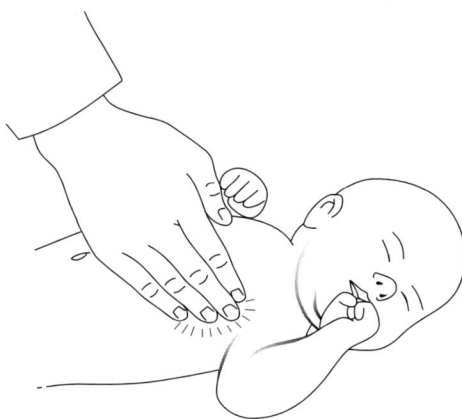

Abb. 12.7 Palpation des Herzspitzenstoßes

Palpation:
Der Herzspitzenstoß läßt sich mit der Dreifingermethode lokalisieren (Abb. 12.7). Von der mittleren Axillalinie streichen die im 3., 4. und 5. Interkostalraum liegenden Finger gegen das Sternum vor.

Beurteilung: Ein verstärkter Spitzenstoß (hebend, anklopfend, verbreitert) bzw. eine verstärkte Herzreaktion lenkt den Verdacht auf eine linksventrikuläre Mehrbelastung. Tastbare Turbulenzen im Blutstrom oder gar Schwirren kommen bei angeborenen Herzfehlern vor (z. B. Ventrikelseptumdefekt, offener Ductus Botalli, Pulmonal- und Aortenstenosen).

Perkussion:
Bei Neugeborenen und Säuglingen ist die Perkussion relativ unzuverlässig.

Auskultation:
Hier ist es ganz besonders wichtig, die Größe des Stethoskoptrichters der Größe des Kindes anzupassen.

Von parasternal rechts in Höhe des 4. ICR wandert das Stethoskop kranial bis unterhalb der Klavikula und von dort auf die linke Parasternalseite. Von dieser Stelle wird es wieder parasternal links zum 4. ICR geführt und von hier aus nach lateral bis zur vorderen bzw. mittleren Axillarlinie (s. Kap. Kardiologie).

Beurteilung: Es werden die Frequenz (Tab. 12.7) und der Rhythmus der Herzaktion beurteilt, bei pathologischen Herzge-

Tab. 12.7 Normwerte für Herzfrequenz, Atemfrequenz und Blutdruck, altersabhängig aufgelistet

	Herzfrequenz/min.	Atemfrequenz/min.	Blutdruck (mmHg) systolisch/diastolisch	
Neugeborenes	140 ($\pm$ 20)	40 ($\pm$ 10)	60 ($\pm$ 15)	40 ($\pm$ 5)
Säugling	110 ($\pm$ 30)	30 ($\pm$ 5)	90 ($\pm$ 25)	60 ($\pm$ 10)
Kleinkind	100 ($\pm$ 20)	20 ($\pm$ 2)	100 ($\pm$ 20)	65 ($\pm$ 10)
Schulkind	85 ($\pm$ 10)	22 ($\pm$ 5)	110 ($\pm$ 15)	70 ($\pm$ 5)
> 15 Jahre	80 ($\pm$ 10)	18 ($\pm$ 2)	115 ($\pm$ 5)	75 ($\pm$ 5)

räuschen müssen deren Intensität und das Punctum maximum festgestellt werden. Eine Verlagerung der Herztöne kommt durch eine Verschiebung des Herzens zustande und weist auf Raumforderungen (Luft, Flüssigkeit) oder eine Drehungsanomalie hin. Dabei muß man stets bedenken, daß hämodynamisch bedeutsame Herzfehler nicht immer laute Herzgeräusche erzeugen (z. B. bei Ventrikelseptumdefekt oder Aortenisthmusstenose). Bei vielen Kindern lassen sich auch akzidentielle Herzgeräusche auskultieren. Ihr Maximum liegt meist über dem 2.–4. ICR links parasternal, sie haben eine mittelgradige Intensität (3/6).

Blutdruck
Die Manschettenbreite muß dem Alter des Kindes bzw. dem Oberarm- oder Oberschenkelumfang angepaßt werden. Der Blutdruck sollte stets sowohl an den oberen Extremitäten als auch an den unteren Extremitäten gemessen werden, um z. B. eine Aortenisthmusstenose erkennen zu können.

Palpation der Pulse:
Bevor mit Instrumenten hantiert wird, sollten bei allen Kindern die Pulse an den oberen und unteren Extremitäten seitengleich palpiert werden.

12.2.2.5 Untersuchung von Abdomen, Leistenbeuge, Anus und Genitale

Allgemeine Inspektion:

- Sind Nabelanomalien zu sehen?
- Liegt eine deutlich sichtbare Darmperistaltik vor?

Palpation des Abdomens:
Um die Bauchdecken zu entspannen, können Kopf und Gesäß des Kindes etwas hochgelagert werden. Schreiende Kinder sollten zunächst beruhigt werden. Manche Kinder lassen sich leichter auf dem Schoß oder dem Arm der Mutter entspannt sitzend untersuchen.

Bei Resistenzen und Schmerzen beginnt die Untersuchung an der Stelle, an der keine oder nur wenige Schmerzen angegeben werden. Man „schleicht" sich dann auf den schmerzenden Herd zu.

Eine tastbare Milz ist immer pathologisch und erfordert weiterführende diagnostische Maßnahmen.

Je nach dem Lebensalter kann die **Leber** in der Medioklavikularlinie bis zu 2 cm unter dem Rippenbogen getastet werden, z. B. bei Neugeborenen und Säuglingen.

Bei älteren Kindern gelten die gleichen Palpationskriterien wie beim Erwachsenen.

Palpation des männlichen Genitales:
Die Prüfung des Descensus testis kann bimanuell im Liegen oder im Stehen vorgenommen werden, indem der Leistenkanal ausgestrichen wird.

- Kryptorchismus (Hoden sind nicht im Leistenkanal zu tasten)
- Leistenhoden (Hoden kann aus dem Leistenkanal nicht in das Skrotum ausgestrichen werden)
- Gleithoden (Hoden läßt sich nur in die oberen Partien des Skrotums schieben)

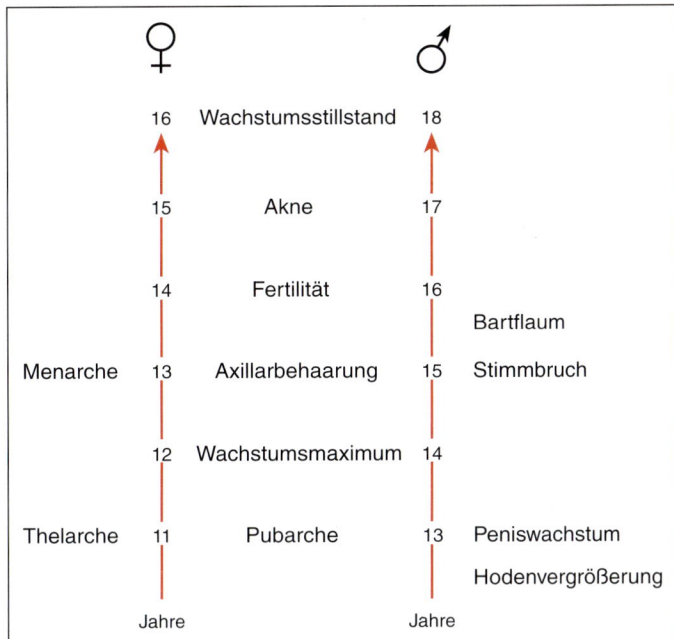

	♀			♂	
	16	Wachstumsstillstand	18		
	15	Akne	17		
	14	Fertilität	16		
				Bartflaum	
Menarche	13	Axillarbehaarung	15	Stimmbruch	
	12	Wachstumsmaximum	14		
Thelarche	11	Pubarche	13	Peniswachstum	
				Hodenvergrößerung	
	Jahre		Jahre		

Abb. 12.8 Zeitablauf der normalen Pubertätsentwicklung

– Pendelhoden (Hoden liegt im Eingang des Leistenkanals und läßt sich bequem in das Skrotum ausstreichen).

Hodengröße: In den ersten 10 Lebensjahren ist kaum eine Größenzunahme zu erwarten (Abb. 12.8).

Ausschluß einer Phimose: Solange der Junge im Strahl Wasserlassen kann bzw. die Harnröhrenöffnung freigelegt werden kann, liegt keine Phimose vor. Vorhautverklebungen sind in den ersten zwei Lebensjahren nicht zu lösen.

Es gibt weniger Phimosen als allgemein gedacht wird.

Eine orientierende Beurteilung der **Pubertätsentwicklung** ist mit dem „Tanner-Schema" (Abb. 12.9, 12.10) möglich.

Hierbei wird bei Jungen das Genitale, bei Mädchen die Brust und bei beiden Geschlechtern die Schambehaarung beurteilt. Bei Jungen kann das mit einem speziellen Orchimeter ermittelte Hodenvolumen in Beziehung zum Lebensalter gesetzt werden.

12.2.2.6 Untersuchung von Mundhöhle, Gaumen, Rachen und Nase

Vor allem für Säuglinge und Kleinkinder ist diese Untersuchung sehr unangenehm. Sie sollte deshalb immer im Beisein von Angehörigen durchgeführt werden.

Bei einer sehr starken Abwehr des kleinen Patienten kann der Kopf des auf dem Rücken liegenden Kindes mit seinen beiden hochgezogenen Armen fixiert werden. Kleinkinder und junge Schulkinder lassen sich auch auf dem Schoß der Begleitperson untersuchen.

Untersuchung der **Ohren**: Die Ohren werden sehr vorsichtig zunächst äußerlich und anschließend mit dem Otoskop untersucht.

Untersuchung der **Mund- und Nasenpartie**: Zunächst werden die Lippen und der Mundwinkel sowie die Naseneingänge inspiziert, danach das Vestibulum oris und die Wangenschleimhaut sowie die Gingiva und die Zähne. Anschließend folgt die Inspektion der Zunge, des Gaumens, der Tonsillen und der Rachenhinterwand.

Stadien der Brustentwicklung(B) ♀ und Hodengröße ♂			
B 1 1–2 ml	Präpuberal: kein palpabler Drüsenkörper 1–2 ml (Orchidometer nach Prader)		
B 2 5 ml	Brustknospe: leichte Vorwölbung der Drüse im Bereich des Warzenhofs. Vergrößerung des Areolendurchmessers gegenüber B 1 5 ml (Orchidometer nach Prader)		
B 3 10 ml	Brustdrüse und Areola weiter vergrößert. Drüsen jetzt größer als Warzenhof. Dieser ist jedoch ohne eigene Konturen. 10 ml (Orchidometer nach Prader)		
B 4 15 ml	Knospenbrust: Areolen und Warzen heben sich gesondert von der übrigen Drüse ab. 15 ml (Orchidometer nach Prader)		
B 5 20– 25 ml	Vollentwickelte Brust: die Warzenvorhofvorwölbung hebt sich von der allgemeinen Brustkontur nicht mehr ab. 20–25 ml (Orchidometer nach Prader)		

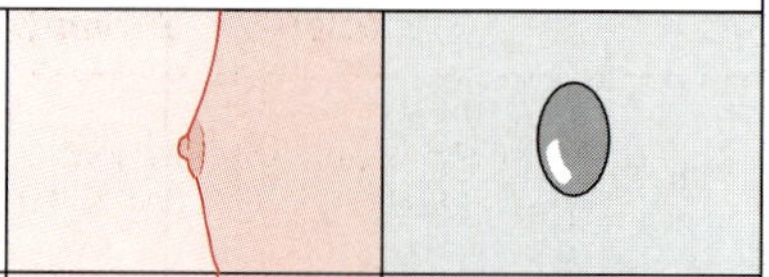

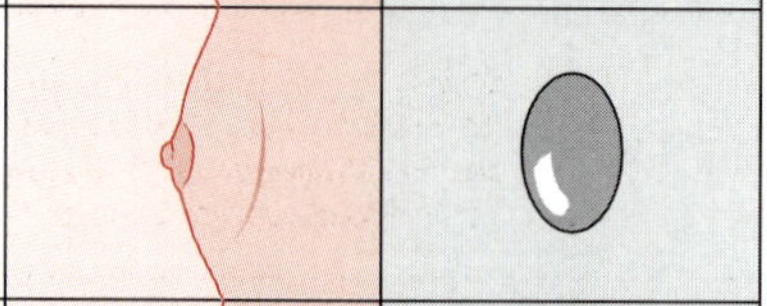

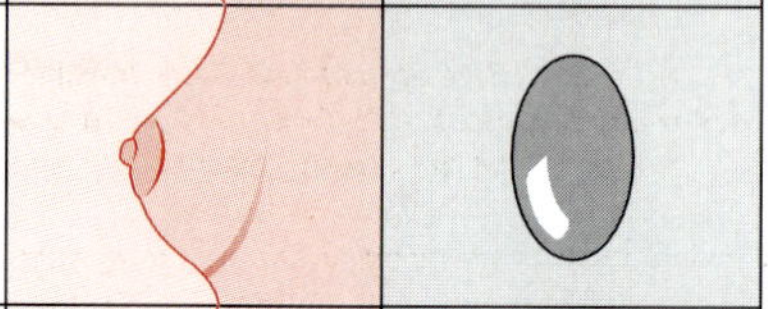

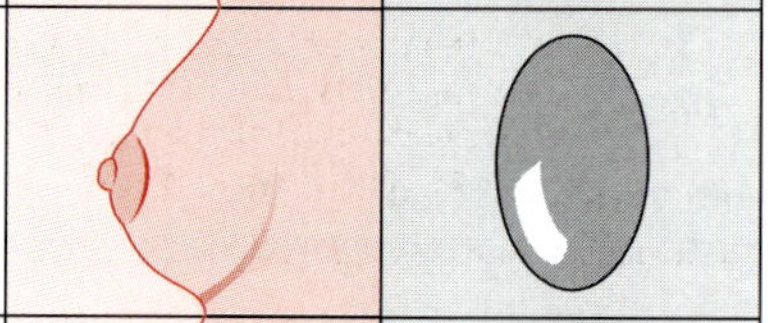

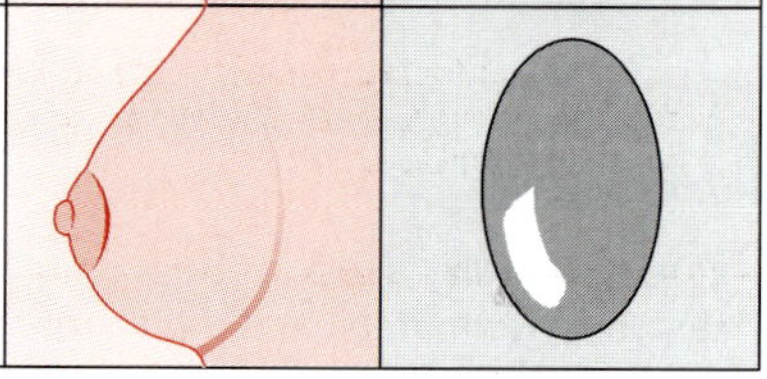

Abb. 12.9 Pubertätsentwicklung bei Mädchen und Jungen; Brustentwicklung und Hodengröße

Mögliche Befunde:
Mundschleimhaut
Schleimhautfarbe?
Schleimhautfeuchtigkeit?
Beläge? Soor?
Verletzungen?
Lokale Entzündungen?
Enanthem (Schleimhautausschlag)?

Zunge
Beweglichkeit?
Größe?
Feuchtigkeit?

Gaumen und Uvula
Form des Gaumens?
Deformität?
Spaltbildung?
Beweglichkeit der Uvula?

Zähne
Anzahl des Ober- und Unterkiefers?
Zahnentwicklung? (s. Abb. 12.6)
Karies?
Zahnfistel?
Zahnstellung (Stellung der oberen zu der unteren Zahnreihe)?

Rachenring
Größe?

Tonsillen
Form?
Farbe?
Zerklüftung?
Beläge?

Rachenhinterrand
Granulierte Schleimhaut?
Schlundzyste?

Stadien der Schambehaarung (PH = pubic hair) bei ♀ und ♂		
PH 1	Präpuberal – keine Pubesbehaarung, Genitalregion ist nicht stärker als das Abdomen behaart.	
PH 2	Spärliches Wachstum von langen, leicht pigmentierten, flaumigen Haaren, glatt oder gering gekräuselt. Sie erscheinen hauptsächlich an der Peniswurzel bzw. entlang der großen Labien.	
PH 3	Beträchtlich dunklere, kräftigere und stärker gekräuselte Haare. Behaarung geht über die Symphyse etwas hinaus.	
PH 4	Behaarung entspricht dem Erwachsenentyp, die Ausdehnung ist aber noch beträchtlich kleiner. Noch keine Ausbreitung auf die Innenseiten der Oberschenkel.	
PH 5	In Dichte und Ausdehnung wie beim Erwachsenen, aber nach oben horizontal begrenzt. Dreieckform.	
PH 6	Bei 80% der Männer und 10% der Frauen kommt es zu weiterer Ausbreitung der Behaarung über PH 5 hinaus nach oben.	

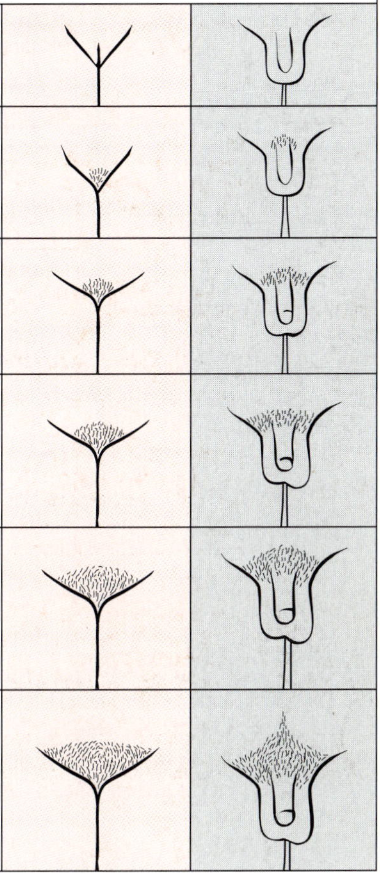

Abb. 12.10 Pubertätsentwicklung bei Mädchen und Jungen; Schambehaarung

Nase
Nasenatmung behindert?
Sekret, Aussehen des Sekrets?
Farbe der Nasenschleimhaut?

Ohren
Ohrmuschel
Gehörgang
Fehlhaltung, Ansatz der Ohrmuschel,
Verletzungen?
Verletzungen, Blutungen?

Trommelfell
(Spiegelbefund)
Matt, eingezogen, vorgewölbt, gerötet?
Trommelfelldefekt?
Vernarbt?

12.2.2.7 Beurteilung des Sehens

Spätestens im Alter von 6 Monaten sollte die Koordination der Augenbewegungen geprüft werden (Tab. 12.8).

12.2.2.8 Beurteilung des Hörens und Sprechens

Tab. 12.8 Koordination der Augenbewegungen

Alter	
Neugeborenenperiode	Sehr langsames Fixieren und Nachfolgen der Augen (z. B. auf Licht)
ca. 1/2 Jahr	Langsames Fixieren und optische Zuwendung.
Ende des 1. Lebensjahres	Prüfung der Koordination bei Augenbewegungen, Fixieren von Gegenständen, optische Zuwendungsreaktion, Wiedererkennen von Gegenständen
Ende des 2. Lebensjahres	Geprüft wird die Koordination der Augenbewegung und das Fixieren von Gegenständen. Auf Sehtafeln sollten Figuren erkannt und benannt werden.
Ende des 4. Lebensjahres	Augenbewegungen werden auf Koordination geprüft. Kann das Kind fixieren? Mit Hilfe von Bildersehtafeln wird der Visus (d. h. die Sehschärfe) jedes Auges bestimmt.

Sachregister